中医临床模块处方法

王树国　著

人民卫生出版社

·北　京·

图书在版编目（CIP）数据

中医临床模块处方法 / 王树国著. —北京：人民
卫生出版社，2023.11（2024.2 重印）

ISBN 978-7-117-35616-9

Ⅰ. ①中… Ⅱ. ①王… Ⅲ. ①中医临床 Ⅳ. ①R24

中国国家版本馆 CIP 数据核字（2023）第 211228 号

人卫智网	www.ipmph.com	医学教育、学术、考试、健康， 购书智慧智能综合服务平台
人卫官网	www.pmph.com	人卫官方资讯发布平台

中医临床模块处方法

Zhongyi Linchuang Mokuai Chufangfa

著　　者：王树国

出版发行：人民卫生出版社（中继线 010-59780011）

地　　址：北京市朝阳区潘家园南里 19 号

邮　　编：100021

E - mail：pmph @ pmph.com

购书热线：010-59787592　010-59787584　010-65264830

印　　刷：北京铭成印刷有限公司

经　　销：新华书店

开　　本：710×1000　1/16　印张：17　插页：2

字　　数：261 千字

版　　次：2023 年 11 月第 1 版

印　　次：2024 年 2 月第 2 次印刷

标准书号：ISBN 978-7-117-35616-9

定　　价：55.00 元

打击盗版举报电话：010-59787491　E-mail：WQ @ pmph.com

质量问题联系电话：010-59787234　E-mail：zhiliang @ pmph.com

数字融合服务电话：4001118166　E-mail：zengzhi @ pmph.com

著者简介

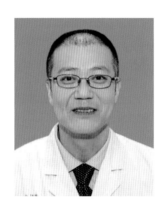

　　王树国，男，主任医师，山西省名中医，山西省中医领军人才，国家级针灸重点专科学科负责人，山西中医药大学硕士研究生导师，山西省针灸医院针灸四科主任。自幼随父学医，师从国医大师吕景山、全国名中医刘光珍、杂病专家门九章、脾胃病专家肖汉玺、三部六病创始人刘绍武等名家。

　　兼任中华中医药学会国际中医微创联盟常务理事，中国中医药研究促进会针灸康复分会常务理事，山西省足部反射区健康法研究会专家指导委员会副主任，山西省针灸学会常务理事，中华中医药学会山西省分会内科专业委员会委员、肾病委员会委员，山西省专家学者协会中医药专业委员会委员等。

　　主持多个省级科研课题，发表学术论文四十余篇，参编新世纪全国高等中医药院校规划教材《针刀医学临床研究》及《头颈部疾病针灸治疗集萃》等著作，获评"百名优秀党员科技工作者"（山西省科学技术协会评选），省直医疗系统"三晋好医生"，2020年10月被中共山西省委、山西省人民政府授予"山西省抗击新冠肺炎疫情嘉奖奖章"。

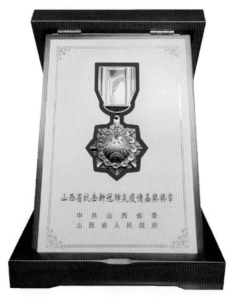

2020 年 10 月荣获"山西省抗击新冠肺炎疫情嘉奖奖章"

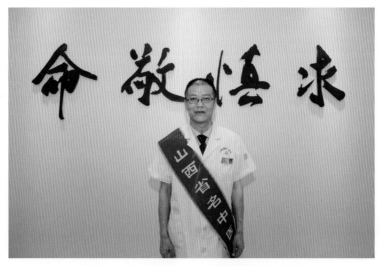

2021 年 6 月荣获"山西省名中医"称号

前 言

怎样开处方是一个宏大的命题，医师不仅要熟练掌握理法方药以及社会、心理、地理等各种知识，还要有综合分析、灵活运用的能力，用对时间，用对地方，用对人，才能效如桴鼓，这是中医师一生都需研究的问题。在临床工作中有一个有趣的现象：刚参加工作的年轻人虽然满腹经文方药，但临证却束手无策，不知如何是好；一段时间后，敢下手开处方了，又有患得患失、难以取舍的困惑；随着年龄的增长，名气变大，遇到疑难病的概率越来越大，又有无方可用的尴尬。这样的事实说明医师的水平不断提高，但学无止境。开处方是一种技能，只有不断学习、创新，才能无病不治，达到药到病除的境界。

《灵枢·九针十二原》曰："今夫五脏之有疾也，譬犹刺也，犹污也，犹结也，犹闭也。刺虽久犹可拔也，污虽久犹可雪也，结虽久犹可解也，闭虽久犹可决也。或言久疾之不可取者，非其说也。夫善用针者，取其疾也，犹拔刺也，犹雪污也，犹解结也，犹决闭也。疾虽久，犹可毕也。言不可治者，未得其术也。"此段经文既提振我们的精神，又告诫我们学艺不精，不得其术，病才不会治，而不是不能治。

《汉书·艺文志》言："经方者，本草石之寒温，量疾病之浅深，假药味之滋，因气感之宜，辩五苦六辛，致水火之齐，以通闭解结，反之于平。及失其宜者，以热益热，以寒增寒，精气内伤，不见于外，是所独失也。"上文中"本"是依据，"量"是衡量，"假"是凭借，"因"是依据，"辩"通辨是辨别，"致"是给予，六字均为动词，道尽了处方的思量过程，目的是"反之以平"，使水火相济，这是用药治病的基本道理。违反这个规律，会产生严重后果，虽然不一定有外在表现，但能造成内部伤害，这是医生的过错。

《灵枢·逆顺肥瘦》言："圣人之为道者，上合于天，下合于地，中合于人事，必有明法，以起度数，法式检押，乃后可传焉。故匠人不能释尺寸而意短长，废绳墨而起平木也，工人不能置规而为圆，去矩而为方。知用此者，固自然之物，易用之教，逆顺之常也。"可见"医"属于"术"的范畴，是有技艺和规矩的，根本要求是和于天、地、人三才，顺而养身，一旦得病，逆而治之，以达平顺。

综上所述，开处方的目的是治病，任务是把不平不顺的反常现象纠正过来，使机体恢复正常，方法是以天地自然为背景，以患者为本，"观其脉证，知犯何逆，随证治之"（《伤寒论》），也就是所谓的"对证下药"，关键是对得上，其实质是正确认识和处理人与自然的关系、人与病的关系、病与证的关系、证与治法的关系、治法与药的关系等多重复杂关系，把这些关系高度概括为一个又一个的对应关系，按照处方原则和规矩逐一处理，并有机地统一在一个处方中。

基于以上认识，本人继承和发扬吕景山国医大师"对药、对穴、对法"的学术思想，紧紧围绕对应关系，探讨处方的思路和方法，并提供一种适用的组方方法——模块处方法，以及多个处方模块，供各位同仁参考并批评指正。

王树国

2022 年 8 月

目 录

第一章

中医处方概论 ●──────────────────

第一节　中医处方的概念

现代意义上处方一词大致有两种含义，一是写处方的纸，如一本处方，二是药方，如王医生开的处方，这两种意义都作为名词用，只不过第一层意义省略中心词纸，第二层意为写在纸张上的药方。

在中医学中，处方二字还有第三种含义，系动宾词组，处即开，方为药方，与开处方同义。本书中的处方一般是开处方的意思，研究的也是开处方的问题。关于处方的含义还有广义与狭义之分。狭义的处方仅指处方的书写过程。广义的处方是指开处方的整个过程，包括思维过程和书写过程，是医疗活动的主要内容，也是本书的研究对象。

处方是一个过程概念，由诊病开始到写好药方结束，实际动手的地方只有四诊和书写的过程，其余都是动脑过程。毫无疑问，在处方过程中思考部分是重中之重。有了正确的认识和方法才能开好处方，所以要想解决处方问题就要研究处方过程，特别是处方的思维过程，这既是在研究心理活动，又是在研究解决实际问题的思路和方法。其中，属于心理学范畴的部分，涉及医师个体心理学的各个方面，尤其是心理动力、心理过程、心理状态、心理特征这几个层面，还涉及中医人的职业观和中医学特有的认知方法；思路和方法问题是在对中医知识的记忆和掌握前提下，应用这些知识，处理疾病的能力问题。

中医处方过程是一个由多个环节组成的闭环，涉及的关键环节管理有病情与四诊结果的对应、四诊结果与证候的对应、证候与治则治法的对应、治则治法与方剂的对应、方剂与药物的对应，最后又回到药物与病情的对应。这六个环节中任何一个脱节都会使处方过程失败，达不到治病的目的。

在这些环节管理中，思维活动起主导作用，既要有全局观，又要有具体问题具体分析的对应法思维。处方思维要建立一纵一横的关系网，横向把各个环节相互串连，整合在一起，形成完整的处方链；纵向把每个环节逐层分解，拆分成一个个与环节中某个问题相应的对应关系，最终纵横结合，形成纵横交错的思维体系。从对应关系出发分析和认识问题，用对应法思维指导处方过程是处方环节管理的不二法门。

临证处方所涉及的对象也相当复杂。处方是为患者服务的，所以第一个对象也是最终对象便是患者；没病不吃药，处方的第二个对象是抽象的病；病有不同，需要抓住病的特点，即证，所以处方的第三个对象，也是最直接的对象——证；针对证又有治则治法与之对应，所以处方的第四个对象是治则治法；在治则治法指导下处方，就到了第五个对象——方，方与治则治法对应，也与证对应；方是由药组成的，所以处方的第六个对象是药；药是给患者吃的，又回到第一个对象。这是从医师角度考虑的，其实处方是中医师的行为，处方问题离不开中医师这个对象，这样分析下来，处方至少涉及七个对象。除医师和患者相对固定外，其余五个对象又是变化的，特别是方与药都有成千上万个，可想而知处方有多难。

处方的核心是方证对应环节，正如刘完素所言："方不对证，非方也；剂不蠲疾，非剂也。"方与证是一个对应关系，有什么样的证，就用什么方，这样的思路谁都有，问题是证是千变万化的，方也要随之而变，这一变就带来了麻烦，有的是不清楚变了什么，有的是不知道应对措施，就这样又回归到辨证难与开方难的原点。出现这样的问题从本质上讲是对整体观念和辨证论治的认识还停留在理论层面，还没有达到能够具体指导临床的地步。这样的论断可能有上纲上线的嫌疑，让人难以接受，但事实确实如此。

整体观念和辨证论治都是对联系的认知，整体观念强调联系的普遍性、复杂性以及规律性，属于哲学思想中的世界观层面；而辨证论治强调处理问题（关系）的针对性，要求具体问题具体分析，属于哲学思想中的方法论范畴。两者紧密结合才能既有认识又有手段，从而解决临床上遇到的各种问题。具体到方证对应问题是方与证的整体对应问题，这种对应属于体系对应问题，还是太笼统、太复杂，需要把联系进一步具体化，证要从症状、病因、病位、病性、病机、病势等方面具体分析，使病与证的联系形成一个又一个的对应关系，解决辨证问题；方也要具体到药，使药与证的联系形成策略与依据的一一对应关系，解决药证对应问题，进而从总体上解决方证对应问题。通过这样的细化，使病与证、证与方和方与药三个环节的对应都具体到有对应措施，才有了可操作性，才能用于临床，这样的分析才能真正称为具体问题具体分析。具体问题具体分析并不是一句空话、大话，而是要落实到"具体"二字上，也就是把遇到的问题从大环境中摘出来，成为一个独立问题，对这个问题还要进一步条分缕析，变成更具体的、一个又一个的对应关系，然后用详尽的对应关系去有针对性地认识和解决问题。这种认知方法是临证处方的根本大法，体现的正是中医整体观念和辨证论治思想两大特点。方证对应问题难道不是整体观念与辨证论治相结合的问题吗？难道不是理论指导实践的具体问题吗？

在处方过程中，方证对应问题是所有处方问题的概括和总结，临证处方时只能作为目标和要求去看待，还不能解决处方的实际问题。同样的，处方的思路和方法也存在这样的问题，想要解决这样复杂的问题还需要从处方过程的各个环节入手，从中找到具体问题，再把这个相对具体的问题分析成若干个更小的、与之相对应的、有解决方法的问题，逐一拿出解决方案，再综合在一起，统筹安排轻、重、缓、急次序，得出一个重点突出的整体解决方案。这种具体问题具体分析的方法是解决世界上所有问题的正确方法，辨证论治法则是应用这种方法的代表。

在实际生活中认识和解决问题有一个习惯性思维规律，即认识和分析问题从小到大，由局部到整体；解决问题从大到小，或者先解决重要问题，或者拿出一个一揽子解决方案，涵盖各种问题。这种思维规律体现出对复杂关系拆分和整合两种方法的实际应用。通过拆分，使复杂关系具体化，更利于捋清对应关系，找到关键节点；通过整合，使对应措施形成体系，以便与问题本身的体系对应。中医处方过程中也应遵循这一规律，在分析病情时分析得越细越好，归纳的证候要整合得越全越好，在用药分析时拆分得越具体越好，但组成的方剂要整合得越全面越好。例如面对一个寒凝气滞的胃痛患者，对他的临床症状要仔细收集，一个不落，并用症状一个一个地分析病因病机；辨证思维遵循由小到大的逻辑，证候要涵盖寒凝和气滞等所有的问题，用的是先拆分后整合的方法；对证选方时首先想到砂半理中汤，是一个证与方的整体对应，但具体到用药时要把寒凝气滞证拆分成五脏虚寒 5 个病因小证，和 1 个气滞的病机证型，共 6 个小证，药也要用 5 种药与 6 个证型相对应。如果是肝胃痛，肝气郁滞明显，香附为君，剂量用 12g，另 4 药剂量 9g，整合成一个与病情相对应的整体——肝胃痛方。在这一次处方中用到环节的拆分与整合、证的拆分与整合、药的拆分与整合等，目的是落实对应关系。拆分与整合是辨证论治的具体手段，在处方过程中要灵活运用拆分法与整合法。

综上所述，处方是一个大概念，是处方过程的总称，包括多个处方环节，涉及多个处方对象，且处方概念中的抽象思维活动是主体。临证处方时要在整体观念的指导下，建立起纵横对应的思维体系，重视对应关系，综合应用拆分法与整合法，具体问题具体分析，处理好整体与局部的关系，才能深刻理解处方概念，管控好处方过程。因此很有必要研究处方思路和方法问题，只有掌握正确的处方思路和方法，才能把所学知识合理运用到临床处方过程中，才能使处方精准，达到对症下药的目的，最终让患者"认药"，取得好的疗效。基于以上认识，本书致力于解决处方的思路和方法问题，研究的目的是使每个中医师都能够有一个正确的处方心理过程，保持稳定而积极的心理状态，养成特定的处方习惯，掌握处方技巧，进而体现出个人处方能力，更好地治疗疾病；研究的方法是用对应关系解释联系的本质和规律，从而正确认识和处理处方过程中遇到的各种问题，并给出一种可行的处方方法——模块处方法来提高处方能力，实现"守正创新"的目标。

第二节 中医师处方心理

处方时的心理活动属于心理学范畴，既有一般性也有特殊性，其特殊性表现在两个方面，一方面是医师职业的特殊性，另一方面是中医认知理念和方法的特殊性。下面从心理学常识和中医认知理念和方法两方面探讨处方时的思维脉络——把联系转化成具体的对应关系，用对应关系指导处方活动就是辨证论治。

一、心理学常识

处方心理活动属于个体心理学和职业心理学范畴，是医师在处方时的心理活动,有医师职业的普遍性,也有每个医师的个性,包括心理动力、心理过程、心理状态、心理特征四个方面。意识决定行为,行为可以反映意识。

（一）心理动力

包括动机、需要、兴趣以及世界观。这里的世界观指中医师对现实世界的认知态度和理念,特别是对自然界、人体、疾病、社会关系等相关内容的认知态度和理念,包括职业观、人生观、世界观,对疾病的认知态度和理念等。心理动力的四个方面关系如下:需要是动机的基础;心理需要体现为兴趣。需要、动机、兴趣三者影响世界观的形成,反过来,一旦形成一定的世界观,又对动机、兴趣起作用,能够调整动机与兴趣,对需要作出选择和应答。

（二）心理过程

一种动态的心理活动过程,包括认知过程、情绪过程、意志过程。首先是感知,包括感觉、知觉,进一步产生记忆,做到"认识"疾病,再进一步进行归纳、总结、拓展等思维活动,取得一定经验,由简单的"认识"到"熟悉",再进一步能够应用认知成果进行综合思维、语言表达和文字交流。以上是认知过程由浅入深的四个层次。

情绪过程是指是否符合自己需要的心理体验,有积极肯定的情绪和消极否定的情绪两种,偏向于感性认识。

意志过程是指有目的、有计划地调适情绪,支配行为的心理活动过程,偏向于理性认识。

心理过程的三个方面,认知过程是直接的,多数是被动地接受,需要别人督促,也需要自我心理动力的支持;情绪过程为后续的,带感情色彩的,被动地或主动地对认知对象做出心理反应的过程;意志过程为主动的认知过程,三者是渐进式关系,即感性到理性、由被动到主动的过程。

（三）心理状态

指心理活动在一定时段表现出的相对稳定而持续的状态。中医师处方时须保持心平气和、胆大心细、客观审慎而不失果断的良好心理状态,体现医者仁心仁术。

（四）心理特征

心理特征是在长期的认知、情绪和意志活动中形成的稳定而经常出现的意识特征,主要包括能力、气质、性格三个方面。

能力是指顺利完成某种活动所必须具备的心理特征,体现着个体活动效率的潜在可能性和现实性。气质是指表现在人的心理活动和行为的动力方面的反应特征,如心理活动、速度、强度、稳定性、灵活性等以及影响别人情绪的能力,只能是内在素质的延伸和外在表现。性格是人对现实世界的稳定的态度和习惯性的行为方式。

中医师是一种特殊职业,既要处理人与人之间的关系(医患关系),又要处理病与药的关系等多重复杂关系,对心理素质和能力有极高要求,要有"人命关天"的意识,树立尊重生命、众生平等、人与自然和谐统一以及辩证唯物主义的世界观,客观地感知中医知识,积累经验,稳定情绪,自觉地用意志调节思维和行为活动,形成自我独特的能力和人格,更好地治病救人,为患者解除疾苦。

二、中医认知方法

世界是普遍联系的整体,其中的联系相当复杂,但联系的表现形式都是对应关系。在中医学中不乏相应、对应、和、冲、相符等字眼,讲的都是对应关系,这种关系如影随形,如音和声,阴阳相应,既广泛存在,又一一对应,影不能对声,音不能应形,且因果相依,同时并存。对应关系的这三大特点,前者决定了对应关系的复杂性,后两者决定了对应关系的可知性和规律性。

中医学的研究对象首先是人,其次是人体的生理和病理,最后是方药等防治手段,研究的目的是预防和治疗疾病,理想的目标是人与天地长存。多个研究对象紧密相关,不可分割,病是人的病,药是治病的方,所以中医的本质是研究关系学,方法是用对应关系来研究问题,所有的认知理念和认识方法都与联系有关,都是关系学的内容。下面用联系的观点举例说明与处方相关的中医认知理念和方法。

(一)重视联系的世界观——整体观念

整体观念强调整体的重要性,言外之意把事物分成两类,一类是具有体系性质的整体,另一类为体系内的个体元素,其既有体系的共性,也有其个性,两者形成对应关系。由于整体与局部是相对而言的,一根筷子可以无限地一分为二,一个问题可以拆分为若干个低级问题,推而广之,一切事物都可以拆分和整合,所以整体观念属于世界观范畴。

这种联系的观念认识到联系的普遍性和复杂性，认识到联系又是可知的，其表现形式为对应关系。依据对应关系就能把事物区分开来，形成概念对等、分类级别平行、可对比分析的问题。在临证处方时要认识到自然界是整体，人是局部；人是整体，病为局部；证为整体，症状体征是局部；方是整体，药为局部；处方过程是整体，处方环节为局部。有了这样的分类认识，才能处理好整体与局部的关系，才能灵活应用拆分法与整合法分析问题、解决问题，才能管控好处方过程，利用对应关系选到合适的方药。

整体观念是一种科学的世界观，揭示了联系的对应法则，对临床实践有无可替代的指导作用。

（二）从实际出发的职业观——辨证论治

辨证论治是由两个动宾词组组成的联合词组，两者有偏重，有先后顺序。辨证是论治的前提，论治是工作的重心，两者组成一个不可分割的链条。证是抽象的概念，与病比较更具体，是病的特征概念。由于病的概念太模糊，也太广泛，没有概括出与治疗对应的具体问题，所以引出证的中间概念。辨证完成了由病到证的角色转变，临床治疗的时候舍病从证，自然要求证治相应。这个角色转变非常重要，一下子把治病问题具体化了，有了针对性措施，所以把辨证论治引申为具体问题具体分析的方法论。

联系千千万，研究联系不可能笼统地研究，只能一个一个地剖析，因此光有整体观念的联系理念还不行，还得有方法，要把联系转化为实际的对应关系才行，概念转换、角色转换是必不可少的环节。综合应用整体观念和辨证论治进行处方思维，在整体观念的指导下，具体问题具体分析，辨证论治，进行个性化治疗，是每个中医师必须有的职业观。

（三）对联系的基本认知——有诸内必形诸外

有诸内必形诸外的论断，揭示了内在与外在联系的基本规律是内外相应关系，即现象与本质的对应关系。

在中医学中该提法最早出现在《灵枢·外揣》中："夫日月之明，不失其影，水镜之察，不失其形，鼓响之应，不后其声，动摇则应和，尽得其情……五音不彰，五色不明，五脏波荡，若是则内外相袭，若鼓之应桴，响之应声，影之似形。故远者司外揣内，近者司内揣外，是谓阴阳之极，天地之盖。"这段经文不仅用朴实的道理说明内外相应的道理，还指出了"司外揣内"和"司内揣外"两种研究方法，分别适用于远的（难于发现本质的）应该由外而知内，近的（易于发现本质的）由内而知外，均用揣度的方法。紧接着在《灵枢•本脏》篇中指出："视其外应，以知其内脏，则知所病矣。"这些经文奠定了有诸内必形诸外论断的基础，到《丹溪心法•能合色脉可以万全》篇中总结为"有诸内者形诸外"的观点，更明确了该论断，成为对联系的基本认知，指明了联系的规律和表现形式是对应关系，研究联系的方法是对应关系法，极大地影响了后世中医在理论和实践方面的发展。

清末秘本《病因赋》进一步把内外关系拓展到因症关系上来，开篇便言："夫百病之生也，各有其因，因有所感，则显其症，症者病之标，因者病之本。"

自此，在中医学中有关联系的理论已经非常完备，不管其内外关系、因症关系、标本关系等都以对应关系出现，让现象与本质的联系置于阳光之下，体现了科学的认知。当然，对应关系前人多有总结，我们需要理清对应关系的脉络，在实践中应用，并进一步寻找未发现的对应关系，像特效药（方）、特效穴、特效办法等的发现是医师毕生追求的目标。

（四）从现象看本质的认知方式——取类比象

取类比象从语法角度讲，是两个动宾词组组成的联合词组，"取"和"比"都为动词，"取"为（抓捕）获取，"比"为（放在一起）比较，类为（同行）一族，"象"为外在表现。可见"取类比象"是通过共性和表象的分析研究，认识事物的方式，通过象的比较，确定是否为一类，反过来是一类就应该有该类的一般表现，是古代先贤由浅入深，由现象看本质认识事物的一般规律的认知方式，是对联系对象进行分类，以便区别对待。

阴阳学说就是通过观察日月、昼夜等自然现象，用取类比象的方法对事物进行分类，继而应用到中医学中。五行学说也是把脏腑分为五类，用的是对自然界事物的分类，由取类比象而来，应用到中医学中，既有区别，也有联系。

中药学中的四气五味同样是取类比象的结果，比如"诸花皆升"，是由"花"的类，得出一般规律"升"的性；比如介石类"重降"、虫类"走窜"、藤蔓类"通络"等，均是由现象到本质的研究成果。

再如，对"春生夏长，秋收冬藏"的植物规律的把握，引申到中医学脏腑理论等领域，形成配套的中医理论。"取类比象"的认知方式，建立在对大量事物的客观表现和已有知识基础上，进行科学的分类得出"类"的本质规律，然后由已知的规律，对个体进一步研究，取得个体的差异性，如"诸花皆升"，也有"旋覆独降"的个例。这是一个开放的、由表入里、由浅入深、由现象到本质的认识事物的方式方法。"神农尝百草"相当于大数据采集，四气五味规律，则是对大数据资料的归纳总结结果，这个过程就是取类比象，是现代分类学的早期应用。可见掌握分类学知识的重要性。

（五）"举一反三"的认知方式——知常达变

"常"指一般、恒定，"变"指变化。知常达变之法，是指了解与掌握一般的认知规律后，举一反三，达到对在常规下发生各种变化情况的科学认知。在中医学中，知常达变之法是指在通晓正常人体的生理之常，一般疾病演变发展的规律之常，以及中医、方剂、穴位、药物作用之常等的基础上，根据具体病情具体分析，做到因地、因时、因人而异，确定具体的诊断，提出治疗方案，选择合理治疗方法，从而使诊断更加贴切地反映病情，治疗更有针对性，更能达到预期的目的。这是中医学中具有特色的思维方法之一，也是历代名医临床思维中的一种重要的、最常用的方法，体现在以下几方面：

1. 以生理之常，达病理之变　　中医学认为自然界包括人体，正常情况下保持一个阴阳平衡的稳态，由于内因、外因等条件的变化，破坏了这种稳态，就会产生疾病。我们就要由生理的"常"，了解病理之"变"。

2. 以正常人之常，达患者之变　　通过研究正常人群的表现，分析患者的表现，发现发病的病因、病机。中医学中四诊用得最多：平脉与病脉、正常面色和舌苔与病态面色和舌苔等都是此类知常达变的具体应用。

3. 以诊治疾病一般规律之常，达具体患者特异性之变　　最常用的是辨病论治与辨证论治相结合的方法，由病而知证，以及从体质的辨证，由大众化方案到每个人的具体方案，特别是危急重症要一人一方，注重特异性。

4. 以疾病一般规律之常，达不同季节、不同地域之变　　由于时间、地理的不同，同一种病的表现和治疗方法也有所不同，也要有一个知常达变的过程，特别是流行病、传染病，更要注意这种方法的应用。

5. 以经方之常，达时方之变　　《伤寒论》中给我们做了很好的范例，如桂枝汤变方等等，通过剂量改变、药味加减，成为一个新的方剂，治疗的重点也有所改变，学经方、用经方的同时要灵活变通。

（六）应用集合原理的逻辑推理——辨证（病）思维

中医学中的辨证思维，就是把四诊收集的临床表现（包括症状、体征、舌象、脉象等）与证型可能产生的临床表现进行对比分析，确定两者的符合度，最后认定为某个证型或疾病的逻辑思维过程，也是对应法的应用。其中用到数学中的集合原理以及命题之间的逻辑推理。

1. 集合原理的应用 集合是指具有某种特定性质的具体的或抽象的对象汇总而成的集体。其中，构成集合的这些对象则成为该集合的元素。集合有三个特性：①确定性。给定一个集合，任给一个元素，该元素属于或者不属于该集合，二者必居其一，不允许有模棱两可的情况出现。②互异性。任何两个元素都是不同的，即每个元素都只能出现一次。③无序性。一个集合中，每个元素的地位都是相同的，元素之间是无序的，没有排列顺序的差异。

进行辨证思维时，因为人是一个人，病是一个人的病，其所有临床表现能同时出现自有其内在联系，属于体系内不同的元素，所以可以应用集合原理：假设患者的临床表现为集合A，疾病的证型可能出现的临床表现集合为B。如果B包含A，那么我们就可以把患者的疾病初步诊断为B；如果A中有某几项不在B中，那么就要进一步分析这些项目能否在B中出现。如果能，就可以诊断为B；若不能，则不能诊断为B，有可能A是B和其他证型的并集；因为集合中的元素地位相同，而实际辨证时因症有主次之分，有"抓主症"的情况，为解决这一问题，可以再引入一个主症集合C，当然C在B中，如果同时满足A在B中、C又在A中两个条件则可以明确诊断。在临床工作中，诊断可能概括几个方面的问题，那么，B是n个子集的并集，比如正邪两方面，正的一方是一个子集，邪的一方是另一个子集，两个子集并成一个B。

可见中医辨证思维综合应用对比分析、假设、分类、归纳、抽样、筛选、统筹、反证等逻辑推理方法，最终做到一一对应，是科学的，也并不复杂难明。

2. 辨证思维的逻辑性 辨证思维是生理和病理知识的应用。假设生理集合A和病理集合B两个命题都为真命题，那么，由病理表现可以反证生理功能，由生理功能也可以推导出病理表现。在反复的临床实践中证明中医学中的生理功能和病理表现两个命题都是真命题，人们只不过是不断地补充两个集合中的元素，或剔除某些不重要的元素，使之更接近于事实，使得生理、病理、诊断三者间的关系更趋紧密，成为科学的对应关系。

3. 三段论推理 脏腑的（生理）功能，脏腑的（病理改变）疾病、治法以及用药等往往用到三段论推理，例如：

心主血脉，血脉病与心关系密切，所以治疗血脉病要治心。

肺主气，司呼吸，呼吸系统疾病与肺关系密切，所以治疗呼吸系统疾病要治肺。

肝经绕阴器，阴器的疾病与肝有关，所以治疗阴器疾患要治肝经。

心属火，五色属红，红入心，色红中药可以入心治心病。

这样的三段论都基于一个真理，就是生理和病理的相关性：有什么样的功能，该功能缺失即为病，改善该功能即可康复。

第三节 处方过程

中医医疗活动是一个相当复杂的过程，是由客观的病情上升到医师主观的诊断，进而选择相对应的治则治法，开出处方，最终回归到客观的治疗手段（中药、针灸、推拿、拔罐、刮痧、敷贴、导引、食疗等）的过程。如果我们把这一过程分为诊断 - 处方 - 治疗三个部分的话，很显然，处方过程处于中心环节，诊断是处方的前提，处方是治疗的安排，而治疗是处方的落实，从中可以看出处方在诊疗活动中的地位，也说明处方过程贯穿在诊疗活动的始终。但大部分情况下人们把医疗活动仅分为诊断和治疗两部分，自然是把处方归到治疗部分，治疗包括处方，处方又代表治疗，侧重讲动手能力时，忽略处方；侧重讲思维能力时，忽略治疗。从实际处方过程分析处方环节，为研究和学习方便可以围绕处方问题把处方过程分为三个阶段，分别为前期准备阶段、处方阶段、后期反馈修正阶段。这三个阶段虽有先后顺序，但互相穿插，在前期准备阶段就要考虑用药问题，反过来处方阶段还要反思前期准备阶段是否充分、是否正确；而本次处方的后期反馈修正又是下次处方的前期准备阶段和处方过程的延伸。因此不能把处方过程割裂开来，只是为讲清楚而人为地分开来阐述。

一、前期准备阶段

认真采集四诊资料为第一步，包括传统望闻问切以及现代体格检查、辅助检查；经过辨证辨病思维，取得疾病诊断和证候诊断为第二步；根据以上内容确定治则和治法，为第三步。这些统称为前期准备阶段，需要掌握四诊、辨证、治则、治法等中医知识，并能融会贯通，建立对应关系，取得横向联系，最终为开处方提供可靠的、真实的、有对应措施的依据。

（一）四诊资料采集

前人根据"有诸内必形诸外"的理论，用望、闻、问、切四种手段来了解机体的功能状态和疾病的情况。四诊结果表面上是客观的感知结果，更深层次的是把这些结果从联系的角度找到对应关系，归纳为辨病、辨证的依据。

1. 望诊 其精华和难点在于把看到的归纳到形神、形气理论上来，神、色、形、态都有特定的含义和内在的相关性，有许多对应关系需要掌握和发现。在平素应当注意正常人全身和局部是什么样子，在望诊时就要总结病态反应，看到内在本质，区别正常和异常以辨认疾病。望诊可以辨别阴阳、表里、寒热、虚实以及病位、主症等，要努力达到"望而知之"的境界。

2. 闻诊 包括听声音和嗅气味两方面，以辨别寒热虚实和特殊疾病。临床还可以借助听诊器等器械来提高听觉效果。闻诊的难点在于掌握和发现有特定含义的声音和气味，大部分对应关系从前人经验而来，少部分对应关系由诊疗结果倒推并反复验证而来。

3. 问诊 通过询问和听取患者或其家属的描述，来了解病史和症状进行诊断，对了解病情、进行辨证很有帮助，必须以极其负责、极其热情的态度，认真耐心地当好听众。问诊内容包括主诉、现病史、既往史和生活习惯、思想情况等方面，切忌主观性和片面性。其难点在于问诊的内容很多，既不能事无巨细地问，又不能漏掉主要内容，解决的办法是根据中医基本理论，从整体出发，结合主诉，运用对应关系来展开，有目的地进行询问，从中抓住主症，以便把所有症状统一在一个症候群中，为辨证提供依据。

4. 切诊 特别是脉诊，对判断寒、热、虚、实、病位等方面有很重要的意义。切诊的难点在于脉诊时不能认准脉象，触诊时不能把触摸到的东西转换为诊断学内容，解决的办法分别是把书上的脉象描述分解成多种元素，综合起来再理解就容易了;其他触摸到的形态需要进行比较,有必要时可利用现代诊查手段。另外,触诊还要与问诊结合起来,比如压痛等,不能仅凭医师体会,还需患者描述。

下面具体说明有关脉象的学习方法:

有关脉象的描述,大部分用形象的比喻,如:滑脉——往来流利,如珠走盘。这就需要我们有丰富的想象力才能领悟,所以导致了"在心易了,指下难明"的结果。要解决这个问题就要把相关描述转化成通俗的、有一定量度的东西,把常脉作为尺度来考量病脉就解决了度的问题;通俗性就要从脉的情形来分析,把每种组成脉象的元素都弄明白再综合起来,对照脉象的描述,最后确认脉象,经过这样的思考和一段时间的诊脉实践,相信每个人都能理解脉象,准确判断脉象。

脉是血管的搏动,是一种立体的、运动的事物,脉的象(外在表现)有多种情形,但是它们都是由一些基本的元素组成的,至少有以下元素:

(1)从水平面方向考量:有快慢(一呼一吸四至为常)、长短(满三部为常)两组。快慢代表的是八纲中的寒热,典型脉象为数脉和迟脉;长短代表的是八纲中的虚实,典型脉象为长脉和短脉。

(2)从垂直方向考量:有深浅(中为常)、强弱(中力切脉,搏指为常)两组。深浅代表的是八纲中的表里,典型脉象有浮脉和沉脉;强弱代表的是八纲中的虚实,典型的脉象有虚脉和实脉。

以上八种脉象有人称之为"八纲脉",是最基本的八种脉象,其他的脉象都要归于其中。

(3)从节律考虑:节律整齐为常,典型的病脉有结脉和代脉。节律有规律可循则病轻,快慢不均、杂乱无章是病重的表现,说明阴阳无根,脏气不续。节律齐否也作为脉象的要素。

(4)从形态上讲:大体上可以从曲与直、充实与中空、粗与细、松与紧、流利与涩滞五种情形分析。这些形态的描述比较复杂,相互之间还可能有重叠,而且对应的脉象除细脉、紧脉、滑脉、涩脉、芤脉外并非唯一,所以不能作为脉的要素,只能作为参考元素。

能把最基本的十个要素弄明白,再结合参考元素考量就会形成对某种脉象明确的认识。可以这样理解,任何一种脉象都是多种元素的组合,十要素是最基本的元素，如：弦脉为实、直、紧三种元素的组合；芤脉为虚、浮、中空三种元素的组合。这种认识脉象的方法是拆分法与整合法的具体应用。另外，数种脉象还可以组合在一起，如：细数脉、浮数脉是两种脉象的组合，而虚细数脉是三种脉象的组合，实大弦长是四种脉象的组合，这样看来，能够组合成单一脉象的就以单一脉象命名，不能组合成单一脉象的就把它们并列在一起，成为一种复合脉象。

5. 四诊资料与辨证相联系　下面举例说明四诊与辨证的对应关系（见表 1-3-1～1-3-3）

表 1-3-1　常见面部色泽与证候对应简表

面色	证候
潮红	多是热证（实热实火），颧红多是阴虚（虚热）
苍白	多是虚弱证，苍白虚胖为气虚，白而枯槁为血虚
萎黄	多是虚证（脾胃虚）
暗黑	多是虚证、寒证（肾虚）
青色	风寒痛、肝病
白斑	虫病

表 1-3-2　常见舌象与证候对应简表

舌象			证候
舌质	形态	苍老	实证
		胖嫩	虚证，胖嫩边缘有齿痕是气虚
		肿大	阳虚
		瘦小	痰湿、湿热
		芒刺	虚证，气血不足；实证，热毒盛
		裂纹	毒热炽盛，热病伤阴
		强硬	虚证，血虚，阴虚
		歪颤	热盛，肝旺、肝风，中风
	颜色	淡白	虚证，血虚
		红色	热证，温病，久病阴虚
		绛色	热证重度，温病热入营分
		紫色	色深干枯为热，色浅湿润为寒，晦暗为血瘀

续表

舌象			证候
舌苔	性状	无苔	虚证,胃气虚弱,胃阴不足
		薄苔	表证,病轻
		厚苔	里证,病深
		润泽	寒证,湿证,津液未伤
		干燥	热证,津液已耗
		腐渣	阳气较盛
		黏腻	湿证,湿浊痰饮
	颜色	白色	表证,薄白润为风寒,不润为风热;厚白腻为寒湿
		黄色	里证,热证,热在气分,胃热,黄干为实热,黄腻为湿热
		灰色	灰黑而干为热盛,润为寒湿

表 1-3-3　常见脉象与主病对应简表

分类	脉名	脉象	主病
浅	浮脉	轻按表皮即能触到	表证
深	沉脉	按到筋骨才能触到	里证
慢	迟脉	一呼一吸脉搏不到四次	寒证
快	数脉	一呼一吸脉搏五次以上	热证
弱	虚脉	浮、中、沉取皆无力	虚证
强	实脉	浮、中、沉取皆有力	实证
形态	洪脉	脉形宽大而浮,来盛去衰	热盛
	濡脉	与浮脉相似,较细软重按无力而缓	湿证,阳虚
	弦脉	实、直、紧,如按琴弦	肝病,疼痛,痰饮
	缓脉	一呼一吸脉搏四次,冲击力柔和	脾虚,湿证,平脉
	涩脉	脉形较短,往来不流利,如刀刮竹	血少,血瘀,气滞
	结代脉	规律不整,时有间歇	寒积,脏气衰败
	紧脉	紧张有力,如紧绳	寒证,痛症
	细脉	脉形窄、直,如丝线	虚证,气虚,血虚
	滑脉	往来流利,实、数、起伏不大	血盛,痰饮,妊娠

6. 四诊资料采集阶段的注意事项和常见错误

（1）注意事项：四诊资料采集需要做到认真细致，不能有遗漏，而且要保证客观性、全面性、代表性，为诊断提供客观、准确、条理清楚的信息。所谓客观性，就是真实性，一是一，二是二，有就是有，无就是无，是什么样就是什么样。所谓全面性，就是强调四诊步骤，一步不能少，从头到脚无一遗漏。所谓代表性，就要找出有诊断或鉴别诊断意义的阳性或阴性症状和体征。

临床上四诊必须结合起来应用，单凭某一种诊法来判断疾病是不全面的，违背全面性原则，也不具备客观性。

一旦取得四诊资料，还要建立联系，对比分析，比如症状体征之间的同一集合性，也就是能不能同时出现，还有它们代表什么意义，与辨证的关系等。要特别强调，如见到一个临床表现，就要考虑该临床表现涉及的证型、辨证要点、诊断意义等，把它们串在一起，为诊断做准备。概括地讲就是在采集四诊资料的同时，就要考虑辨证问题，要兼顾目的性与全面性，不能把采集四诊资料与辨证分割开来。

（2）常见错误：不能四诊合参，仅取脉象、舌象等，粗枝大叶以偏概全，违背全面性原则。

依患者主诉而局部查体不及其余，违背全面性、客观性原则，容易导致不完整、不真实的现象出现。

过度依赖影像、化验等辅助检查，不认真体检，既不全面，又不能明确阳性或阴性体征，违背全面性、代表性原则。这种现象说明医师对体检的重要性认识不足，越是老中医越注重体检，越能体现医师水平。

（二）辨证辨病（诊断）

辨证过程是由现象到本质分析疾病的综合思维过程。辨证思维要注重严谨性，要求辨证思维的逻辑性强、对应关系明确，且不放过任何疑点，尽量做到一元化分析、判断，把证候的可能性变成唯一性。在辨证过程中要注意以下几点：

1. 辨证与辨病的统一　在中医临床上有一病多证和一证多病的现象，因而出现同病异治、异病同治的不同。这是因为辨病与辨证不在同一思维层面。辨病重在整体把握，给出一个大概的轮廓，预见疾病发生、发展的规律和方向，是反复辨证基础上的经验总结，普遍用于特定人群，属于整体观念的层面。辨证是临证时的具体操作，只针对一人，在特定时间、地点，发生的病情，是具体问题具体分析原则的应用，属于辨证论治的层面，此时并不存在一病多证和一证多病的问题，只能是一对一的对应关系。辨病与辨证相结合，其实质是整体观念和辨证论治思想的统一和综合运用。比如：一说咳嗽病，"五脏六腑皆令人咳，非独肺也"的经文涌上心头，知道外感内伤有别，明了初咳伤气，久咳由气及阴，由肺及肾的规律。临证时才能理清思路，抓住辨证关键，具体要从咳嗽病的常见证型出发，与病情对照，从症状比对，到病机分析，然后找出相似证型，发现不同地方，最终归纳为实际证型。这是辨证的一般过程，可见辨病限制证候的可能性，辨证确定证候的唯一性。

2. 辨证要领　辨证方法虽多，概而言之，辨证有三要：一辨正邪盛衰，正能御邪，邪可伤正。正胜邪则疾病向愈，邪胜正则病情日重，此正邪比较，相对而言；正有盛衰，邪有消长，此单方面比较，绝对而言。一个问题，两个方面，三个比较，如此分析，辨证有方。二辨病势气机，"升降出入，无器不有"，凡病必影响气机，致升降失常，阴阳不应，察病势可知气机，审气机疾病洞明。三辨标本缓急，病有表象，察而知之，四诊之能；亦有里因，非反复推敲不可一得，此思辨之功。既知标本，尚需审时度势以明缓急，急如救火，不可怠慢。

知此三要，临证细辨，方能纲举目张，辨识分明。反过来，知此三要又能指导四诊时从正邪盛衰、病势气机、标本缓急三个关键方面探查病情。

3. 各种辨证方法的侧重点　辨证时要用到辨证方法，必须掌握各种辨证方法的实质，它们的侧重点不同。八纲辨证为疾病定性、定位，度量邪正盛衰；脏腑、气血辨证为疾病定位，揭示正邪关系和病机病性；病因辨证确定疾病产生的原因，揭示病机病性；症状辨证从主症入手，判断病因、病位以及疾病性质等，还有六经辨证、卫气营血辨证、经络辨证等各有侧重，但不外要揭示病因、病位、病性、邪正盛衰、病势病机、预后等疾病发生发展变化的情况。临证要根据需要多种辨证方法结合使用。一般来讲，八纲辨证最重要，各种辨证方法，最终要归结到八纲辨证。内科病多用脏腑、气血、病因辨证；外科病多用脏腑、经络、病因辨证；外感病多用六经辨证、卫气营血辨证、三焦辨证。由于个人能力和习惯的不同，医师所用的辨证方法可以不同，但最终归纳的"八纲"是一致的。

4. 五脏主症病机分析 脏腑具有不同的生理功能,在产生病变以后,即各自表现有不同的症状。掌握各个脏腑的不同症状,是确定病变部位的主要依据,也是分析病机的出发点。五脏各有主症,症为表象,内与脏腑相关,两者的联系蕴含深刻病机,五脏主症与病机存在对应关系,下面以表格的方式加以分析说明(见表1-3-4～1-3-8)

表1-3-4 心病的主要症状和病机分析

症状	病机分析
心悸	血(阴)虚,不能养心,心动不安
	气(阳)虚,无力运行血液,勉力搏动
	痰瘀阻滞,气血运行不畅,心动失常
心烦	心阴不足,虚热扰乱心神
	心火炽盛,实热扰乱心神
失眠多梦	心阴、心血不足,不能养心,心神不藏
	情志不舒,或痰、火扰乱心神,神不能安
心痛	心血瘀滞,脉络痹阻不通
谵语	邪热犯心,或痰迷心窍,心神被蒙
昏迷	痰、火蒙蔽心神
	阳气暴脱,心神不能自主

表1-3-5 肝病的主要症状和病机分析

症状	病机分析
乳房胀痛	肝郁不舒,气机阻滞
胁胀痛	肝郁不舒,气机阻滞
	湿热蕴结,肝(胆)失疏泄
	瘀血内结,脉络阻滞
少腹胀痛	肝郁不舒,气机阻滞
	血瘀胞宫,冲脉不利
	寒邪入侵,经脉挛缩,气机阻滞
急躁易怒	肝气郁结,肝火旺盛,或肝阴(血)不足,肝阳上亢情绪易于激动

续表

症状		病机分析
四肢	麻木	肝血不足,不能滋养经脉肌肤
		风痰流窜经脉,络道不和
	拘挛	寒凝经络,筋脉收缩,不能弛缓
		阴血不足,或痰瘀阻络,筋脉失却滋养
	抽搐	热极或火旺,阳气亢盛,肝风内动
		邪热伤津,阴液大虚,肝风内动

表 1-3-6　脾病的主要症状和病机分析

症状	病机分析
腹胀腹痛	寒湿或湿热困脾,脾气阻滞
	脾气虚弱,运化无力
	脾阳不足,中焦虚寒,不能温煦
食少便溏	寒湿或湿热困脾,不能运化饮食
	脾气虚弱,脾阳不足,运化无力,不能吸收和转输饮食精微
体重	脾被湿邪所困,不能正常转输水液,湿邪阻滞于四肢肌肉
身倦	脾气虚弱,不能吸收营养,以滋养四肢、肌肉,故疲倦无力

表 1-3-7　肺病的主要症状和病机分析

症状	病机分析
咳嗽气喘	风寒犯肺,或湿痰伏肺,肺失宣降
	燥热之邪犯肺,或痰热蕴肺,肺失清肃
	风邪犯肺,风水相搏,肺失宣降通调
	肺气虚弱,气不能降
	肺阴不足,阴虚内热,肺失清润
胸痛	风、寒、燥、热之邪或痰、瘀、水、饮等阻滞肺络 肺气不利
失音(声哑)	风寒等邪阻滞于肺,肺气失宣,声道不利,音不能出
	肺阴不足,肺失滋润,声道燥涩,发音不利

表 1-3-8　肾病的主要症状和病机分析

症状	病机分析
腰酸	肾阴不足,不能滋养腰膝
腰痛	肾阳虚弱,不能温煦腰膝
膝软	寒湿或湿热阻滞少阴经络,气血运行不畅
尿少尿闭	湿热阻滞,气化不利;肾阳虚弱,气化功能失常
尿多遗尿	多为肾气虚弱,不能固摄
遗精	气虚、阳虚,精关不固,肾不能藏;阴虚火旺,迫精外泄
阳痿	肾阳虚弱,功能衰退

5. 辨证举例

（1）张某,女性,30 岁,农民。发病已数月,症见胃脘疼痛,痛时用手按痛处或吃东西后可减轻,有时吐酸水,胃口不佳,人渐消瘦;今天起兼见头痛,恶风,有微汗,发热 38℃,全身酸痛,口微渴,小便黄短,舌尖稍红,苔薄白,脉浮弦数。

分析:从病史来看,痛在胃部,属里证。痛时喜按,得食痛减,这是一种虚性的痛;加上胃口不好,人渐消瘦,故体质亦有虚象。现在兼见头痛、恶风、发热、身痛,这是外感表证;口微渴、小便黄短、舌红、脉浮数等是热的证候。从症、脉、舌来辨证,属风热表证。微有汗出,显示表有些虚,在处方时不能过用发汗的药物。脉象除浮数外,还有弦象,是因为胃痛未愈,又新添头痛、身痛,故兼见弦脉。属于八纲辨证之表里虚实辨证。

（2）王某,女性,30 岁,医生。平素经常加班到深夜,1 周前突发视物模糊,头晕不伴恶心呕吐,面色发白,指甲按压后血供恢复时间较长,偶有胳膊麻木,月经量少、色淡,舌淡,脉细。

分析:此为肝血虚证。肝开窍于目,肝血不足,目失所养,则视物模糊;肝主筋,爪甲为筋之余,肝血亏虚,筋脉失养,则见肢体麻木。女子以肝为先天,肝血不足,冲任失养,则月经量少色淡。血液亏虚,不能上荣头目,故眩晕,面色发白;舌淡脉细,为血虚之证。属脏腑辨证结合气血津液辨证。

（3）李某,女性,38 岁,教师。平素易生气。3 日前与丈夫吵架后出现小腹胀满,两胁疼痛,平素偶有乳房胀痛,月经不规律,量少,舌淡红,苔薄白,脉弦。

分析：本证多因情志不遂使肝失疏泄、条达,气机郁滞而致。病位在少腹、两胁,定位于足厥阴肝经。肝性喜条达恶抑郁,肝失疏泄,气机不畅,经脉不利,故胸胁、少腹等肝经循行部位出现胀闷疼痛;肝气郁结,气不行津,津聚为痰,痰气搏结于乳房则为乳癖;妇女以肝为先天,肝气郁滞,气病及血,气血不和,冲任不调,故见月经不调。属经络辨证兼脏腑辨证。

(4) 王某,男性,50 岁,工人。患者 3 天前检验血常规,血红蛋白 59g/L,为中度贫血,面色淡白,口唇、指甲颜色均淡,自诉头晕心慌,手经常感觉麻木,睡眠多梦。舌淡,脉细无力。

分析：本证属于血虚证。血液亏虚,不能濡养头目,上荣面、舌,故头晕眼花,面色淡白,口唇、舌色淡;血虚不能濡养爪甲,故爪淡无华,手足发麻;心主血脉而主神,肝藏血而主魂,血虚则心肝失养,神魂不宁,故心悸,多梦,脉细无力。属气血津液辨证。

(5) 张某,男性,26 岁,公务员。患者昨日起自觉怕冷,添衣加被不能缓解,体温 38℃,自诉头痛,身体酸痛,嗜睡,触摸体表没有明显汗出,舌苔白,脉浮紧。

分析：本证为太阳伤寒证。以恶寒、无汗、头身疼痛、脉浮紧为辨证要点。外感寒邪,束于肌表,卫阳被郁,温煦失职,故见恶寒;卫阳被遏,势必郁滞化热,是以发热,故表伤于寒者,多恶寒发热同时并见。卫阳既遏,寒凝收引,营阴郁滞,筋骨失于营阴正常濡养,故见头痛、肢体骨节疼痛。寒束于表,腠理闭塞,故而无汗。正气欲驱邪于外,而寒邪紧束于表,肌腠紧密,营阴壅滞,故脉象浮而紧。属六经辨证。

(6) 刘某,女性,45 岁,企业职工。患者诉近日晚上睡觉时常感身体发热,睡眠不好,腹部有少量斑疹,口不渴,舌红绛,脉细数。

分析：本证属营分证。多由气分证不解,内传入营;或卫分证逆传直入营分;或营阴素亏,温邪乘虚内陷营分所致。温邪入营,灼伤营阴,阴虚阳亢,则身热夜甚;邪热蒸腾营阴之气上潮于口,故口不甚渴或不渴;营行脉中,内通于心,心神被扰,故心烦不寐;邪入营分,热窜血络,则斑疹隐现。营分有热,热势蒸腾,故舌质红绛;脉细数,为热劫营阴之象。属卫气营血辨证。

(7) 张某,男,27 岁,技术员。体瘦,平时常感乏力,爬楼梯后经常喘息不已,咳痰色白清晰,说话时声音较低,平素经常出汗,容易感冒。面色淡白,神疲乏力,舌淡苔白,脉弱。

分析:本证属肺气虚证。由于肺气亏虚,动则耗气,肺气更虚,则喘息加重;肺气虚,宗气衰少,发声无力,则语声低微。肺虚津液失于布散,聚而为痰,故痰白清稀。肺气亏虚,不能宣发卫气于肤表,腠理失密,卫表不固,故见自汗,且易受外邪侵袭而反复感冒。面色淡白,神疲乏力,舌淡苔白,脉弱,均为气虚不能推动气血,功能衰减之象。属脏腑辨证兼气血辨证。

(三)治则治法

中医师在辨证的时候就要考虑该如何治疗的问题,一旦证候明确治则治法相应成型,证候决定治则治法,两者有明确的对应关系。

1. 治则与治法的关系　治则是治法的依据,治法是治则的具体化,两者密切相关,但又有所不同,你不能把解表法说成是治则,也不能把标本兼治理解为治法,两者是不同维度的概念,治则定调,治法弹唱。在临证处方时,治则直接与证候对应,使人不犯虚虚实实,标本不清,主次颠倒,缓急不明,里外不分,时空错乱等错误。而治法更具体,同一证型也不能照本宣科,千篇一律,要根据实际情况选择不同的方药。比如,同一个虚证,有的人要用药缓补,有的人要用药峻补,还有虚不受补时,要食疗、按摩等等情况不一而足。由此可以看出同样一个补法在临床运用时有不同的方法,但补是一定的,"虚则补之"的治则不能变。证候、治则、治法,形成一个环环相扣的对应关系,证候与治则对应,进一步治则与治法对应,最终,治法与证候对应,形成一个环路。治则具有普遍性,适合同一类人,与病的概念处在同一维度;治法呈个性化,具有唯一性。所谓一人一法,与证的概念处在同一维度。从临床实践上讲,治则指导思路,治法指导用药。

2. 内治八法的临床应用　内治八法是根据病证而立的,八法中汗、吐、下、和从发病的部位出发,是根据病势而来的治标法,解决正邪的出路问题;温、清、补、消是从八纲而来的治本法,解决寒、热、虚、实的正邪性质问题。因此,有时在治法上孤立地用一种方法效力较差,需要结合实际情况,找出主要矛盾后,在辨证的基础上,多种方法联合使用,以集中优势兵力打歼灭战,并配以一定的灵活性。

3. 治则治法的注意事项　治则治法的内容一定要全面,即便不写在纸上,脑子里一定要有。除对证的选择治法外,还要考虑标本缓急的问题以及方剂的选择、剂型的选择、给药途径的选择、给药时间的选择、个体差异、地域差异、时间差异、季节差异等问题，综合权衡后才能确定治则治法。

常见的错误有：①一味选择标本兼治。许多本虚标实的患者，因实证明显，当"急则治标"，如哮喘急性发作期，应祛风、痰、热、寒等邪气为主，等邪祛正虚时再标本兼治或补益正气。②一味强调扶正或祛邪。扶正与祛邪是一个问题的两个方面，扶正可以抵御病邪，邪祛不再损伤正气，可使正复。选择扶正，还是祛邪，还是两者兼顾又有所侧重，要视病情而定，不能只看到一方面，不顾另一方面。③一味针对疾病，不考虑患者的个体差异、地域差异、时间季节差异等，出现对应关系不准确，患者依从性差，疗效不佳等问题。

这些问题本质上来说都是不能从实际出发，不尊重现实，不追求完美导致的。因此，中医师要以认真负责的态度，从多方面、多角度，深入思考，综合分析，慎重决策，做到对证施法、对人施法、对阶段施法、对地域及时间施法等，把这些完美地统一起来。

二、处方阶段

处方阶段就是依据诊断、治则、治法，遣方用药的过程，其中包括选择药物、剂量、炮制方法、煎煮方法、给药途径、给药时间、给药天数、宜忌等内容，缺一不可。处方过程可分为两个部分，即初步处方阶段和确定处方阶段，中医师拟出初步的方药之后要重新审视一遍，进一步修正，直到满意为止，然后郑重签名才能是正式处方。第二个步骤一定不能少，否则会出现许多问题，甚至常识性的问题，比如"十八反""十九畏"的某些禁忌有没有？女性患者是否在月经期？各种药物和剂量是否符合病情？服药以后会有什么反应？需要向患者交代什么等等，经过重新考虑就会及时发现问题，进行修改，做出正确的选择。当然很多情况下，不会做出修改，但这个习惯必须养成。

处方最终是用药的过程，所谓遣方是把方剂整体拿来用，原方中的药物作为本次处方的药物。这涉及处方思路的问题，在后面讲述，这里仅从对应关系的角度分析处方阶段的关键问题。

（一）方药对应问题

对"无药不成方，无方不用药"这句话的一般理解是方与药是整体与局部的关系,这没错。但方是抽象的文本,药是实物,怎么能放在一起呢?其实,一种情况是把药理解成药名,方与药名都是虚拟的东西,两个概念中方大于药;另一种情况是把方理解成一个具有君、臣、佐、使框架结构的实体,药是零部件,整体大于部分。两种理解都在强调整体与局部的关系,即药方是体系,其中的各味药是体系内的元素,方大于药,使我们对方与药的关系有了第一层理解。

方与药的关系,除了整体与局部的结构对应外,更重要的是整体与局部的功能对应,方中所有药的功能整合成的新功能与方的功能是吻合的,而每味药的功能仅是方的功能的一部分,并且也不是它所有的功能都与方的功能匹配,有的时候方中只用其中的某些功能,抑制了其他功能。所以处方的重要问题之一是怎样整合,使各个药物有机地结合在一起,发挥团队作用,以符合方的要求。在这里,方是综合功能的概念,药是自身作用的概念,强调兵团作战问题,是一对多的关系,涉及配伍和组方的问题。

(二)方证对应问题

刘完素曰:"方不对证,非方也;剂不瀹疾,非剂也。"方与证有对应关系,这种关系属于策略与依据的对应关系,证,表明问题;方,解决问题。方的作用与证的产生机制相反,因而能够纠偏,使人体回归常态,症状随之消失。问题是一个,但解决的方法可能有多种,因此,一方对一证是一一对应关系,但不能说一证用一方,有可能一证多方,这体现了病的复杂性和中医处方的灵活性。解决问题的方法虽多,但总有一个最合适的,所以理想的境界是也达到一证对一方,使方与证成为一对一对应关系。

(三)药证对应问题

药证对应有两层意思,一层意思是方证对应,把所有的药当作一个整体来看待,方与药的概念等同,是整体对应;另一层意思是每个药,或其中的药物组合与证对应,这里的证是指证中的某一方面或多个证的组合(如风热犯肺证中的风证和热证以及肺失宣肃证),每个证与部分药物对应。证能组合,药也能组合,不同的药解决不同的证,是局部对应。在处方时必须两者兼顾,既要做到局部的对应,也要做到整体的对应。

(四)人药对应问题

方无好坏,对证就好。这里的证可不仅仅指证型,还包括人的因素在内,适合患者的方才能治病。比如患者对某些中药过敏,方中就不得不忍痛割爱;患者喝不了汤药,你就要改剂型;小孩的药不可能用成人量;明明是虚证,偏偏不能用补药时,只能用调和剂;危急重症虎狼之药"二两不如四两"等等情况不得不察,处方对象最终还是人!

针对以上问题,临证处方时不仅要重视药物的基础地位,而且要重视方剂的整体功能,有能力联合用药,还要注意配伍规律和处方规律,把不同的方药,合理搭配。同时不忘人的因素、地理因素、时间因素等。比如头痛病,外感风寒证,有现成的川芎茶调散可用,根据患者的实际情况调整剂量,照顾兼症即可,用了方的功能,没再对每味药研究,因为方剂学已经研究透了;自拟处方时可就不能这样了,要把外感风寒证拆分为外感、风证、寒证,还有头痛主症四个方面针对性用药:川芎和细辛活血通络,血行风自灭治头痛主症,羌芷,荆防祛风散寒,配薄荷用其辛散作用而不用寒性,共同起到祛外风、外寒的病因,茶叶醒脑引经,甘草调和诸药,开的还是川芎茶调散,九味药共同有了川芎茶调散的功效,因祛症消头痛自愈。

三、反馈修正阶段

反馈修正是完善过程,开处方也是不断充实完善的过程。通过对反馈信息的及时处理,发现问题,深入思考,进行修正,是必不可少的处方步骤。患者复诊时或通过随访等渠道取得用药效果、用药反应等相关信息之后对前次处方进行评价分析,总结处方的得失,进行适当的调整、改进,甚至全面否定,重新处方,这个过程就是反馈修正阶段。

反馈修正阶段分开来说就是反馈和修正两个部分,其中反馈信息是多方面的,有病情的反馈,有疗效的反馈,还有遗漏信息的补充反馈,还有各种影响因素的反馈等,获取反馈信息贯穿在治疗活动的始终,对反馈信息的处理也在很大程度上体现在处方和处方修正过程中。反馈部分虽然简单,但必须认真对待,脚踏实地做工作,一方面听取患者诉说,另一方面还要有针对性地提问和了解,再进一步进行望闻问切诊查,以达到准确判断病情变化的目的。询问、体检、留观、随访是获取反馈信息的四种重要手段。

修正部分重在综合思考找到原处方的得失,总结教训,进行适当的修改。怎样考量是一个相当复杂的心理过程,要遵循中医处方的一般原则和规律,综合运用多种思维方式,既继承前人的经验,又要结合实际,进行创造性思维。何为正确,怎样才算正确呢?简单地说符合病情,有好的效果就是正确的,这是由结果反证过程,说了等于没说,关键是管控好处方过程,环环相扣,一一对应才行。处方和做事情是一样的,是由不完善到完善的上升过程,体现在一次处方及多次处方的过程中。认真对待每一次处方,追求完美是中医师必须具有的优秀品质,养成每次处方回头看的良好习惯,及时修正,将此作为一个必不可少的处方步骤,才能使处方技能逐步提高。

第四节 中医处方原则

处方时有许多注意事项,总结归纳起来,除中医师要平心静气、端正态度外,还有九项必须要遵循的原则,这些原则有一个共同点,就是重视对应关系和正确的逻辑推理,不坚持这些原则的处方必然是失败的。这些原则是辨证论治的具体要求。

一、诊断是前提

疾病诊断、证候诊断、病因诊断、病机诊断、预后诊断、体质诊断等诊断,是由"诊"而"决断"的结果,是病情的写照,对以后的遣方用药等处方过程有直接的指导意义。正所谓"有是病用是药",诊断提供了对应关系的一方,而另一方是药,任何一个处方都必须符合诊断,药证不符的错误从根本上来说就是违背了"对证下药"的对应原则。临证要尽可能做到"一一对应",体现处方的严谨性。比如《内经》中的"寒者热之""热者寒之""虚则补之""实则泻之"等治则中"寒、热、虚、实"为诊断,而"热、寒、补、泻"为治法,进一步相对应的则是药物,从中可以看出诊断是处方的前提,是对应关系的"正方","反方"则是方药,而治病就是逆诊断而纠之,通过纠偏,使机体恢复到常态。

二、治则治法为准绳

在诊疗过程中有两种对应关系,诊断与治则治法是一个逆反的、对立的对应关系,而治则治法与方药是一个一致的对应关系。当然药方与疾病也是逆反对应的。临床用药必须在治则治法的框架内选择，以法统方、方从法立，处方用药不得违背偏离治则治法。

有人说，常说的反佐法是不是违背以上原则？当然不是，反佐法也包括在治则治法之内，是一个具体的治法，在思考的时候就必须要有的，只不过在书写治法的时候省略而已，再如，"塞因塞用"也是这样的道理，"塞因塞用"的结果也是"通"，只不过用补的办法，达到通的目的，而且"塞因塞用"的病因诊断是虚、病机诊断是"塞"，逆病因而补是"治病求因"，需补而用补药是再正确不过的了。

三、药物、成方是素材

没有药物组不成方剂，中医师一定要掌握过硬的中药、方剂知识，积累充足的素材，避免临证无方药选择的尴尬。临证处方时不仅能用单味药处方，还要有使用多味药甚至整体方剂的能力。因为有效的方剂和合理的、有效的配伍是处方的捷径，既使处方过程简化，又减少了配伍组合的研究环节，属于经验知识的积累和运用。处方就像写作文一样，有了治则、治法的要求，还要有药物方剂做素材，才能组成一个有血有肉的方剂，成方、配伍组合就像范文、故事片段等素材。

四、配伍是关键

方剂中药物之间要相互联动，产生协同作用，就要按照严格的配伍方法组合，否则形不成拳头。前人把单味药的应用同药物与药物之间的配伍关系总结为七个方面，称为配伍七情，把药物当作人一样看待，分析、处理它们的关系。下面从关系学的角度学习配伍方法在处方中的应用：

（一）单剂

就是指单味药治病，除了掌握药物的性味功能等已有知识，还要进一步掌握中药特有功能，寻找"特效药"，还要寻找有效的"替代药"，这些工作虽然主要由药学专业的人员完成，但离不开临床实践，医师在处方过程中发挥主观能动性，有可能发现和解决相关问题。

（二）相须

即性能功效相类似的药物配合应用，可以明显地增强其原有疗效，如石膏与知母配伍能明显地增强清热泻火的功能。石膏直折火热，知母补水制火，从根本上使肺热速清。大黄与芒硝配合，大黄斩将夺关，芒硝咸寒软坚，荡涤胃肠实热，能明显地增强攻下泻热的治疗效果。相须配伍的药物一定是功效类似的，属于同类药的联合应用问题。

（三）相使

在性味功效方面有某种共性的药物配合应用，而以一种药物为主，另一种药物为辅，能提高主要药物的疗效。如补气的黄芪与健脾利水的茯苓配合时，茯苓能提高黄芪补气利水的治疗效果；清热泻火的黄芩与攻下泻热的大黄配合时，能提高黄芩清热泻火的治疗效果；桔梗杏仁配伍一升一降，调节肺的宣肃功能，能提高止咳作用；黄芪当归配伍，解决气血两方面的问题，能提高补气或补血的作用。相使配伍是有主从关系的，黄芪与茯苓配伍在于通过补气的方法利水，黄芪补气有余而利水不足，加茯苓可弥补其缺陷；大黄为泻火开通渠道，使热从下出，可增强黄芩的泻火作用；桔梗量大，则杏仁为使，通过发表解除病因，而杏仁量大时则桔梗为使，降气止咳，调理气机，解除病症；黄芪为主，当归能从侧面照应为使，而当归补血为主时，黄芪为使，所谓补血不补气非其治也。相使配伍的药物功效不一定类似，但有某种共性，两者之间一定存在某种对应关系，有的用它们的气味，有的用它们的升降浮沉性质，还有的用它们不同的功效解决不同的但有相关性的问题。

（四）相畏

一种药物的毒性反应或副作用，能被另一种药物减轻或消除。如生半夏和生南星的毒性能被生姜减轻和消除，所以说生半夏和生南星畏生姜。两者配合应用，以消减毒副作用。相畏的配伍关系也有主从关系，同时需考虑双方的剂量比例关系。

（五）相杀

即一种药物能减轻或消除另一种药物的毒性反应或副作用，生姜能减轻或消除生半夏、生南星的毒性或副作用。所以说生姜杀生南星、生半夏的毒。由此可知，相畏相杀实际上是同一配伍关系的两种提法，是从药物间相互地位而言的，因主从关系不同而不同。

（六）相恶

即两种药物合用，能相互牵制而使作用降低，甚至丧失药效。如生姜恶黄芩、人参恶莱菔子。相恶的配伍一定要有明确的目的性，即"为什么要这样用"，理由充足、合理才用，否则是配伍失误，可见相恶的配伍要慎用，而非禁忌。

（七）相反

即两种药物合用能产生毒性反应或副作用，如十八反、十九畏中的若干药物。这样的配伍属于禁忌，但也非绝对不能用。张仲景、傅山等都有附子、半夏同用的先例。

从以上的配伍关系中可以看出，配伍的意义是加强药物某些方面的作用或抑制药物某些方面的作用，或解决不同的相关问题，使想要的效果更突出。鉴于这样的目的，还可以多种配伍关系联合应用形成全新的配伍组合，这样不仅能突破两种药物的限制，也能拓展疗效范围，在病因复杂、病情多变的情况下，对证下药，这就是方剂学中的配伍。配伍是基础，是对药物的研究，方剂是配伍方法的扩大和应用。如风火相煽的疾病，不仅需要祛火，还需祛风，也可能需补水，那么从这三个方面进行配伍，整体上来说，属相须或相使配伍关系。一个处方中可以有多种不同的配伍方法，中医师不仅要掌握单一的配伍方法，而且要有联合应用的本领，才能完成处方任务。但是不恰当的配伍关系也可以使原本不错的药物变得毫无意义，因此配伍需慎重，配伍是处方的关键，配伍还需要遵循君臣佐使的处方原则，主次分明，目的明确。

五、"君臣佐使"是架构

组成一个方剂，不等同于同类药物的并列，也不等同于药物的相加，而是根据病情的需要，按照一定的组织原则组合而成。君臣佐使是方中药物配合的主从关系，也是方剂结构的重要架构，这种组织原则体现了金字塔一样的层次。君臣佐使本来是中国古代的官僚体系，引申到中医组方中来就是在组成方剂时药物像人一样既有明确的分工，又有紧密的配合，以达到同一目的——治病。一个疗效确切的方剂必然是组织严谨、丝丝入扣、针对性强、方义明确、重点突出、多而不杂、少而精妙的，反过来，处方时必须重视君臣佐使原则，把每种药放到合适的地方，从而组成一个层次分明的立体结构。从这个角度看方剂，绝不是平面的，要把它当作一群人，一堆事物的整体，有分工有合作，有成品有零件。

六、剂量是分寸

选择好药物之后怎样确定它们的剂量也是一个很重要的问题，这个问题涉及对药物的性味功效的深刻理解，也涉及配伍目的等多个方面，需要掂量好疾病的轻重，还要照顾好与其他药物的关系，以及个体的体质差异等，剂量的选择在于分寸之间，失之毫厘谬以千里。

（一）病情和药性决定剂量选择

药物的剂量是根据药性与病情相对应的选择。如肺热选择黄芩，根据肺热的严重程度，成人可用 6g、9g、12g 等常规用量，若特别严重还可以加大用量，所以剂量的选择不仅要考虑常规用量，更要因病情需要而定，不能一味遵从常规用量；10g 生半夏的毒需要多少生姜才能抑制，需要多少分量的生姜就能解除，这都要视具体情况而定，是医师的经验。

（二）药物配伍应用的剂量选择

药物之间有配伍关系时要根据配伍关系确定它们的剂量。如黄芩与大黄配伍清泻肺胃热邪时用的就是相使配伍，按病情黄芩选择 12g，大黄用多少？若仅加强降气效果 3g 以下就好，若需要通便泻火则需 6g 以上，但不多于 9g。这里除依病情考虑外，还要兼顾配伍关系，注意大黄的从属关系，不能让大黄的作用凌驾于黄芩之上，否则失去配伍意义。

（三）有毒副作用药物的剂量选择

对于这类药物的使用剂量，一定要充分考虑在需要的情况下再选择剂量，一般要求用常规计量，若多用则需要考虑其毒副作用，以不影响人体生理功能为度。

（四）特殊人群的剂量选择

如儿童、老年人、特殊体质患者的用药等，一定要从实际出发，灵活掌握，既要保证药效，又要保证没有副作用。这里的剂量问题是一个尺度问题，需要在对药物、病情充分了解的情况下，并有相当多的临证经验，才能把握好。所谓的尺就是常规用量；所谓的度就是衡量实际用量，既是抽象的思维过程又是临证选择的实际技能。

七、用法是法度

用法是由方到剂，进而给患者使用的重要环节，是由虚拟到实际的关键步骤，没有合适的用法就不能形成有效的药物，也不能使患者得到有效的治疗，用法是依法而来，又有严谨步骤的使用说明，即有方法又有度的把握，所以说是法度。

用法包括的内容也很多。主要的有：①剂型选择，是丸散还是汤剂，不同剂型有不同的适应证。②给药途径，是口服还是外用，还是灌肠等，要根据治法确定。③给药时间，是饭前还是饭后，是一日两次还是三次，还是特殊的时间服药，都会影响疗效。④方中某些药物的特殊用法，如先煎、后下、冲服、烊化等等，若无法度则影响效果。⑤煎煮时间长短，如感冒药，10～15 分钟即可，再长会使发散作用减弱，而补药需 30 分钟以上，否则药效不出。⑥禁忌：忌辛辣、肥甘厚腻是常识，某些特殊疾病或药物还有许多禁忌，包括饮食起居、同房、体位、锻炼等许多方面，不注意这些细节问题，药物应有的作用也不能充分发挥，进而影响疗效。

八、差异是不可回避的事实

我们都知道同病异方、同方异病等情况，那么为什么会有这种区别？其实这就是差异性和共同性的问题。临证必须注意到各种差异，分析各种细节，处理好细节问题。细节决定成败并不是一句空话，在处方时也是这样的。具体来说，差异最主要有以下几个方面。

1. 人的差异 我们处方治病虽然治的是病，但是治人身上的病，所以处方时必须坚持以人为本的原则。深刻分析个体差异，视不同的人，开不同的方，切忌只辨病用药，不辨证用药。

2. 病的差异 同样的病因，因人的差异会导致病情的差异及症状体征都有所不同，因此充分考虑实际情况，把握差异，才能有针对性，不要小看一味药、一个剂量的变化，要充分认识到一根稻草就能救命的道理。

3. 时空差异 时间、空间的差异也会导致病情的不同，处方时根据时间、地域的不同选择药物剂量用法等，才能利用天时地利，再加人和（中医师的水平以及患者的配合）取得满意疗效。

4. 药的差异 药材有地域性,有采集时间性,有等级,有野生或种植,有不同的炮制,它们的药效是不同的,所以要"因材"使用。

以上四个方面仅是大的方面,各种各样的差异在临证时首先要发现,然后要有针对性地处理,把差异体现在处方思维和所开处方中。

九、反馈修正是完善

反馈修正是必不可少的两个步骤,从反馈信息中可以获得病情变化、影响因素、处方得失等宝贵资料,为进一步治疗和判断疾病走势提供有力支撑,必须引起注意。修正阶段是纠正错误、提高疗效、提高处方能力的必修课,每改一次必有一次的心得,长此以往,几近于道。

第五节 处 方 规 制

"不以规矩,不成方圆",中医处方的规制由来已久,最著名的"七方",从脏腑经络形气盛衰的生理病理出发,依病情把治病药方分为大、小、缓、急、奇、偶、复七种体例;"十剂"虽然是从药物说的,但其大意是药随病用,病有十情,药有十剂,方也有十剂。一个药方从整体上也需把握十剂功用,做到药证对应,是方的内容要求。七方与十剂结合构成方剂体例与内容的完整要求。

"七方""十剂"的分类,在临床中应看作处方的规制,切不可肤浅地认为是研究方剂的方法,重在处方时的应用,而不是药后的分析。刘元素对此有深刻论述:"制方之体,欲成七方、十剂之用者,必本于气味也。"其中"体"与"用"的论述非常精辟,"体"为"七方""十剂","用"能否有"七方""十剂"功能是一个医师由理论到实践的能力体现,需从气味阴阳、五运六气、脏腑经络、配伍规律等多个层面掌握理、法、方、药知识,且谨遵古训,中规中矩地合理应用到处方中。下面引用《本草纲目》(简《纲目》)原文,说明处方规矩:

刘完素曰:"制方之体,欲成七方、十剂之用者,必本于气味也。寒、热、温、凉,四气生于天;酸、苦、辛、咸、甘、淡,六味成乎地。是以有形为味,无形为气。气为阳,味为阴。阳气出上窍,阴味出下窍。气化则精生,味化则形长。故地产养形,形不足者温之以气;天产养精,精不足者补之以味。辛甘发散为阳，酸苦涌泄为阴；咸味涌泄为阴，淡味渗泄为阳。辛散、酸收、甘缓、苦坚、咸软，各随五脏之病，而制药性之品味。故方有七，剂有十。方不七，不足以尽方之变；剂不十，不足以尽剂之用。方不对证，非方也；剂不蠲疾，非剂也。此乃太古先师，设绳墨而取曲直；叔世方士，乃出规矩以为方圆。夫物各有性，制而用之，变而通之，施于品剂，其功用岂有穷哉。如是，有因其性为用者，有因其所胜而为制者，有气同则相求者，有气相克则相制者，有气有余而补不足者，有气相感则以意使者，有质同而性异者，有名异而实同者。故蛇之性上窜而引药，蝉之性外脱而退翳，虻饮血而用以治血，鼠善穿而用以治漏，所谓因其性而为用者如此。弩牙速产，以机发而不括也；杵糠下噎，以杵筑下也，所谓因其用而为使者如此。浮萍不沉水，可以胜酒；独活不摇风，可以治风，所谓因其所胜而为制也如此。麻，木谷而治风；豆，水谷而治水，所谓气相同则相求者如此。牛，土畜，乳可以止渴疾；豕，水畜，心可以镇恍惚，所谓因其气相克则相制也如此。熊肉振羸，兔肝明视，所谓其气有余补不足也如此。鲤之治水，鹜之利水，所谓因其气相感则以意使者如此。蜜成于蜂，蜜温而蜂寒；油生于麻，麻温而油寒，兹同质而异性也。蘼芜生于芎䓖，蓬藟生于覆盆，兹名异而实同者也。所以如此之类，不可胜举。故天地赋形，不离阴阳，形色自然，皆有法象。毛羽之类，生于阳而属于阴；鳞甲之类，生于阴而属于阳。空青法木，色青而主肝；丹砂法火，色赤而主心；云母法金，色白而主肺；磁石法水，色黑而主肾；黄石脂法土，色黄而主脾。故触类而长之，莫不有自然之理也。欲为医者，上知天文，下知地理，中知人事，三者俱明，然后可以语人之疾病；不然，则如无目夜游，无足登涉，动致颠殒，而欲愈疾者，未之有也。"

上文从体用对应关系说明七方为体，十剂为用，方为体，剂为用，还从气味阴阳和自然之理等方面说明十剂的灵活应用，最后强调医师掌握天文地理知识和人情事理的重要性。

一、七方规制

做任何事情都要有模有样，才能做好。处方也不例外，所拟的方剂要合乎体例（格式）才是中规中矩的方剂，才能与病情相适应。所以早在《内经》中就有七方的记载，到金代成无己所著《伤寒明理论》完善了七方规制。

在《内经》中，大小两方有定数，制式明确，奇偶两方有君臣定数，未言佐使，缓、急、复三方只给出制方理念，而无体例。因病有流变，方无定式，大、小、奇、偶四方互相结合，可成缓、急、复三方，故不做明文规定，全在制方之人视病以权宜。七方成四、三之数，可以尽方之变，而不逾规矩。综观《内经》原文和名家注释，七方规制充满对应法思维，用阴阳理论和四气五味理论对方剂进行分类：衡量病的轻重，设大方、小方，以药味的多少论；为达药到病所的目的，以药品的单双与病的部位阴阳对应，设奇偶方；再结合气味阴阳的药性与病情对应，设缓急方；从病的复杂度和方的变化设复方。七方中大小与奇偶是不同的分类方法，可以互相结合；缓急两方从《内经》中看跟在奇偶之后，且都与病位阴阳有关，又结合了药的气味阴阳，所以既可以与奇偶方结合，也可以与大小方结合，缓急方贯穿在其余五方中。古之七方包含深奥的数理知识在内，可以不必深究，但要有阴阳对应的基本理念，领会七方要义：小方、奇方、急方三方为阳方，大方、偶方、缓方、复方四方为阴方；阳方治阴病，阴方治阳病；阳方性急取效快，阴方性慢取效缓。临证处方时大小方的规制要遵从，奇偶方要遵从君臣配伍，佐使可权宜，小方偶制可变缓，大方奇制可变急。至于复方，可整合数个小方，但君药也不可过三。

二、十剂规制

十为极数，概而言之，剂不十，不足以尽剂之用。病有病因、病位、病性，有主症、病机、病势，还有标本缓急，情形不一，药有十剂，与之相应。十剂分五组，两两相对，宣表通里；补不足，泄有余；轻扬上行，重镇下沉；滑开关窍，涩收脏腑；燥胜湿，湿润燥，是其大意，并与脏腑、八纲相应，与药性、病势相合，一物可归数剂，数剂可合而为一用。药分十剂，方亦有十剂之分。

随着对方剂的深入研究，由古之十剂到十二剂，再到二十四剂，逐渐演变到现代的三十多种类型，分得更细，更有针对性了。造成这种现象的原因主要是不断地引入新的分类依据，对病的认识不再局限于壅、滞、弱、闭、实、怯、着、脱、湿、枯十种基本病态，还对病因、病性、病位以及预后等内容有了明确认识，因而相对应的治法和方剂分类也结合了病因、病性、脏腑、气血津液、演变规律等因素作为依据，例如针对六淫邪气致病有了祛风剂、祛寒剂、解暑剂、燥湿剂、润燥剂、清热剂等；针对虚证从阴阳、气血津液、脏腑等方面加以细化,有了补气剂、补血剂、养阴剂、温阳剂等,再结合五脏六腑等病位形成多种组合。相信,将来会有更多的方剂类型,为临证处方提供了更明确的对应关系。但是,中医师必须树立一种理念:不管以后有多少剂,都是基于十剂而来的,也就是说疾病导致的十种基本病态不会有太大变化,是疾病的主要状态,不管什么剂都是为了解决这些问题的方剂,学习十剂可以提纲挈领地掌握方剂的功用,以便临证处方时应用。可以这么说:十剂是大类,具有指导意义,在十剂之下又有许多小类。医师开处方时必须首先考虑用什么法、什么剂,解决什么问题,拟好处方后还要反思方剂与治法、病情能否对应。

第六节 用 药 规 律

万物负阴而抱阳,冲气以为和,故一物之内气味兼有,一药之中理性俱全。

其味者下应地,归五脏,生长化收藏,充形阴也;其气者上奉天,走六腑,风寒暑湿燥火,化精阳也;其升浮者象天,轻清上扬,气厚味薄而亲上;其沉降者象地,重浊下沉,气薄味浓而亲下。

物以天生,以地成,理性定矣,故物别阴阳,药有偏性。四气之中温热为阳,气厚,热为阳中之阳,温为阳中之阴;寒凉为阴,气薄,寒为阴中之阴,凉为阴中之阳。五味之中苦酸咸为阴,味浓,苦为阴中之阳,酸为阴中之正阴,咸为阴中之阴;辛甘淡为阳,味薄,辛为阳中之阳,甘为阳中之正阳,淡为阳中之阴。升浮者出,升为阳中之阳,浮为阳中之阴;沉降者入,沉为阴中之阴,降为阴中之阳。

五味归五脏,苦入心,酸入肝,咸入肾,辛入肺,甘入脾,淡入命门,各随五脏所欲。辛散通气,故能散结,致津液而润燥;酸收敛气,故能聚阴气敛浮阳,收缓敛散;甘缓化气,秉至正之地气,厚德载物,故能固阳气秘阴气,平冲缓急;苦燥胜湿,故能燥湿祛着坚软(阴);咸软(阴)补血,故能润枯软坚;淡从阳而走,从阴而缓,故能曲折缓行入孔隙,使阳浮而阴沉,渗水气利孔窍。

理性虽杂,然阴阳相依,有诸内必形诸外,故一物之中性味归经升降浮沉诸般，阴阳一统者十之八九，阳剂辛甘淡，性温热，升浮而不沉，应春夏；阴剂酸苦咸，性寒凉，沉降而不升，应秋冬。

人之为疾，偏阴偏阳之过，医者用药以偏纠偏，临证处方本于病而施于药，用药规律不离阴阳，阳剂刚性，阴剂柔性，剂刚则泻柔，剂柔则泻刚。

进补者，直补本脏，或补母泻子，间接益之；泻实者，直截本脏，或泻母补子，间接损之。有使气者，寒热温凉则逆之，正治也；逆之不去则反佐从之，反治也。有使味者，辛胜酸，咸胜苦，酸胜甘，苦胜辛，甘胜咸，补用所欲，泻用所胜；有使升降者，升而使之降，抑也，沉而使之浮，载也；有象形而使者，形似则入，形异则格。

此单用一也，然病多复杂，常有性味俱使者，有一物不兼而数物配伍成剂者，必和其味，适其性，或补或泻，因五脏四时而迭相施用也。

伍用之法成规可循。使味之道，肝苦急，急食甘以缓之，酸以泻之；心苦缓，急食酸以收之，甘以泻之；脾苦湿，急食苦以燥之，以苦泻之；肺苦气上逆，急食苦以泻之，以辛散之；肾苦燥，急食辛以润之，以咸泻之。五味配伍旨意已明，但后人不究阴阳生克之妙，重气轻味，以性盖味，实舍本逐末，味阴不存哪有气阳？今发而畅之，以免配伍之失。

一为辛甘化阳。辛甘发散为阳，二阳并用，实脾肺，阳剂也。或宣壅，或补阳泻阴。欲宣者，辛主甘从，味薄气平，升而散之；欲补阳泻阴者，甘主辛从，味薄气厚，浮而实之。

二为酸甘养阴。正阴正阳合，实肝脾，酸益阴，甘化气，阳生阴长，缓收平补，养正也，或养阴生津，或润燥去枯。欲生津者，酸主甘从，味厚气平，收阴化气而承津；欲去枯者，甘主酸从，味薄气平，因阳易生阴难成，从阳化阴也。

三为酸苦涌泄。正阴合阴中之阳成剂，实心肝，酸收苦燥，以木克土泻阴土，以火生土实阳土，或吐或泻以泻有形，祛腑实也。欲吐者苦主酸从，气味俱薄，用味存气，缩而越之；欲泻者酸主苦从，味厚气薄，气味俱降，引而下之。

四为辛开苦降。阴阳并用，实心肺，辛通气苦降气，开发上焦，宣壅泻气，以泻无形，止咳逆吐泄水气不利，开闭也。上实者辛主苦从，气味俱薄，升已而降；下实者苦主辛从，气味俱薄，沉已而浮；中实者，辛苦双主，齐开上下,分消中满。

五为辛咸化积。阴阳合一,实肺肾,辛通气,散而使之布,咸软坚,舒而使之活,通滞活血,破积开聚,解结也。欲破积者,咸主辛从,气薄味浓,走里祛有形之物;欲开聚者,辛主咸从,气味俱薄,走表祛无形之凝。

六为苦甘燥湿。阴中之阳合阳中之正阳,实心脾,苦燥甘缓,益土胜湿,祛着也,或补或泻。欲补者,甘主苦从,气厚味薄,扶正胜湿;欲泻者,苦主甘从,气味俱薄,邪祛正复。

七为甘淡渗湿。正阳合阳中之阴,实脾命,甘缓而升气阴,淡渗而沉阴浮阳,或水从气化,升而化水为津,变废为宝,或沉而利小便,使邪下出,雪污也。欲利小便,淡主甘从,气味俱薄,阳升阴降也;欲化气,甘主淡从,气浓味薄,分清化浊也。

八为苦咸坚阴。阴中之阳合并阴中之阴,实心肾,苦燥下行剂阴,咸舒藏而不密,交通阴气,济阴也,或泄阳坚阴,或补血坚阴。欲泄阳者,苦主咸从,气薄味浓,降清气以坚阴;欲补血者,咸主苦从,气平味浓,补浊气以坚阴。

九为酸咸补精。阴中之正阴合阴中之阴,实肝肾,酸收咸舒,乙癸相生,益精填髓也,或强筋或健骨。欲强筋者,酸主咸从,气薄味平,缩而使之舒,韧筋利曲伸;欲健骨者,咸主酸从,气厚味浓,散精气以走骨,以利作强。

十为辛酸调气。阳中之阳合阴中之正阴,实肝肺,酸收泻肝阳,辛散助肺气,或润肝,或补肺,润燥也。欲润肝者,酸主辛从,气薄味浓,收发自如,实肝阴疏肝气;欲补肺者,辛主酸从,气味俱平,升而不越,收而不缩,浮而后沉,复肺宣肃之能。

凡此十者两味搭配成剂,亦有甘酸辛、酸甘咸、苦辛酸、辛咸苦等三味配伍,以至多味成剂者,必分主次,结合其他理性,综合权衡,筛而选之,详审不怠。

是故,不明阴阳,不分脏腑经络,不识药之性味,举手投足便错。用药规律简易也,一阴一阳为之道。

第二章

中医处方的思路和方法 ●┄┄┄┄┄┄┄┄

第一节　中医处方的思维方式

中医处方过程是一个复杂的思维过程，是针对病情所做出的各种选择的思考过程。根据处方过程以及所涉及内容、处方的原则，分析总结其思维方式，有直接的、间接的，有单一的、组合式的，从不同的层面，有不同的分类，最基本的思维方式至少有以下三种。

一、对应法思维方式

在中医学中，认识和解决问题的根本方法是找到对应关系，有针对性地协调相对应的双方，使之恢复到常态，便是所谓的辨证论治，也称辨证施治，这种思维方式贯彻在处方活动的全过程，称之为对应法思维。一阴一阳谓之道，对应关系的双方就是阴阳，证为阴，治为阳。

（一）对应法思维方式的概念

所谓对应法思维方式，就是依照对应关系分析和解决问题的思维方式。这种思维方式在中医学中随处可见：燥者濡之，津液亏少，当用濡润，如琼玉膏；急者缓之，阴虚里急，当用甘缓，如小建中汤；散者收之，正气消散，当用酸收，如生脉散；损者温之，久病虚损，当用温补，如斑龙丸；若诊断为气虚，对应的治法为补气，对应的处方为四君子汤，对应的药物为：党参、白术、茯苓、炙甘草；再如无汗用麻黄（汤），有汗用桂枝（汤）等等。这些观念和方法，充分说明对应法思维方式的广泛应用和其所具有的鲜明逻辑性。

当然，辨证、治则、治法、用法、剂量等所有处方内容也都有这样的对应关系，相应的对应法思维也体现在处方的全过程。不过，最终目的是治病，都要与药物建立关系，指导用药。

（二）相关的对应关系

对应关系是两者之间的关系,可以是个体也可以是系统,表现形式有一一对应关系,也有一对多或多对一的区别。有对应关系的双方存在一定的联系规律,这些规律体现双方的相关性,有的相关性是一致的,有的相关性是对立的。在中医学中有许多对应关系,应用在处方中就是对应法思维。

1. 因果对应关系,由 A 可以推导出 B

（1）或然关系:A 是 B 的必要条件,但不一定充分。病因学说中六淫邪气和内因都属于疾病的必要条件,如风邪与头痛的关系,风邪可以导致头痛,但头痛不一定由风邪所致,病因并非唯一,所以不充分。再如生气可以导致胁痛,机理是生气使肝气太过,肝郁化火,火邪攻窜胁部,阻滞经脉,不通则痛。但胁痛还可以由外伤、病毒感染、肿瘤等引起,也不是唯一的病因。所以分析病因时需要多方考虑,并抓住胁部经脉不通的基本病机,一一排查,才有可能透过现象看到本质。

（2）必然关系:由 A 可以推导出 B,反过来由 B 也可以推导出 A。命题是可逆的,对应关系是一对一的。中医诊断某人某时某病,必须做到像地球自转和昼夜交替、重力和自由落体这样的充分必然条件式的因果关系才行,当然条件 A 与 B,可以是一个体系的集合,其中元素不一定只有一个,例如头痛与风火上扰的关系,泛泛而谈时只能是或许正确,但具体到一个头痛患者时,两者必须是互为充分必要条件,风火上扰导致头痛,头痛就是风火上扰的结果。

疾病的进退与治疗也存在一定的因果关系,措施得当,方药合理则疾病向愈,反之则疾病深重,病情恶化。但由于影响因素复杂,所谓的对应措施包括许多内容,如患者的配合度、外界环境因素、个人生活方式、情绪变化等方方面面,不仅仅是药开得好就行了,这是一种多重因果关系。所以一名高级医师开好处方是重头戏,但不是全部,绝不能忽视其他因素,因小失大。

2. 属性对应关系　某种事物有某种属性,该事物与该属性之间的关系就是属性关系,即属性对应关系。如:干旱与沙漠、寒冷与南极。

在脏腑经络理论中,如心,五行属火,心与火的关系;肝,五行属木,肝与木的关系等都是属性对应关系。在升降理论中肺宣肃、肝升发、脾升胃降、心散肾收等也是属性对应关系。在中药学中,麻黄性温,薄荷性凉,麻黄与性温、薄荷与性凉同样是属性对应关系。

3. 事物与功能的对应关系　一个事物有某种功能,这个事物与这一功能的关系就是对应关系。

中医学中这样的关系特别多,脏腑经络的生理功能,中药、穴位的功能,手法的功能,甚至于各种病因的后果都可以包括在内,中医师需熟练掌握,挂在嘴上、落实在手上,如一说心,就要出现心主神志、心主血脉等联想拓展;一说人参就要知道能补元气、补肺气、补脾气、生津止渴,常用量是多少,什么经方用过人参,人参经常和什么药配伍等等。只有对某种药物特别熟悉,功能一条不落、如数家珍,在处方时才能得心应手。

4. 配套对应关系　事物 A 与事物 B,都是某种体系甲的元素,对于甲来说 A 与 B 缺一不可,对于 A 来说 B 是 A 的组件,反之也是一样,这种关系即配套关系,实质上是体系中的两个元素之间的对应关系。

中医学中大到阴阳对应关系、形体与精气神之间的关系,五脏六腑之间的关系、脏腑与经络的关系,气血津液之间的关系,具体到皮毛与肺的关系、心与小肠相表里的关系等等,以及"对药""对穴""对法"组方模块中的各味药等等都属此例,分析和应用时要一起考虑,不能割裂开来,要有整体观念。在处方中常见到"荆防""焦三仙""乳没""姜枣"等,以及约定俗成的制剂等,把配套对应关系发挥得淋漓尽致,本书中的组方模块是这一关系的进一步拓展,有利于成体系地分析和解决问题,并减少一些环节。

5. 位置对应关系　位置需要参照物,A 与 B 的位置关系,互为参照物,他们之间从位置角度说是位置对应关系。

中医学中要定位到脏腑、经络、深浅(表里)等位置,与之相应的参照物就是位置对应关系的另一方。处方时还要考虑地理关系、时间关系等,治法中的上病下治、左病右治、发表通里等都是位置对应关系的应用,中药学中的引经药也属此例,如颠顶痛—厥阴经—藁本;前额眉棱骨痛—阳明经—白芷(葛根)。藁本与颠顶痛,白芷与前额眉棱骨痛这样的对应关系简单点说是位置对应关系,复杂点也可以理解为功能对应关系(藁本治颠顶痛、白芷治前额眉棱骨痛),以及位置对应(颠顶与厥阴经,前额眉棱骨与阳明经)两种对应关系的组合,不管怎样理解,两者之间必须建立联系,并把这种联系运用到处方过程中。

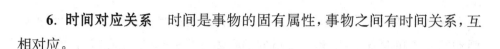

6. 时间对应关系 时间是事物的固有属性,事物之间有时间关系,互相对应。

时间关系是指事物所具有的先后顺序、持续周期等方面的特征和关系。时间关系包括事物发生的绝对时间、持续的时间长度,不同事物发生的先后次序、它们持续时间的差别等等。时间关系也需要参照物,日月星辰等不同事物可以互相参照,历法,年、月、日、时等计时方式为我们提供了定时方法。

在中医学中特别强调时间对应关系,如年龄与疾病有关联,生老病死有规律,男女七七八八的生育功能和身体状况也有规律;时间与人体有关联,春生夏长秋收冬藏(四季),决定脏器的盛衰和生理功能;昼夜与人体有关联,日出而作,日落而息,符合时间规律则健康长寿,阴阳颠倒则气血衰败,疾病加身;经气的运行与时间有关联;五运六气与时间有关联;疾病的进退与时间有关联,日轻夜重疾病难治;药物功效与时间有关联,服药时间与疗效有关联。凡此种种数不胜数,都说明时间关系的重要,处方时必须考虑时间对应问题。

7. 策略与依据对应关系 制定策略必然有依据,两者间有对应关系。中医学中治则治法与诊断的关系属于此例。例如诊断为风火上扰的头痛,治则治法就是祛风火,清利头目。在辨证思维过程中四诊资料是辨证的明面依据,病机是辨证的深层次依据。临证处方时必须有充分的诊断依据和对应的治则治法。

8. 整体与局部的对应关系 一个事物由多个部分组成,就有了部分与整体的区别,比如汽车与发动机、电瓶等零件的关系。抽象的集合与其中的元素的关系都是局部与整体的对应关系。一个集合中的元素必须具有这个集合的共性,否则该元素不在此集合中。一个证候包括多个方面,如病因(可以有几个)、病位(也可以涉及多个脏腑)、病性(也可能寒热错杂,虚实夹杂)等,同样的,方与药的关系也是整体与局部的对应关系,处方时方证对应属整体对应,但用药则先要与证中小证局部对应,然后综合考虑,配伍成一个整体。

9. 目的与手段的对应关系 目的与手段是一个一致的对应关系。目的是活动主体在观念上事先建立活动的未来结果,它必须通过主体运用手段改造客观的对象性活动实现。目的有指向性，起指导作用，目的决定着主体活动的方式和性质，手段是实现目的的具体方法和途径，是在有目的的对象性活动中介于主体和客观之间的一切中介的总和，尤指实现目的的工具和运用工具的操作方式、活动方式。

医师的目的是给患者治病，医师的医疗活动就是手段，是医师与患者之间的中介总和，要起到影响患者的作用，决定疾病的走向。在处方环节中，治则治法既是治病手段，也是下一环节开方的目的，拟定了方药的预期结果，所开方药不能体现治则治法就达不到治病的目的。

在现实生活中对应关系还有十余种，上述的对应关系都与处方密切相关，需要深刻理解它们之间的相关性。还有一点须注意的是，对应关系之间可以相互结合，互相穿插，不能单纯地用一种对应关系考虑问题，要有综合分析的能力。可以说：学好对应关系就学好了阴阳学术，学好了阴阳学术也就掌握了对应关系和对应法思维方式。

（三）对应法思维方式的临床应用

运用对应法思维不仅要求熟练掌握各种对应关系，既不能遗漏这样的对应关系，也不能有不切实际的对应关系，还要遵循科学性原则，处方时尽量做到针对性施治，比如风寒束表的感冒，对应的治则为急则治标，治法为辛温解表，用药为辛温解表药，若咳嗽严重，可加温肺止咳药；头痛严重，可加辛温止痛药；发热严重，可加发汗退热药；不能口服的，可用外治法；小儿、老人剂量要减少等等。但是此处的一一对应包括两层含义：一是各种对应关系齐全，二是每个对应关系明确，但不是一种对应关系用一味药，一个对应关系也可用若干味药。同时，对应关系齐全也不一定要体现在药方中，有些对应关系在思维过程不能少，而处方时可以精减，出现一味药对应多种关系的现象，甚至可以代替或忽略，要根据实际情况而定。再如风寒束表的感冒，若用麻黄既能辛温发汗解表，也能止咳，若咳嗽严重时也不一定要再用止咳药，就是一味药兼了病、因、证、症等多个对应关系。

处方用药时针对病情选择方药的思维逻辑，遵循对应法思维，是有针对性地处理对应关系，一般情况下要照顾到以下八个对应关系：

1. 病因与药物的对应　即"有是因，用是药"，如风寒用麻黄。

2. 病位与药物的对应　即"在是处，用是药"，如脏腑用药和引经药等。

3. 疾病与药物的对应 即"有是病,用是药",如痛风用威灵仙,头痛用川芎,气病用气药,血病用血药;表病用表药,里病用里药。

4. 证候与药物的对应 即"有是证,用是药",如血虚用四物汤;气虚用四君子汤,肾虚用六味地黄丸等。

5. 症状与药物的对应 即"有是症,用是药",如前额痛用白芷,烧心反酸用乌贼骨,入睡困难用炒酸枣仁,心烦用栀子,消化不良用焦三仙等。

6. 患者与药物的对应 即"有是人,用是药",如补气时,小儿用太子参,成人用人参;妇女多用当归,男人多用黄芪。

7. 时间与药物的对应 即"在是时,用是药",如冬吃萝卜,夏吃姜,春夏养阳,秋冬养阴,夏燥湿,秋润燥等。

8. 地域与药物的对应 即"在是地,用是药",南方用燥剂,北方用润剂;南方用轻剂,北方用重剂。

（四）对应法思维的科学性

对应法思维方式自有其科学性,首先两个对象能对应而成为对应关系的一方,体现的是联系的双方,本身是无可非议的,只不过人们在认识对应关系的时候,可能把对象搞错,而出现错误的对应。再者,许多对应关系真实可靠,但其机理不明,有的是智者不言,有的是知之甚少,只知结果,不明原因。但只要多加揣摩,终会有所得。

中医学是一门实用医学,其中的知识,有些并不能用现代理论解释,但属于常识。中国人在几千年前就知道水往低处流,而万有引力的发现才几百年,在智者的眼中,常识还需要解释吗?人人都知道生气会导致胁痛,生气与胁痛建立了一个对应关系,属因果关系。在这组对应关系中省略了一个中间环节,应为生气——肝郁气滞——胁痛,肝郁气滞才是病机,是生气与胁痛联系的纽带,有了肝郁气滞就会凸显对应法思维的科学性。生气不仅会导致胁痛,还可能导致面红耳赤、血压升高的眩晕。这时,生气与眩晕又建立了对应关系,是(肝郁气滞后)气火上攻的结果。但不是所有的生气都会导致胁痛或眩晕,这是理论上的可能性,属一因多果的表现。一旦具体到某个人特定的时间、地点,生气导致胁痛或头晕,或两者兼而有之,是唯一的、定向的。肝气郁滞,只能导致胁痛,肝气郁滞后带来气火上攻的后果,才能引起眩晕。眩晕与生气的对应有两种先后不同的关系,是递进关系,属多重因果关系。中医的辨证思维就是把可能性落实到确定性，成为一一对应关系，体现了对应法思维方式的科学性和严谨性。明确了生气的病因，找到了肝郁气滞的病机，得出了胁痛的诊断，相应的治法就必然是疏肝解郁，理气止痛，治法与证候形成了策略与依据的一一对应关系，当然也是科学的。至于处方用药也要达到疏肝解郁、理气止痛的目的，又是措施与目的的对应关系。

二、筛选法思维方式

有选择，就有取舍，怎样取舍需要有一套科学的思维方式，处方时常用到筛选法思维方式，以准确辨证，合理用药。

（一）筛选法思维方式的概念

筛选法又称筛法，是一种逻辑推理方法。筛法早期是利用筛子使物料中小于筛孔的细粒物料透过筛面，而大于筛孔的粗粒物料滞留在筛面上，从而完成粗细分离的过程，后拓展成区分、鉴别，以及选择事物的方法，广泛应用于自然科学和社会科学领域，在医学领域也是一种不可或缺的思维方式。处方过程中常用到特征筛选法和条件筛选法。特征筛选法就是用某种事物的特征来判断是不是该事物，辨证（辨病）时多用，"抓主症"的方法就是特征筛选法的应用；条件筛选法就是限定一些条件，排除不符合条件的，认定符合条件的，处方用药时多用到此法。

（二）筛选法思维方式的实质

实际上，特征和条件都是对应关系的一方，筛选结果就是对应关系的另一方，其中特征筛选法用到属性对应关系、功能对应关系、配套对应关系，时间对应关系等；条件筛选法可能涉及更多的对应关系，其他不符合对应关系的就被排除，可见筛选法也离不开对应关系，是对应法思维的进一步实际运用方法，用在较为复杂的情况下。假设选项是全面的，没有遗漏，筛选法就是对应法与排除法的综合应用。如果结果是唯一的，那么设定的条件就是严密的，那么对应关系就是一一对应关系；如果结果不是唯一的，那么设定的条件就太宽泛，需进一步设限筛选，直到只有一个结果才达到满意，综合数次设限就得到一个一一对应关系。从这个角度来看，筛选法还可以是提炼一一对应关系的实际操作方法。当然这里的一一对应，不能机械地以

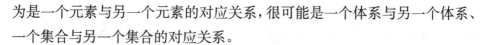

为是一个元素与另一个元素的对应关系，很可能是一个体系与另一个体系、一个集合与另一个集合的对应关系。

（三）筛选法思维方式在处方用药时的应用

由于中药成分的复杂性，中药功用的多样性，以及病情的不同，使各种对应关系所对应的药物不全是唯一的，达不到数学意义上的一一对应，那么就要有所选择，有所取舍，而药方却要求最优化，这就要用到筛选法。用药筛选，就是从所知的药物中选出最合理的，去掉不符合要求的。筛选过程就像做选择题一样，有直选法，即知道答案时直接选用，不考虑其他，其实就是对应法的具体应用；有排除法，把不符合要求的去掉，剩下的可能就是正确答案；有反证法，用不在要求范围的其他条件来证明该项正确与否，如临床用药遇到缺货时该药不在选择范围；如对该药过敏，再对症也不能选择等等；有比较法，谁符合要求的地方多选谁等方法，最后综合筛选所得就是答案。

（四）筛选法思维方式与对应法思维方式的关系

筛选法首先要有"筛"，即限定要求范围，不同的要求用不同的"筛"，筛内筛下为取舍，这个"筛"就是对应关系。处方的要求从对应关系中来，对应法思维是直选法，反过来，筛选法思维又为对应法思维服务，通过筛选达到对应目的，这就是两者的关系。其中筛选法还包含筛选对应关系的意义在内，把不重要的可以忽略的对应关系去掉，使复杂的对应关系相对简化。

三、统筹法思维方式

（一）统筹法思维方式的概念

处方时会遇到多重对应关系，怎样来处理这些对应关系，就要用到统筹法。统的本意为用线来缚，筹本意为算计，统筹意为通篇筹划。所谓统筹法，就是从全局出发，统一安排，合理定位，恰当处置。也就是用一条主线把各种对应关系串起来，并放在合适的位置。在中医学中，阴阳是统领一切的纲，任何联系都离不开对应关系。经言"一阴一阳，谓之道""心为君主之官"，统领五脏六腑，四肢百骸；在一个方剂中，君药统领全方，形成君臣佐使的对应关系，使各药产生联动，为治病的目标服务。这些事例充分说明统筹法思维方式的理念及其广泛应用。

（二）统筹法思维方式的实质

从本质上讲，统筹法思维方式与整体观念是一致的，既要注意到各种对应关系，又要区别对待各种对应关系，还要从各种对应关系中找到能把它们联系在一起的关键，也就是"证"，用"证"来统领各种临床表现，统一病因、病机，用"证"作为治则、治法的依据，进一步依法统方，以方统药，形成七方的体例和十剂的内容。这一系列完整的过程就是辨证论治。

（三）统筹法思维方式的临床应用

临证处方时，应用统筹法思维要解决以下几个问题：

1. 面面俱到 充分考虑各种对应关系，及时查漏补缺，把各种细节纳入处方考虑范畴，不放过任何疑点。

2. 主次分明 突出重点，又照顾各种矛盾，应用君、臣、佐、使组方原则，分清主次，确定各部分地位。

3. 协调各方 甘草被称为"国老"，常用作调和诸药的使药，由此说明协调各方既要有显赫的地位，让各方认同，又要有柔性、灵活性，作适当的妥协。在处方时要有"用药如用兵"的思想，让各种药物产生联动，有机地配合起来，发挥正作用，抑制反作用。

统筹法思维不仅要用到对应法，也要用到筛选法，是多种思维方式的综合应用。中医师要具备"将""帅"的素质和能力，把药物当作"兵"才能运筹帷幄，决胜千里，做到如臂使指，挥洒自如。

总之，处方时要应用整体观念，理清对应关系，从实际出发，具体问题具体分析，用辨证论治的方法，保持思维的统一性，连贯性，做出正确的判断和选择，合理用药，精准处方。

第二节 处方思路

有了正确的思维方式就为处方思路打好了基础。在讲处方思路前不妨先回顾一下临证处方时的实际场景：当一个患者坐在你面前的时候，先观察一下他（她）的形色、神态，有了一个整体的了解，掌握其形态特征，判断正邪盛衰，预设可能的疾病，做到下一次见的时候能回忆起他（她）来，完成识人认病的第一步。通过语言交流、近距离接触，综合完成闻诊和问诊过程，找到主症，把各种症状统一起来，从症状辨证的角度有一个初步想法。再进一步察舌按脉与主症组成一个症候群，四诊合参，反复思考，经过辨病、辨证思维，取得某种病中的某个证型的疾病诊断和证候诊断。自然而然，治则治法也就在脑海里成形，你会征求一下患者的意见，让他（她）选择一种治法，满足患者知情和同意的需求，确定一个治疗方案。至此，处方的前提准备阶段结束。同时，关键的对证用药阶段来临。面对眼前的证型，首先想到的是有没有一个对应的方剂可用，如果某方完全符合要求，直接用原方就行。若不完全符合，可以加减运用。如果这个证型是一个复合证型，没有单一的方剂可用，则可选择两个以上的方剂联合加减；若想不到合适的方剂可用，就要自拟处方了，根据对应关系，可以是一味药一味药地组方，也可以用对药、角药等配伍组方。所以写处方时，有的时候一气呵成，有的时候写几味药停一停，进一步诊察后再写，还有时写了又划掉……一旦选好药物，就要根据君臣佐使的组方原则，确定各药剂量、用法等，反复确认无误后，慎重签名才完成处方过程。

从上面的场景，可以发现一个问题：临证处方时首先想的是方证对应问题，其次才考虑药证对应问题，都必然会用到模板，用到前人的经验，一切以能否与病证对应为原则。归纳总结起来，临证处方常用的有三种思路，一是成方加减，二是用成熟配伍集成方剂，三是一味一味地组方。第一种是整体方剂的应用，第二种是由局部对应的小方联合应用，第三种是单方的组合。

一、成方加减

成方包括经方和验方，是指临床上确实可靠的方剂，其中验方又包括古方和今方，不同于经方与时方分类时的概念。成方加减又有两种情况，一是单个处方的随症加减，有药味的加减、剂量的加减、剂型的改变三种变化，依疾病的进退转变，"师其法而不泥其方"，灵活化裁，方剂也已经不是原方了；如果病情与成方完全一致，直接用就可以了，不需加减，所以这种情况不单独列出来，并在加减之列。第二种情况是两个或者多个处方联合加减，适用于病情复杂，有多种疾病的情况。例如：糖尿病并发足部溃疡，既需要治疗糖尿病，又需要治疗外科溃疡，就需要两个成方联合应用，再根据实际情况加减，即所谓的"复方"。再如：肺心病导致心衰，西医要强心、利尿、扩血管、抗感染多重用药，中医处方时要从哮喘、水肿、心悸等疾病的方剂中选择两个以上的方剂组成复方才能兼顾各方，取得满意疗效。

每个经方都与一个病证对应，是方证对应的典范，在学习和应用经方时首先要整体把握方证对应思想，掌握经方的功能、主治和用法，有使用经方的能力，还要进一步把证和方拆分成若干个对应部分，充分认识到其中小方与小证的对应关系，了解方剂的内部结构和组方原理，使药证建立对应关系。这样才算充分认识了经方，才算理解了经方的处方思路和方法，才能在应用经方时灵活变通，或拆分或整合运用。经方的意义讲得很多，从临证处方的角度至少有以下三条至关重要，能为医师解决处方思路和方法问题提供指导和借鉴。

一是立下了处方规矩。首先，**确立了辨证论治的诊疗原则**：《伤寒论》各篇均以"（某）病脉证并治"为题，紧接着讲病、脉、证、治则治法，最后给出方剂，如果我们把条文内容颠倒，先看药方再看前面的部分，就会发现前面的部分都在解释为什么用此方，是方解，整部书竟是方书！从经方中可以看到病→脉→证→治→方的对应关系，充分体现了辨证论治的思想体系。重要的事说三遍，张仲景在开篇太阳病中再三指出"知犯何逆，随证治之"的辨证论治规矩，并一一示范出现新症状，合病、并病、变病等情况下的应对措施和方药，真的是用心良苦，诲人不倦。其次，**贯彻了君臣佐使的组方原则**：经方的方名大都以药物来命名，少部分以功效和疾病等命名，从方名就可知君臣佐使的框架结构，结合药物顺序、剂量更是明确无误。最后，**明确了七方、十剂等规矩**：《伤寒论》中不乏"当须发汗""当下""当利小便""急下之"等应该用什么药剂，还有"不可……"等不应该用什么药剂的条文，一方面是讲治法，另一方面是讲与之对应的正确药剂，如麻、桂等是汗剂，承气汤类为下剂，而且经方中大方、小方、奇方、偶方、急方、缓方、复方均有体现。

二是总结了配伍经验。经方中有大量的配伍经临床证实是科学合理的，可以说是对《伤寒论》之前的用药经验中精华部分的总结，也是配伍理论的进一步发挥。像麻黄与桂枝、龙骨与牡蛎等药性相近的药联合使用为相须配伍的典范；像桂枝与白芍的配伍，不属一类药，一辛散，一酸收，一阴一阳，相反相成，归相使类配伍，桂枝用白芍的酸味，也用白芍的寒性，使桂枝出阴入阳、从阳引阴的功效加强。大黄与附子的配伍，从药性讲寒热相对，从药味讲苦辛并用，是从病机考虑用各自的功效，为相使和相畏配伍的联合应用，附子的热毒可被大黄消减，而大黄的寒性可被附子抑制，是七情中相畏的一面，而不散寒不足以通腑，不通腑寒邪无出路，两者因而在一定条件下可互相增强祛寒通腑的药性，又是相使配伍。因此，在学习经方时一定要认真学习配伍经验，为以后灵活处方打好坚实基础。

这里需要强调的是，配伍七情与君臣佐使原则中的配伍不是同一关系，配伍七情从药物单一药性的增减、毒性的消长而言，一般研究两种药的关系，而组方原则中的配伍更复杂，既要有单一药性的考虑，又要照顾全面，解决不同的对应关系，可能涉及两种以上药物的关系，所以说配伍七情是基础研究，是研究药理；组方原则是多种药物性味功效的叠加关系，拓展了配伍的概念。一个方剂可以理解为一个新药，包含多种性味功效。

三是建立了处方模板。经方之所以称为经方，就是因为它是一个模板，组方用药的示范作用无与伦比，原封不动地用经方或者经方加减，或者用经方中的成熟配伍组方，是一个由学习到运用，再到创新的过程，有理论的示范作用，也有实际操作的示范作用。

综上所述，成方加减处方思路是把成方当作一个模板来用，或裁小，或加大，或改变内部结构以适应病证。成方相当于后面章节中的"模块"。

二、成熟配伍集成方剂

用成熟配伍集成方剂就是自拟处方，是在创造新方，必须应用处方思维方式，遵循处方原则，依病情集成。所使用的配伍也必须是成熟的，经得起实践检验的药物组合。这种处方思路适用于用成方中的一部分配伍，而不适合整体应用的情况，在后面的章节中把成熟配伍也称之为"模块"，用模块来组方称之为模块处方法。

这里的成熟配伍，不仅包括两味药的配伍，还包括多味药的配伍，也就是"小方"。根据对应关系，在处方原则的框架下，把成熟配伍组合在一起就成为一个新方。这样的成熟配伍就像我们研究一个方剂时所分割成的每个部分一样。是当作一个模块来用的，它们各有对应的对象，相互间也具有深刻的关联，形成一个有机的整体，共同与证相对应，达到对证施治的目的。

每个成熟配伍内部也存在非常明确的对应关系和配伍规律，是相当严谨的，同时运用会不自觉地把别人的成果转化为自己的东西，研究这样的模块能极大地提高处方水平，在自拟处方的过程中，其重要性尤其突出。

三、单方组合

一味药一味药地组方，可以把每味药当作一个单方，有几味药就是几个单方的联合运用。这种思路与前面的两种比较相对笨一些，适用于病情简单、药味不多的情况，也属于自拟处方。这种处方思路的好处在于有可能在处方过程中凝练出成熟配伍，成为下一章讲的处方模块。

以上三种处方思路都是以现有的经验为基础，单方、成方以及成熟配伍都相当于后面的模块，都是"写作素材"，谈不上谁好谁坏，要根据中医师的具体情况，结合疾病的具体情况而定，若中医师头脑中没有合适的方剂，能采用第一种思维吗？若是新发病种，尚未有针对性的方剂，也不能用第一种思路；再者，对成方改变太大，还不如自拟处方简捷，那么，为什么不用第二种思维呢？等等情况不一而足，所以我们要学习成方的经验，也不能拘泥于成方，要善于学习，更要善于创新，利用成方、成熟配伍这些素材，写好"处方"这一篇文章。

三种处方思路并不矛盾，其实质都是旧方新用。就拿经方来说，当你用在现代人身上，难道不是新方吗？所以三者殊途同归，都是用可以参照、模仿或者说可以套用的模板处方，都可以归纳到后面的模块处方法中。三种处方思路有的时候还可以结合运用，特别是在自拟处方的时候。

第三章

中医临床模块处方理论 ·····························•

第一节 模块处方理论产生的背景

在《方剂学》中，对每味药的作用讲得非常透彻，其针对性并不隐晦，有关君臣佐使的架构也说得清晰明了，有的医家还对方中的经典配伍详细解释，可以说教得事无巨细，但编者却发现了一个令人头痛的问题：方剂知识是死的，不能活学活用，临证处方时还是不会用！为什么会这样呢？带着这样的疑问，编者走上了行医之路。在1990年买了一本《施今墨对药》，后有幸拜在此书作者国医大师吕景山先生名下，记得一次与吕老谈及《对药》一书时，吕老谦虚而恳切地说："那只不过是我的一些经验罢了，希望你们能用对药开处方，把它们发扬光大。"一语点醒梦中人，开处方为什么非得一味药一味药地开，不能多味药一起开呢？回过头来思考学习方剂不能学以致用的问题，终于找到了答案：思维出了问题，一些人被组成→功用→主治→方解的格式束缚了思维，一不小心就会形成先有药、后有方的单向思维。但临证处方是先看病，后拟方，再写药，是逆反的思维，对"药与方"这组对应关系没有形成双向思维的脑回路。再者，研究方剂是分割法，处方是组合法，两者也是逆反过程，思维也是双向的。还有部分与整体的关系也是辩证的，部分是整体的元素，整体是部分的集合，应用时可以整体应用，也可以运用其中的部分；一个方剂是一个整体，但把它放在复方中，它又是复方中的一个部分，整体与部分的意义也不是一成不变的。再有，医师开出的处方写在纸上，是平面的，但绝不能把它看成平面的东西、抽象的东西，而是一个立体的、鲜活的事物，是能够治病的，有君臣佐使结构的药，方便是药，药便是方，所谓"医者意也"。

总之，处方问题相当复杂，临证处方时思维必须开阔，不管是方剂，还是"对药"等，都要看成一个模块，在方中是一个可以随意安插的整体，这样才能把理论知识转化为处方能力。联想到生活中的模块，笔者为解决处方思路和方法问题苦苦求索数十年，直到八年前想到了模块处方法，经过不断地运用和总结，模块处方理论和方法在今年终于成型。

第二节 模块处方理论的概念

由小孩玩的积木，到计算机模块，我们的生活中充斥着各种各样的模块，把这样的模块理念引入到中医处方中来，就是处方的模块理论来源。所谓的模块，其实就是指成方或成熟的配伍或单味药这些处方素材。研究一个方剂，我们会把它分割成若干部分，有的是针对病因、病机、病症的，也有的是属于君、臣、佐、使的部分，有许多种分割方法，那么反过来，在组方的时候，就是不同的模块，把这些相关的模块，有序地集成在一起就是处方过程。我们可以把一个方剂中的若干部分当作相应的模块看待，掌握它们与病证的对应关系，临证处方时才好运用它们。由此，处方的模块理论就产生了，我们把用成方、成熟配伍、单味药这样的"模块"集成方剂的组方理论称之为中医模块处方理论。在处方时要有"方即是药，药即是方"的理念，完成概念转换。

例如：小柴胡汤，如果是少阳证用原方，就是把经方作为模块用。方中，柴胡、黄芩，二味药是祛少阳邪气的主药，柴胡升发少阳，黄芩清降太阳阳明，一升一降，一宣表一清里，配伍精当，可以作为模块用；半夏、黄芩辛开苦降，也是一个模块；柴胡、生姜还是一个模块，这些都是二元（两味药）模块。生姜、大枣、炙甘草辛甘化阳，解表和中，是一个三元（三味药）模块。人参作为一个单独的一元模块，以资生化之源，托里祛邪。这样分析，可以把一个经方分成若干个模块，以备处方时选用，是不是很好？一个方子可以当作一个模块，其中的配伍也是模块，需要处方概念的时候把模块当作小方、单方，需要药的概念的时候把模块当作一味药。

第三节 模块理论产生的基础

任何理论的产生都有其现实基础，中医处方的模块理论也不例外，既有它形成理论的必要条件，也有现实的需要。

第一，处方思路和方法问题亟待解决。处方难是每个医师都要遇到的问题，归根结底是处方思路和方法问题，需要有一套具体的理论和方法指导，不是简单的辨证论治一句话能解决的。到目前为止，中医学中既没有完整讲述处方过程的书籍，也没有把处方环节连接成一个闭环讲解，对整体观念和辨证论治的实质和内涵也没有系统阐释，阴阳学术也没有与现代意义的对应关系接轨，存在理论和实践结合难的问题。中医教科书试图用《诊断学》《中药学》《方剂学》与临床各学科串联起来解决处方问题，但它们的联系以及临床应用还需个人揣摩，没能一针见血地从处方思维层面讲透，似乎有一种诊断与治疗之间缺点什么环节的感觉，编者后来才明白缺了思维环节，笼统地用辨证论治把两者联系起来，没有具体的思路，随之而来的，也就是找不到好的处方办法。中医临床模块处方法正是现实需要的产物。

第二，现实基础。大量的方剂和成熟配伍为我们揭示了一个又一个对应关系，成为我们学习和模仿应用的处方模块。有了这些模块，我们才能利用它们组合成不同的方剂，这样的方剂不断地用于临床，并不断地提炼、精减，最终又可成为"成方"。所以成方与时方是相对的，其中的配伍精华被作为固定模块沿用下来，而另一些不可靠的配伍会被淘汰。模块处方理论是对前人经验的总结和发扬，并不是凭空想象出来的。编者参考了许多书，得到过一大批名家的指点和帮助，历时八年才得以整理成册。

第三，中医处方标准化是时代的要求。随着中医现代化进程，中医处方的科学性越来越被正视，不仅要求事实上的科学，还要求解释上的科学性，怎样才能把处方解释清、解释透，需要一种全新的理论，而模块处方理论，便顺理成章地应运而生。每一个模块针对一个问题，用对应关系法解释更有说服力，能体现出鲜明的逻辑性。另一方面，运用模块处方理论可以尽可能地统一处方思路，让医师开出相似的处方，逐渐达到方证——对应的理想目标。

第四，方药研究的需要。中药研究的方向和发展趋势是由单味中药的研究，逐步深入到方剂或配伍组合的整体研究。用一个方剂或一个配伍作为一个模块来研究，分析其有效成分，能简洁明了地说明方剂的合理性和功用主治，一旦成熟，可以当作一个新药来用，由临时处方转变为成方、成药，能极大地满足医疗需求。模块理论不仅起到理论支撑和说明作用，反过来又能促进研究成果的取得，同时满足中药研究的多方需求。

第五，药物开发的需要。由于环境等制约因素，新药的发现在自然界中越来越难，但新的病种却不以人的意志为转移，有不断涌现的苗头，合成新药就成为必由之路。把一个模块当作一味药来研究的话，那么每一个模块就是一种新药，可为我们提供取之不尽、用之不竭的新药。

第四节　模块理论的适用性

模块处方理论能更好地指导处方实践，在模块处方理论指导下的模块处方法可以使人养成对应法思维习惯，解决处方思路和方法问题，把处方思维透明化、科学化，既易于学习，又能提高处方能力。比如：见到肾气虚证就用六味地黄汤，肾气虚与六味地黄汤是一个对应关系的两个对象，存在 A 方治 B 病，那么治 B 病可用 A 方这样的逻辑性。如果用 A 方治好了 B 病，证明 A 方可以治 B 病，那么见到 B 病可以选 A 方。A 与 B 之间成为一一对应的科学关系。可能有人对此质疑，A 与 B 之间如果是一一对应关系，为什么同一个患者两个大夫开出不一样的方？其实这个问题很好回答，条条大路通罗马，只是医师的选择不同而已，一旦患者按方吃药，病与方就是一一对应关系，疗效的好坏取决于病与方的契合度。模块理论把成方和成熟配伍等作为处方模块，是单味药或多味药的组合应用，站在了方剂的高度，而不是药物的角度来思考问题，有很强的适用性。

首先，解决处方思路问题。模块处方理论强调对应关系和对应法思维，好像是新东西，其实不然，我们的老祖宗早已用阴阳学术概括了这样的认知理念和方法。阴阳是用来区分事物类别的，一边说对立关系，一边又说阴中有阳，阳中有阴，阴阳互根，这不就是既对又应的对应关系吗？而且阴阳还可以再分阴阳，直到无穷。在处方用药时也强调要用阴阳统领一切，与模块处方理念并无差别。

临证处方时遇到的三个关键问题是方证对应问题、方药对应问题和药证对应问题，这三个问题形成了一个多层对应关系，思考起来容易混乱，处理起来相当复杂，容易顾了一头顾不了另一头。模块处方理论恰好能把它们统一成一个问题，需要的只是一个把"药"当作"方"的思维转换。一味药是单方,一个配伍组合是一个小方,一个完整的方子是数个小方的组合,这样一来,没有药的概念,只有方的概念,三个问题合并为一个方证对应问题,实现了思维的统一。因此,用模块理论能够把三种处方思路归纳在一起,统一到模块处方中来,能提高认识,也能突出对应关系,解决处方思路不明、针对性不强的问题,并简化思维过程。

其次,解决处方的方法问题。处方是有技巧的,由模块理论衍生出的模块处方法是一种简便易学、可操作性强的适用型方法,能使各种对应关系表面化、规范化,从而使组方严谨,极大地提高处方能力。这种方法是拆分法与整合法的综合应用,一个模块对应证里面的一个小问题,最后按处方原则整合为一个整体,以体系的功能与证对应。模块理论多了一些对小方的研究,为理解方剂的内部结构提供帮助,也为了解处方原理提供了便利,更为解决方证对应问题提供了一种可行的对应方法。

再次,解决药物问题。在模块理论指导下,对药物和方剂以及配伍进行研究,更利于从整体把握,从新的角度确立研究方向,更易于取得成果,并能缓解自然界药物紧缺的资源问题。

可见,模块理论不仅在理论上有意义,在临床实践中也有现实意义。

第五节 模块的划分

模块根据分类关系的不同,可有不同的划分,最常用的划分方式有四种:

一是按对应关系的不同,可以分为病因模块、病症模块、证的模块、主症模块、协调模块等。二是按照模块来源划分,可分为成方模块和成熟配伍模块。三是按照组方原则来划分,可分为君药模块、臣药模块、佐药模块、使药模块。四是按照药味数量来划分,可分为一元模块、二元模块、三元模块、四元模块、五元模块等。一元模块即一味药的模块,二元模块即两味药的模块。

这四种模块划分法各有利弊,它们从不同的侧重点对临证处方有指导意义,往往会同时考虑。怎样把四个侧重点归纳在一起,进行论证和应用呢?

很显然前三种方法达不到目的,只有第四种方法(按药物数量划分),因为简单,所以兼容性强,可以采纳,一方面检索起来简单,另一方面通过对处方模块命名可体现药物、功用等内容，让人一目了然，进一步通过学习能掌握对应关系，并增强记忆，便于应用。

第六节 模 块 来 源

从前面的叙述我们知道，中医处方模块的来源有三个基本方面：一是单味中药，二是成方，三是成熟的配伍经验。

所谓成方即临床应用广泛、实践证明确实有效的方剂，如：四君子汤、四物汤、小柴胡汤、升降散、二陈汤、血府逐瘀汤、镇肝熄风汤、小建中汤、麻黄汤、桂枝汤、半夏泻心汤、六味地黄汤、承气汤、苓桂术甘汤、补中益气汤、银翘散、清营汤、白虎汤等等，这些方剂都为精练、效验的方剂，也是中医师必须深刻记忆并能灵活应用的方剂，作为处方模块必不可少的部分。

所谓成熟配伍模块最捷径的来源是在对成方研究的基础上，取其中的部分如君臣药配伍、臣佐药配伍、臣使药配伍、君佐药配伍、君使药配伍甚至于君臣佐使药配伍、君臣使药配伍等。因为这样的配伍已经得到检验，是比较完美的组合。

成熟配伍模块的另一种来源是在对疾病的研究基础上，在不断临床应用中总结出来的，这部分属于经验总结，来之不易，是对前人经验的发展和创新，数量上相对较少，药味也不会太多。

单味中药模块的来源大部分是前人的经验，少部分是对已有中药作用的新发现，或者是发现新的品种。一元模块在模块理论中主要作为针对某种疾病或症状的特效药使用，或者作为佐药中的反佐药，或者使药中的引经药，其他情况实际上都可以二元以上的模块组合出现。

方剂学中有"小方""大方""复方"等概念，是对方剂的一种分类方法，根据前面讲述，中药处方模块相当于"小方"。这样，我们的思路就开阔了。一般意义讲不超过12味药的方剂均可称为小方，那么成方加减时也要选择不多于12味的方剂。为了便于理解和记忆，我们把每个模块根据功能主治等特点起一个名字，如"××方""××汤""××煎""×××饮"等。

第七节　模块中各味药的地位

每个模块都可以认为是一个方剂，其中也有君、臣、佐、使之分，它们的地位一般是固定的，但随病情变化也可以有变化，这种变化可通过排列顺序显示其地位，也可以由剂量变化而显示其地位的变化。

排列在前的相当于君药，以此类推，有些模块中的药物由常规用量增大到一定剂量也能显示其地位变化。因此我们在下面的模块中会按顺序排列，也会给出常规剂量，以保证模块的原始性，部分模块还会指出各种变化以便实际应用。例如：

砂半理中汤：

半夏 12g　枳实 9g　香附 9g　砂仁 9g　高良姜 9g

半夏在前为君为主药，枳实、香附、砂仁、高良姜在后并列为辅药为臣，主治脾胃痛。

香附 12g　半夏 9g　枳实 9g　砂仁 9g　高良姜 9g

香附在前为君为主药，其他在后并列为臣药为辅，主治肝胃痛。

再如，鼻通汤：

辛夷 12g　白芷 9g　苍耳子 6g

辛夷在第一为君，白芷在第二为臣，苍耳子在第三为佐。

第八节　模块处方法

根据模块处方理论，利用有对应关系的模块组成方剂的处方方法叫作模块处方法。各模块均要与疾病有对应关系，相互间也要有相关性。模块组方法包括单独使用模块的基本方法和数个模块联合应用的合成方法。

一、单一模块处方法

本书中每个模块都有相对应的功用、主治、释义、来源及注意事项五个部分。组成部分不仅有药物，还有常用剂量，排列也有顺序，给出了方剂全貌。功用部分从方剂的作用与证候对应，涉及脏腑、经络、病因、病机、邪正关系、升降出入等多个对应关系。主治部分主要从证候与症状两方面揭示对应关系。释义部分又有三个内容：一是用简明扼要的一句话讲病因病机、治则治法，是对该模块所涉及的理论总结。二是讲述各味药的性味、归经、"十剂"归属、用法以及临床用药心得，并引经据典加以佐证，以便深入了解药物性味、功效和用法。三是分析配伍关系，揭示用药逻辑。来源部分追溯来源，为提炼模块提供借鉴。注意事项，再次强调模块的适用性和特点，指出不该用的情况或不能单独使用的情况。这就为读者提供了全方位的对应关系和理论依据，只要认真学习，应用对应法、筛选法思维不难单独使用，治疗相应的病证，是最基本的模块处方法。

二、多个模块处方法

在病情较复杂的情况下，一个模块不能涵盖所有的对应关系，就要把两个或多个模块组合在一起联合应用，是复杂的模块处方法。这种方法与方剂学中研究方剂的方法正好相反，前者是组合，后者是拆分，原理相同，过程逆反，依据都是对应关系，后者用于平时学习和研究，模块处方用在临证处方时，为实际操作。把两个或数个模块组合在一起联合应用，不仅要用到对应法、筛选法，还必须用到统筹法，让各个模块有机地结合在一起。第一步先放在一起，此时还是无序的集合；第二步就要从对应关系的主次来区别对待。把主模块作为基石，辅模块作为配件来安插。第三步按君臣佐使的原则从各模块的主药提炼出君药，其次为臣药，余为佐使药。第四步把重复的、不协调的药物去掉，完成处方过程。从中可以看出多元模块处方法最后又回归到一元模块处方。

在实际处方过程中，每味药都可以是一个模块，而对药是两元模块，角药是三元模块，多味药的模块也是一个模块，数个模块联合应用，并不是简单地把它们放在一起。模块组方法有以下原则：

（一）模块间要遵从配伍关系

首先是各模块间要有联系，不符合疾病对应关系的模块不能联用，它们之间要有与疾病相适应的逻辑联系，也要有相互促进的配伍关系；其次，模块虽然是整体应用，但数个模块中的药物要符合配伍七情，特别是相反、相畏药物的应用必须慎重。

要做到这一点，既要把一个模块当作一味药来用，又要注意到模块中的各个元素，把握好局部与整体的关系。

（二）模块间不能是对立的

每个模块照顾一个方面，它们之间是与病情相对应的，所以不能有绝对的对立关系，而应该是促进和互补关系，如火证，一方面是阳热过度，用寒凉药是正治，若火太旺，药不入体，还要少佐热药，用从治法引药入阳，从内部瓦解矛盾，寒凉模块与温热模块两个模块并不对立；热伤津液，用养阴药，壮水之主以制阳光又是一种策略，养阴模块与寒凉模块是一个问题的两个方面，也不对立，而且养阴是消除后果以防传变的重要手段。

（三）模块间要符合组方原则

各个模块的地位不同，用君臣佐使的组方原则确定它们的位置，有的是君药模块，有的是臣药模块……因为模块对应的证有区别，一个模块中的君药在整个方剂中不一定是君药，是可以降级使用的。同理，臣药、佐药也一样，必须服从整体布局。

（四）模块间要遵从"七方"规制

对于对应关系，既要面面俱到地考虑，又要抓住主要关系，不能单纯地罗列，相应模块的使用也要精练，模块用得越少越好，组成的方剂药味不能过多，俗话说"药过十三，大夫不沾"。一般来讲，模块要控制在五个以内，药味不超过二十一味，要知道药味越多，关系越复杂，互相的牵制作用越大。该原则涉及"七方"的实际应用，药专力宏属急方，药多力弱属缓方。

（五）模块间要符合"十剂"规制

用模块处方法组成的方剂一定要符合"十剂"规制，也就是说这个方子要从整体把握，归结到"十剂"中，那么各个模块相对应的也不能脱离"十剂"范畴。

（六）组合成的方剂中的元素（药物）不能重复

数个模块中的元素放在一起可能有重复的现象，在这种情况下，只用其一，不允许在同一个方剂中出现两次。

讲这么多，模块处方法的原则其实与一味药一味药的组方法原则是一致的，重要的是把模块看作一味药的理念能不能贯彻。有的人不禁会问，这不是更复杂了吗？从理论上讲，模块处方法包括一味药一味药的处方法，要更广更深一些，实际处方时不是复杂了，而是简化了，用麻黄想到麻黄汤，用桂枝想到桂枝汤，治头痛想到芎芷蜈蚣汤等等，既减少了思维过程，又不自觉地应用了对应关系和中医理论。从以上原则可以看出：模块处方法应用在处方过程的各期，早、中期重在对应选择，一旦方剂成型就要回归到单味药的应用上来，换句话说，模块处方法解决处方的思路和技巧问题，相当于成方加减的处方思路的现实应用，是不是简单化了？这就是平时学习要复杂些，实际操作要简单化、技巧化的经验。顺便讲一下，处方时所谓的原则一开始不必考虑，仅从对应关系考虑就行，到最后才反思，因为疾病的内在联系与用药本就有对应关系，用药是针对病情的对应措施，符合对应关系的一定符合相关原则，只不过要进一步确认对应关系而已，以免对应错误。处方过程是反复学习、反复使用理论的过程，要做到无意识应用理论，有意识提高理论水平。

第九节　从桂枝汤论模块处方法

桂枝汤一共五味药，人们常把它当作一个模块来应用，其实桂枝汤也是由几个更小的模块组成的：

《伤寒论》中有桂枝甘草汤，辛甘化阳，具有补助心阳、祛寒邪、生阳化气、扶阳补中之功效，主治发汗过多，其人叉手自冒心，心下悸，欲得按者，后人用治妇人生产不快，或胎死腹中。桂枝甘草汤所对应的病因为伤寒过汗，所对应的病机为心阳不振，卫阳不固，所对应的主症为自汗、心悸等。后世别名桂心汤（《圣济总录》）。

《伤寒论》中还有芍药甘草汤，酸甘养阴，能调和肝脾，缓急止痛，主治伤寒伤阴，筋脉失濡，腿脚挛急，心烦，微恶寒以及肝胃不和，脘腹疼痛等。芍药甘草汤所对应的病因为伤寒伤阴，所对应的病机为肝胃不和，筋脉失养，所对应的主症为腿脚挛急或脘腹疼痛。后世别名戊己汤（《症因脉治》）。

至于生姜、大枣的组合在《伤寒论》中屡见不鲜，被后世尊为药引，再加炙甘草，具有和中散湿、滋气化的功能，主治脾胃不和，纳呆、乏力、脘腹满闷、汗不透达、湿在中焦等症。本模块对应的病因为伤寒或饮食不节，对应的病机为中焦气化不利，所对应的主症为纳少、乏力、脘腹满闷，汗不出或汗出不爽等。

这三个方剂（模块）与桂枝汤同出一书，说明四者是同一时代的方剂，再对照桂枝汤的组成和功用主治、病因病机等可以理解为桂枝汤是前面三个模块的合方，从中可以理清模块组方的思路和方法：

桂枝汤功用——祛风寒，和营卫；

桂枝汤主治——伤寒表虚证（发热、自汗、恶风、头痛等），营卫不和；

桂枝汤病因——外感风寒；

桂枝汤病机——卫强营弱（卫本在外，营本在内，但营卫均从内生，是心的气阴分布。外感风寒后心阳化为卫阳，抵御外邪，表现为正邪交争的卫强的一面，故发热，而心阴随心阳而出，固守功能失常故自汗出，是营弱的一面）。

那么，祛风寒选辛温解表药，但不能发散太过，麻黄不能用，桂枝正好符合，邪祛则卫强随之而解，是君药；汗为心液，自汗出表明心阴不能内敛，用白芍酸收阴液，为臣药，与桂枝一阴一阳解决卫强营弱的病机；生姜辛温发散可助桂枝祛风寒；大枣补中气；炙甘草和中解毒，消除伤寒后果，且胃为水谷之海，胃气充足营卫都能得到补充，达到邪祛正复的效果，为处理正邪关系树立了榜样。从"十剂"规制论，桂枝汤为宣剂和涩剂组成的和解剂，这是一味药一味药组方的思路。

有了前面三个模块，组方思路可以简化为：桂枝甘草汤助阳祛风寒为君药模块，芍药甘草汤酸甘养阴、调和肝胃而助营气为臣药模块，生姜、大枣、甘草辛甘化阳，和中化气，既助桂枝甘草汤发散风寒，又使芍药甘草汤能得胃气滋助，为佐使模块，三者合用共同解决卫强营弱病机和正邪矛盾。去掉重复的甘草，调整各药的剂量，得到五味药的桂枝汤，由模块思维又回归到单味药思维。

两种处方思路得到同样的结果，证明两者均可，一味药一味药的组方可以理解为每味药为一个一元模块，为五个模块的组合，而后者为三个模块的组合，减少了筛选环节，一旦遇到桂枝汤的适应证，完全可以把桂枝汤（五味药）当作一个模块使用，更能减少环节。因为只是五味药，所以简化效果不明显，如果是大处方更能说明模块处方的优势。

模块处方法首先要有可用的模块，即符合与疾病对应关系的模块，联合应用还要有层次，解决模块间的配伍关系问题，得出的方剂也要能整体把握"十剂"的归属。桂枝汤为世人熟知，用它来演绎模块处方法，以期达到由简入繁的示范效应。

第四章

适用处方模块

　　前面的章节介绍了模块处方法的理论和方法,本章介绍临床上常用的、经过临床验证的处方模块。按组成模块的药味多少分类,分别介绍二元模块到六元以上模块,每个模块起一个与功能或药物有关的名称,从组成、功用、主治、释义、单味药作用、模块中药物配伍原理、来源、注意事项八个方面详细说明,以便深入学习并临床应用。本章的核心理念是把一个处方模块当作一味新药来学习和应用,既要掌握模块中各味药的单独用法,更要从配伍规律等方面入手,深刻理解每个模块的内在联系、对应关系和整体功能,从方剂学的角度灵活运用它们进行处方活动,形成以方组方的理念,摆脱以药组方的束缚。

　　至于一元模块,所治疾病单纯,以临床疗效确实可靠著称,可以称为特效药。单方数量极大,几乎每一味药、每种器物,甚至特定语言文字和符号都可以作为单方用治疾病,充分体现了中医因其性而用,因其味而用,因其形而用,因其气相克而用,因其气相感而用,因其气有余而补不足,以及"以意使之"等的灵活应用特点,其本质是用其偏性以纠偏,达到调适五脏、扶正祛邪的目的。一元模块在模块处方法中或以单方应用,或与其他模块组合应用。在组合应用时常以主症模块、兼症模块、引经模块等形式出现。一元模块可以是主模块,但更多的情况下是辅助模块,针对某个问题应用,解决单一问题,作为加减药使用。鉴于一元模块在海量中医方药书籍中已有详尽记载,本书不再赘述。

第一节 二元模块

一、滑利椎脉方（牛蒡子　僵蚕）

组成：牛蒡子 9g，僵蚕 9g。

功用：通行经脉，开破痰结，宣达气血。

主治：风痰瘀滞经脉所致的颈椎病。

释义：头为诸阳之会，颈为身首接续之关节，为气血通行之要道。颈椎病属痹证范畴，病位在阳，多为风痰湿日久阻滞经脉，致气血不畅而出现颈项强痛、头晕、手麻等症，当通脉解结，滑利椎脉。

牛蒡子：辛，平，入肺、胃二经。功能润肺散气，通十二经，有祛风、散热、利痰三种功效，为宣剂、轻剂兼滑剂。少用轻宣，多用滑利。主治风湿结滞的风疹，咽痛，颈项痹痛以及风热上扰的目赤等。张元素曰：润肺散气，利咽喉，通十二经，去皮肤风。《得宜本草》（简《得宜》）功专消肺风，利咽膈。李东垣曰：能治风湿瘾疹，一也；疗咽喉风热，二也；散诸肿疮疡之毒，三也；利凝滞腰膝之气，四也。《神农本草经疏》（简《经疏》）得天地清凉之气，升多于降，阳也，入手太阴、足阳明经，为散风除热、解毒之要药。

僵蚕：辛、咸，平，入肺、肝、三焦三经。功能除风化痰，通脉解结，为轻宣之剂，功用有三：祛（内外）风、化痰、通络。主治风痰壅滞的小儿惊痫、喉痹咽肿、风湿痹痛。《神农本草经》（简《本经》）：味咸，主小儿惊痫，夜啼，去三虫，灭黑䵟，令人面色好，男子阴疡。《得宜》：功专疗风痰。时珍曰：僵蚕，蚕之病风者也，治风化痰，散结行经；所谓因其气相感，而以意使之者也。《经疏》：蚕属阳，僵者又兼金木之化，性应微温，味应微辛，气味俱薄，浮而升，阳中之阳也。

两者合用，针对风痰湿致病之因，取牛蒡子辛散滑利之性，僵蚕辛咸润软之功，以僵治僵，互相佐助，突出祛邪和解结两方面作用，共祛内外之风，化椎脉之痰湿，通行十四经，行气化结，使药力更宏，邪祛而症消，为相须配伍。

来源：石氏颈椎病方（石仰山）。

注意事项：本模块为祛邪之用，虚证患者应配伍补益药。

二、小儿镇惊方（炒小米　铁锈钉）

组成：炒小米30g，铁锈钉7根。

功用：镇惊，止吐泻。

主治：小儿受惊吓所致吐泻不止。

释义：小儿魂魄未稳，受惊吓后，或神昏抽搐，或吐利不止，因恐则气下，伤肾，惊则伤神，治当扶正止惊。

小米：原名粟，咸、淡、甘，性平、微寒，归脾、胃、肾经。有清热、消渴、滋阴、益气、补脾肾、和肠胃、利小便、治水泻等功效，属补剂。主治脾胃虚热导致的消瘦、腹泻、完谷不化，肾精不固，肾水泛滥的滑泄等症。《名医别录》（简《别录》）：养肾气，去脾胃热，益气。陈者：苦，寒，治胃热消渴，利小便。时珍：粟之味咸淡，气寒下渗，肾之谷也，肾病宜食之。虚热、消渴、泄痢，皆肾病也。渗利小便，所以泄肾邪也；降胃火，故脾胃病宜食之。弘景曰：陈粟乃三五年者，尤解烦闷，服食家，亦将食之。震亨曰：粟属水与土。

铁锈钉：辛、苦，寒，归心、肝、胃经。有清热解毒、镇心平肝、坠热开结的功效，属重剂。主治疗疮肿毒、口疮、重舌、癫狂、失眠。《纲目》：平肝坠热、消疮肿、口舌疮。《日华子本草》：治痫疾，镇心，安五脏。

本模块用钉之铁锈取其锐气，镇心开结作用更强，祛怯破结，合小米补益脾肾，共为扶正祛邪方，能益气固肾安神，止吐利，为相使配伍。

来源：山西民间验方。

注意事项：铁锈钉需久煎（先煎60分钟）。

三、蒜鳖汤（独头蒜　鳖甲）

组成：独头蒜100～150g，鳖甲15g。

功用：养肝阴，理肝气，消癥结。

主治：肝硬化所致脘腹胀满、胁痛、腹水形成。

释义：肝体阴而用阳，肝阴不足则疏泄无根，疏泄不利则肝体实满，是一个问题的两个方面。肝受邪，先伤用后伤体，到肝硬化时，体用俱损，当养阴与疏肝并举，养血与通络同治。

大蒜：辛，温，归五脏。功能宣五脏气，祛风解毒，健脾暖胃，辟秽杀虫，行气导滞，破瘀利水，属宣剂。主治脏腑中寒，肝失疏泄；解土豆毒，治蜃疮，除风邪，解食积水患。《本草新编》言：解毒去秽，除疟辟瘟，消肉消食，止吐止泻。外治涂足心，可以止衄。此物亦可救急，但不宜多食，过则伤损胃脾之气耳。

鳖甲：甘、咸，寒。归肝、肾经。功能滋阴潜阳，退热除蒸，软坚散结，属补剂、通剂。用治肝肾阴虚证，癥瘕积聚。《本经》：主心腹癥瘕坚积，寒热，去痞息肉。《本草汇言》：除阴虚热疟，解劳热骨蒸之药也。厥阴血闭邪结，渐至寒热，为癥瘕，为痞胀，为疟疾，为淋沥，为骨蒸者，咸得主之。《别录》言：疗温疟、血瘕，腰痛，小儿胁下坚。

鳖甲性阴尚能软坚散结，为阴中之阳，蒜性阳而宣散，为阳中之阳，两者均入肝经而治肝病，辛咸配伍，寒温并用，能解结适寒温，气血并治，能攻能补，祛其弊而用其利，达体用同治的效果，使肝体复软，肝用条达，相须相使为用，互相佐助。

来源：《首批国家级名老中医效验秘方精选》万友生方。

注意事项：大肉已脱虚极患者慎用，阳虚水泛者需合温阳模块。

四、蛭雷破结散（水蛭　雷丸）

组成：水蛭 6～12g，雷丸 3～6g。

功用：破坚积，除热邪。

主治：肿瘤有热象或寒热错杂所致坚积难消证。

释义：癌瘤中医称为癥瘕结聚，散结消癥是治标，改善内环境、防止传变为治本。治标的难点在于不能破开包膜，使药到病所。

水蛭：咸、苦，平，有小毒，归膀胱经、肝经。功能破血通经，逐瘀消癥，属通剂、泄剂。用治血瘀经闭，癥瘕积聚，跌打损伤，心腹疼痛等。《本经》：主逐恶血，瘀血，月闭，破血逐瘀，无子，利水道。《别录》：治折伤跌仆有效。《经疏》：破恶血，苦泄结。沈金鳌（字芊绿）言：为破血泄结之品。

雷丸：微苦，寒，有小毒，归胃、大肠经。功能杀虫消积，属泄剂。用治绦虫病，钩虫病，蛔虫病，小儿疳积，癥瘕积聚。《本经》：主杀三虫，逐毒气，胃中热。《别录》：逐邪气，恶风汗出，除皮中热、结积，蛊毒，白虫、寸白自出不止。《本草求真》：雷丸味苦而咸，性寒小毒，本竹余气所结，得霹雳而生，故有雷丸之号。功专人胃除热，消积化虫，故凡湿热内郁，癫痫狂走，汗出恶风，虫积殆甚，腹大气胀，虫作人声音，服之即能有效。

水蛭和雷丸均能破坚积，但水蛭以通血脉著长，雷丸以破膜融壳为长，故能杀虫，两者合用，相须配伍，咸苦济阴通阳，使瘤体膜破络通，渐至消散，不失为治标良法。

来源：《刘梓衡临床经验回忆录》。

注意事项：该模块以散剂使用为宜，不耐久煎，且为寒凉模块，需防寒凝不化之弊。

五、黄鹤丹（香附　黄连）

组成：香附 12g，黄连 6g。

功用：疏肝泻火。

主治：心肝火旺所致胸腹满痛、口苦、心烦、不思饮食等症，随证加减治内外诸病。

释义：傅青主言：肝经之火一泄，诸经之火皆散。火邪为患，同气相求，心先受之，肝后郁之，但心为君，君不动而肝先乱，平乱之枢机在肝，清火必疏肝，给邪火以出路。

香附：辛、微苦、微甘，平，归肝、脾、三焦经。功能疏肝解郁，调经止痛，理气调中，属宣通之剂。用治胁痛、腹痛、月经不调、痛经、乳房胀痛等。《纲目》：利三焦，解六郁，消饮食积聚、痰饮痞满，胕肿腹胀，脚气，止心腹、肢体、头目、齿耳诸痛，妇人崩漏带下，月候不调，胎前产后百病。乃气病之总司，女科之主帅也。

黄连：苦，寒，归心、脾、胃、肝、胆、大肠经。功能清热燥湿，泻火解毒，属燥剂、泄剂。用治湿热痞满、泻痢、黄疸，热病高热，心烦不寐，胃热呕吐，痈肿疔疮，目赤，牙痛，血热出血，消渴，湿疹、湿疮，耳道流脓等。《本经》：主热气目痛，眦伤泣出，明目，肠澼腹痛下利，妇人阴中肿痛。《珍珠囊》：其用有六，泻心火，一也；去中焦湿热，二也；诸疮必用，三也；祛风湿，四也；治赤眼暴发，五也；止中部见血，六也。《本草正义》：黄连大苦大寒，苦燥湿，寒胜热，能泄降一切有余之湿火，而心、脾、肝、肾之热，胆、胃、大小肠之火，无不治之。上以清风火之目病，中以平肝胃之呕吐，下以通腹痛之滞下，皆燥湿清热之效也。

香附疏散，黄连清降，一升一降，辛开苦降，两相结合使邪火戛然而止，气血分湿热气滞得除，推陈致新。赵学敏称为截药，为总治门首方，为相使配伍，互相佐助。

来源：《串雅内外编》（清·赵学敏）。

注意事项：本模块为祛火总方，药专力宏，非湿热结滞不用。

六、左金丸（吴茱萸 黄连）

组成：吴茱萸 3g，黄连 6g。

功用：暖胃泻肝，调和肝胃，开痞结。

主治：肝火犯胃所致吞酸、呕吐、脘腹胀满，胸闷不适，口苦易怒等症。

释义：肝火犯胃，一方面肝旺克土，另一方面胃寒气滞，两相合一，才能导致中焦寒热错杂诸症，当辛开苦降，除痞满。

吴茱萸：辛、苦，热，有小毒，归肝、脾、胃、肾经。功能散寒止痛，降逆止呕，助阳止泻，属宣剂。用于寒滞肝脉诸痛症，呕吐吞酸，虚寒泄泻。《本经》：主温中下气，止痛，咳逆寒热，除湿血痹，逐风邪，开腠理。《别录》：主痰冷，腹内绞痛，诸冷实不消，中恶，心腹痛，逆气，利五脏。《药性论》：主心腹疾，积冷，心下结气，痃心痛；治霍乱转筋，胃中冷气，吐泻腹痛不可胜忍者；疗遍身顽痹，冷食不消，利大肠壅气。《本草拾遗》：杀恶虫毒，牙齿虫䘌。《日华子本草》：健脾通关节。治腹痛，肾气，脚气，水肿，下产后余血。《纲目》：开郁化滞。治吞酸，厥阴痰涎头痛，阴毒腹痛，疝气，血痢，喉舌口疮。

黄连：见前述。

二药配合，寒温并用，辛开苦降，使寒热邪气去，肝气平胃气降，气机通利，恢复左升右降之常，吞酸、痞满诸症皆除。《医方考》：左金者，黄连泻去心火，则肺金无畏，得以纠合于左以平肝，故曰左金，别名回令，从五行生克，肝为将军之官论。

两者为相使配伍，互相佐助，为半夏泻心汤简化版。

来源：《丹溪心法》，清·汪昂《医方集解》也记载了本方，名为茱连丸。

注意事项：脾胃虚寒胃痛及肝阴不足胁痛者慎用。

七、交泰丸（黄连　肉桂）

组成：黄连6g，肉桂3g。

功用：清相火，交通心肾。

主治：相火上扰所致胸中痞闷嘈杂（大便稀胸中快利，大便坚则痞闷难当），不思饮食，怔忡失眠等症。

释义：心为火，肾为水，水火相济，阴阳交泰，才能心安，若心君火不降，则扰乱神明，肾，少火不升则神明无依，称之为水火不交，心肾不济，是一个问题的两个方面，当降心火、升少火。

黄连：苦，寒，归心、脾、胃、肝、胆、大肠经。功能清热燥湿，泻火解毒，属燥剂、泄剂。主治三焦热证。《别录》言：无毒，五脏冷热、久下脓血，止消渴，益胆，疗口疮；气味俱厚，可升可降，阴中阳也，入手少阴经。《本草备要》（简《备要》）言：镇肝凉血，泻火燥湿。《经疏》言：禀天地清寒之气以生，故气味苦寒，味厚于气，味苦而厚，阴也；入手少阴、阳明，足少阳、厥阴，足阳明、太阴经，为病久之仙药，滞下之神草。沈芊绿言：入心经，兼入肝、胆、脾、胃、大肠五经，为清火除湿之品。

肉桂：辛、甘，大热，归肾、脾、心、肝经。功能补火助阳，散寒止痛，温经通脉，引火归原，属补剂。用治于阳痿，宫冷，腹痛，寒疝，腰痛，胸痹，阴疽，闭经，痛经，虚阳上浮诸症。《本经》：主上气咳逆结气，喉痹吐吸，利关节，补中益气。《汤液本草》：补命门不足，益火消阴。《本草求真》：大补命门相火，益阳治阴。凡沉寒痼冷、营卫风寒、阳虚自汗、腹中冷痛、咳逆结气、脾虚恶食、湿盛泄泻、血脉不通、胎衣不下、目赤肿痛，因寒因滞而得者，用此治无不效。

黄连苦降除心火，肉桂辛温助少火，两者合用辛开苦降，寒温并用，使气机升降协调，故痞满除。水火相济于神腑，而得安眠，虽无助水之功，却能捕摄浮阳，达邪祛正安之功。

来源：《万病回春》。

注意事项：本模块以祛邪为主，寒证虚证不宜。

八、润肺汤(桔梗　麦冬)

组成: 桔梗10g,麦冬10g。

功用: 宣肺润肺。

主治: 肺燥阴伤所致咳嗽。

释义: 肺为嫩脏,不耐寒热,温燥邪气伤肺或肺病后期咳嗽,当凉润清宣,使肺气得平,咳嗽自止,无须敛肺。

桔梗:辛,微温,入肺、心二经,兼入胃经。功能升肺胃之气,兼能化痰散结,少用宣散重用开结,属宣剂。其用有六,一治皮腠不开的外感病,二治胸腹满闷的气郁证,三治清阳不升的泻利证,四治痰瘀凝滞的痈疡病,五为舟楫之剂,引经用;六为气逆不降的反佐用。《本经》:主胸胁痛如刀刺,腹满肠鸣幽幽,惊恐悸气。《别录》:桔梗利五脏肠胃,除寒热风痹,疗咽喉病,下蛊毒。张元素曰:桔梗清肺气,利咽喉,其色白,故为肺部引经药,得甘草,能载药上行,为舟楫之剂。《伤寒论》:得甘草,治少阴咽痛。

麦冬:甘、微苦,微寒,归心、肺、胃经。功能养阴润肺、益胃生津、清心除烦,属补剂兼滑剂。用治肺热咳喘、阴虚盗汗、消渴等证,大剂量可通便。用其清润之性。《本经》:味甘平,主心腹结气,伤中伤饱,胃络脉绝,羸瘦短气。《别录》:微寒,无毒,疗心下支满,虚劳客热,口干燥渴,强阴益精,消谷调中,保神,定肺气。《经疏》:禀春天阳生之气,感地和稼穑之甘以生;入足阳明,兼入手少阴、太阴,实阳明之正药。沈芊绿言:入心、肺二经,兼入胃经,为清润之品,而兼泄剂。

桔梗清宣,麦冬润降,两者合用既除肺经燥热,又理气机,相须配伍,使邪祛正复,达止咳效果。

来源: 经验方。

注意事项: 肺寒不宜,热盛力弱。

九、丹葛活血汤(丹参　葛根)

组成: 丹参30g,葛根15~30g。

功用: 活血化瘀。

主治: 心脑血管病、脏腑瘀血所致诸病。

释义：瘀血为害，阻滞气血经脉，久则血枯气伤，虽"心不受邪"，但"包络受之"，使心脉痹阻，血气不荣周身，纯用破血化瘀之品，有过犹不及之患，治宜扶正活血，使气血得复。

葛根：甘、辛，凉，归脾、胃经。功能解肌退热，透发麻疹，生津止渴，升阳止泻，属宣剂、轻剂。用治外感发热，头项强痛，麻疹透发不畅，热病烦渴，内热消渴，热泄热痢，脾虚久泻。《本经》：味辛甘，平，无毒，主消渴，身大热，呕吐，诸痹。《别录》：疗伤寒中风头痛，解肌，发表出汗，开腠理，疗金疮，治胁风痛。甄权言：治天行上气呕逆，开胃下食，解酒毒。《大明》(即《日华子本草》)：治胸膈烦热发狂，止血痢，通小肠，排脓破血。

丹参：苦，微寒，归心、心包、肝经。功能活血通经，祛瘀止痛，凉血消痈，除烦安神，属补剂。用治月经不调、闭经痛经、产后腹痛、血瘀心痛、跌打损伤、风湿痹痛、疮疡肿毒、心悸失眠等。《本经》：主心腹邪气，肠鸣幽幽如走水，寒热积聚，破癥除瘕，止烦满，益气。《别录》：养血，去心腹疼痛，结气，腰脊强，脚痹，除风邪留热，久服利人。《日华子本草》：养神定志，通利关脉。治冷热劳，骨节疼痛，四肢不遂；排脓止痛，生肌长肉，破宿血，补新生血；安生胎，落死胎；止血崩带下，调妇人经脉不匀，血邪心烦；恶疮疥癣，瘿赘肿毒，丹毒；头痛，赤眼，热温狂闷。时珍曰：色赤味苦，气平而降，阴中之阳也，活血通心包络，治疝气。沈芊绿曰：入心肝肾三经，为祛瘀生新之品，兼泄剂，心与心包血分药也。

葛根升阳达肌腠，丹参养血活血，入心肝。两者合用，颇合"气为血帅"之旨，一升一降，一表一里，养血活血，通利周身血脉，既使瘀血得祛，又无促斑块脱落之弊。

来源：施今墨经验。

注意事项：寒凝血瘀证不单用，药性平和宜重剂。

十、里急后重方(木香　槟榔)

组成：木香3g，槟榔6～10g。

功用：理气消积，行气利水。

主治：大肠气滞所致的里急后重，便秘，痢疾等症。

释义：大肠为传导之官，水食气结滞，时通时闭，通则里急，闭则后重，当行水食,开结滞,调气机。

木香:辛、苦,温,归脾、胃、大肠、胆、三焦经。功能行气止痛,健脾消食,属宣剂。用治脾胃气滞证,大肠气滞,胁肋疼痛,黄疸等。《本经》言:主邪气,辟毒疫温鬼。《大明》言:治心腹一切气,膀胱冷痛,呕逆反胃,霍乱,泄泻痢疾,健脾消食安胎。王好古言:辛、苦,热,治冲脉为病,逆气里急,主膀渗小便秘。李东垣言:苦、甘、辛,微温。沈芊绿言:辛、苦,性温。《经疏》言:禀夏秋之阳气以生,兼得土之阳精,故纯阳。《得宜》言:味辛苦,入手太阳经。

槟榔:苦、辛,温,有小毒,归胃、大肠经。功能杀虫消积,行气,利水,截疟,属泄剂。用治肠道寄生虫病,食积气滞,水肿,脚气肿痛,疟疾等。《本草新编》:入脾、胃、大肠、肺四经。消水谷,除痰癖,止心痛,杀三虫,治后重如神,坠诸气极下,专破滞气下行。《药鉴》:坠诸药下行,故治里急后重如神,取其坠也,必兼木香用之。《证类本草》:主消谷逐水,除痰癖,杀三虫、伏尸,疗寸白。

木香升散,槟榔坠下,一升一降相须为伍,使大肠水食结滞得开,里急后重得除。

来源:《素问病机气宜保命集》芍药汤。

注意事项:理气模块,不去病因,也无扶正功效。

十一、葶苈大枣泻肺汤(葶苈子 大枣)

组成:葶苈子12g,大枣12枚。

功用:泻肺行水,下气平喘。

主治:痰热实证所致喘咳、水肿、胸水等。

释义:肺为水之上源,肺气不利,水道不通则肿满,当降气利水。

葶苈子:辛、苦,大寒,归肺、膀胱经。功能泻肺平喘、行水消肿,属泄剂。用治肺热,水肿喘满,小便不利。《本草经解》:葶苈子气寒,禀天冬寒之水气,入足太阳寒水膀胱经、手太阳寒水小肠经;味辛无毒,得地西方之金味,入手太阴肺经。气味降多于升,阴也。其主癥瘕积聚结气者,气结聚而成积,有形可征者谓之癥,假物成形者谓之瘕;葶苈入肺,肺主气,而味辛可以散结也。小肠为受盛之官,饮食入肠,寒热之物,皆从此运转,如调摄失宜,则寒热之物积矣;葶苈气寒可以去热,味辛可以散寒,下泄可以去积也。破坚者辛散之功,逐邪者下泄之力,十剂云,泄可去闭,葶苈是也。肺者通调水道,下输膀胱,葶苈入肺入膀胱,辛寒下泄,所以通利也。

大枣:甘,平,归脾、胃经。功能补益脾胃、养血安神、缓和药性,属补剂。主治脾虚乏力,胃失和降的呕恶等症。《本经》:补少气,少津,身中不足。《长沙药解》:补太阴己土之精,化阳明戊土之气。生津润肺而除燥,养血滋肝而息风,疗脾胃衰损,调经脉虚芤。

葶苈性急,大枣甘缓,两者合用一急一缓,一补一泻,为相须配伍,使邪祛而不伤正。

来源:《金匮要略》。

注意事项:虚证慎用,毕竟力猛性寒。

第二节 三 元 模 块

一、和中化气汤(生姜 大枣 炙甘草)

组成:生姜、大枣、炙甘草。

功用:和中化气,散水气。

主治:脾胃不和所致的纳呆,乏力,脘腹胀满,二便不利,汗出不畅等症。

释义:脾喜燥恶湿,胃喜润恶燥,二者燥湿相济,阴阳相合,升降相宜,水谷精微才能传化输布。从本质上讲脾为脏、为阴,故阳常不足,胃为腑为阳,故阴常不足,且湿为阴邪易伤脾,燥为阳邪合于胃,是脾胃阴阳相依的辩证关系。

生姜:辛,微温,归肺、脾经。功能发汗解表,温肺止咳,温中止呕,属宣剂、燥剂。主治外感风寒,内伤脾胃病。《纲目》:生用发散,熟用和中。《雷公炮制药性解》:味辛,性温,无毒,入肺、心、脾、胃四经。主通神明,去秽恶,散风寒,止呕吐,除泄泻,散郁结,畅脾胃,疗痰嗽,制半夏,和百药。要热去皮,要冷留皮。生姜辛入肺,肺得所胜,则气通宣畅,主宰精灵,故能通神明,神明通则一身之气皆为我使,而亦胜矣。一身之气胜,则中焦之元气定,而脾胃出纳之令行,邪气不能容矣,故能去秽恶。

大枣:见前述。

炙甘草:甘、平,归心、肺、脾、胃经。功能补脾益气,祛痰止咳,缓急止痛,清热解毒,调和诸药,属补剂。用治心气不足,脉结代、心动悸;脾气虚证;咳喘,脘腹胀满、四肢挛急疼痛等症。本品味甘能缓急,善于缓急止痛,治热毒疮疡、咽喉肿痛及药物、食物中毒,并能调和药性。《别录》:温中下气,烦满短气,伤脏咳嗽。《本草汇言》:和中益气,补虚解毒之药也。《本草正》:味至甘,得中和之性,有调补之功,故毒药得之解其毒,刚药得之和其性,助参芪成气虚之功。

生姜辛散燥湿助胃气,投胃所好,大枣甘甜滋润补脾气、和脾阴,甘草和中解毒,三者合用使脾胃各得其所,生化功能得到强化,从而出表入里无所不能,实为扶助后天之本的良方,故外感病用之,补益剂亦用之,成为后世药引,药食同源的典范。

来源:《伤寒论》。

注意事项:虽为良药并非包治百病,且常为佐助,不为主方。

二、柴胡燥湿汤(柴胡 黄芩 半夏)

组成:柴胡12g,黄芩9g,半夏9g。

功用:祛肝脾湿热,解半表半里之困。

主治:邪热在半表半里或肝胆脾胃湿热所致口苦、咽干、目眩、呕吐等症。

释义:伤寒邪困半表半里,不能出表,亦不得入里,郁而化热,与体内湿邪相合成湿热之势,当发表汗而解之,燥胃从里除之,两相夹击。在杂病中肝脾湿热,从胆与胃清之、燥之,分消湿热为宜,不从脏治。

柴胡:苦、辛,微寒,归肝、胆经。功能解表退热,疏肝解郁,升举阳气,属宣剂、燥剂。用治表证发热、少阳证,肝郁气滞、胸胁胀痛、月经不调,气虚下陷、脏器脱垂,还可退热截疟。《本经》:主心腹肠胃结气,饮食积聚,寒热邪气,推陈致新。《滇南本草》:伤寒发汗解表要药,退六经邪热往来,痹痿,除肝家邪热、痨热,行肝经逆结之气,止左胁肝气疼痛,治妇人血热烧经,能调月经。《纲目》:治阳气下陷,平肝、胆、三焦、包络相火,及头痛、眩晕,目昏、赤痛障翳,耳聋鸣,诸疟,及肥气寒热,妇人热入血室,经水不调,小儿痘疹余热,五疳羸热。

黄芩：苦，寒，归肺、胆、脾、胃、大肠、小肠经。功能清热燥湿，泻火解毒，止血安胎，属燥剂、泄剂。用治：①湿温、暑湿、胸闷呕恶，湿热痞满、黄疸泻痢；②肺热咳嗽、高热烦渴；③血热吐衄；④痈肿疮毒；⑤胎动不安。《本经》：主诸热黄疸，肠癖，泄痢，逐水，下血闭，恶疮疽蚀火疡。《滇南本草》：上行泻肺火，下行泻膀胱火，男子五淋，女子暴崩，调经清热，胎有火热不安，清胎热，除六经实火实热。《本草正》：枯者清上焦之火，消痰利气，定喘嗽，止失血，退往来寒热，风热湿热，头痛，解瘟疫，清咽，疗肺萎肺痈、乳痈发背，尤祛肌表之热，故治斑疹、鼠瘘、疮疡、赤眼；实者凉下焦之热，能除赤痢，热蓄膀胱，五淋涩痛，大肠闭结，便血，漏血。

半夏：辛，温，有小毒，归脾、胃、肺经。功能燥湿化痰，降逆止呕，消痞散结；外用消肿止痛，属燥剂。用于湿痰、寒痰、呕吐、梅核气、瘿瘤、痰核等。《本经》：消心腹胸膈痰热满结，心下急痛坚痞，时气呕逆，堕胎。《别录》：消痰，下肺气。甄权：治吐食反胃，霍乱转筋，肠腹冷，痰疟。《大明》：治寒痰，及形寒饮冷伤肺而咳，除胸寒，燥脾湿，治痰厥头痛，消肿散结。

柴胡凉燥，黄芩苦燥，分消表里，再合半夏辛燥，三者组成燥湿之剂，用治湿热病无疑，且升降并用，调理气机，枢机得开则湿热不存，外感、内伤杂病只要有湿热之患皆宜，为相须、相使配伍，互相佐助。

来源：《伤寒论》小柴胡汤。

注意事项：阴虚不宜，寒湿不宜。

三、三物利肺汤（桔梗　杏仁　甘草）

组成：桔梗 10g，杏仁 10g，甘草 3g。

功用：宣降肺气，利咽止咳。

主治：肺失宣降所致咳嗽、咽痛、胸闷。

释义："不平则鸣"，咳嗽的根本病机为肺失宣肃。虽"五脏六腑皆令人咳"，又有内伤外感、寒热虚实之分，但最终影响肺的宣降功能，导致肺气不利。

桔梗：见前述。

杏仁：甘，温，入肺、大肠二经，苦杏仁皮尖有毒。功能降气兼润大肠，开水道，属泄剂。其用有五，一治肺失肃降的外感病，二治肺气上逆的咳喘病,三治腑气不降的胃肠病,四治肠燥便秘,五治肺失输布的癃闭水肿病。《本经》:主咳逆上气雷鸣喉痹,下气,产乳,金疮,寒心奔豚。沈芊绿曰:杏仁为泻肺、解肌、润燥、下气之品,专散肺家风寒痰滞。

甘草:甘,平,归心、肺、脾、胃经。功能补土,和中解毒,调五味,少用利尿,多用缩泉,属补剂。其用有三,一治消瘦乏力;二治寒热不调,邪气攻伐的心绞痛;三治中毒所致吐利喘促。《神农本草经百种录》:主五脏六腑寒热邪气,甘能补中气,中气旺则脏腑之精皆能四布,而驱其不正之气也。坚筋骨,长肌肉,倍力,形不足者补之以味,甘草之甘为土之正味,而味最浓,故其功如此。疗金疮,脾主肌肉,补脾则能填满肌肉也。解毒,甘为味中之至正味,正则气性宜正,故能除毒。久服,轻身延年,补后天之功。

三者合用,桔梗主升,杏仁主降,合甘草和中解毒,培土生金,使肺之宣降功能得复,气机顺畅,故能治咳嗽、咽痛,为相须、相使配伍,三者互相佐使。

来源:《伤寒论》桔梗汤合杏仁,《景岳全书》桔梗杏仁煎中主药。

注意事项:若邪甚,需伍他药。

四、当归补血方（当归 制首乌 鸡血藤）

组成:当归10g,制首乌15g,鸡血藤15～30g。

功用:补血活血。

主治:血虚所致心悸、失眠、风痹偏枯等症。

释义:经言"虚则补之",血虚诸症,自当补血,然"瘀血不祛,新血不生",少佐活血通络药则妙用无穷。

当归:甘,温,入心、肝、脾经。血中之气药,功能补血活血润燥,归身补血,归尾活血,少用养血,多用活血,重用润燥滑利通便,属补剂。首治血虚不荣诸症,再治离经之血,三治肠燥便秘。《经疏》言:禀土之甘味,天之温气以生,入手少阴、足厥阴,亦入足太阴,活血补血之要药。沈芊绿言:入心、肝、脾三经,为养血润燥之品,而兼滑剂,乃血中气药,亦心经本药。

制首乌:甘、苦、涩,微温,入肝、肾二经。功能补肝肾养精血,属补剂。用治腰膝酸软,发白脱发,不孕,便秘。生用通便作用强,熟用补益作用宏,宜小剂量用起,以防过敏,损伤肝肾。《经疏》曰:禀春升之气而生,升也,阳也，入足厥阴肝，兼入足少阴经，故为益血祛风之上药。《得宜》曰：得当归、枸杞、菟丝、骨脂、芝麻，能固精延年。李时珍曰：不寒不燥，功在地黄、天冬诸药之上。

鸡血藤：苦、涩、香，微温，入心、肝、脾经。色赤入心，质润养血，藤蔓善行，禀草木之气，入肝行散，补血行血，舒经活络，属补剂、通剂。少用养血，重用行血通络，与补血药同用治血虚诸症，与通络药同用，治痹痛。《本草纲目拾遗》曰：活血，暖腰膝，已风瘫。《饮片新参》言：去瘀血，生新血，流利经脉。《本草再新》：补中燥胃，入心脾二经。《现代实用中药》：为强壮性之补血药。

三者，均走血分，联用取其补益精血之用。当归与鸡血藤药效相似，而当归偏于补血，鸡血藤偏于活血。当归、鸡血藤入心、肝、脾经补血，而何首乌入肝肾益精。三者合用，精血同源，心肾同补，又补而不腻，补血不留瘀，使新血生而瘀血祛，功同四物，又流利经脉，利四肢百骸，善治血虚诸症，每两药为相须配伍关系，三者互相佐助。

来源：《首批国家级名老中医效验秘方精选》祝谌予经验。

注意事项：本模块偏温，血热证慎用。

五、长灵痹痛方（徐长卿　威灵仙　防风）

组成：徐长卿30g，威灵仙12g，防风12g。

功用：祛风通络，消肿止痛。

主治：风寒湿痹所致关节肌肉疼痛。

释义：经言"风寒湿三气杂至而成"痹证，然"痛则不通"，当祛风寒湿与通络并用，才是治痹王道。

徐长卿：辛，温，入肝、胃经。功能镇痛止咳，利水消肿，活血解毒，属宣通之剂。辛散温通治一切痹痛，寒咳、肿毒，尚能温补阳气，温肠止泻，入脑治情绪病。《本经》：主蛊毒，疫疾，邪恶气，温疟，啼哭，悲伤，恍惚。《别录》：益气。

威灵仙：苦，温，入膀胱经。功能补气祛风燥湿，通络止痛，为宣剂。走而不守，首治中风、头风、痛风、顽痹，二治腹痛便秘，三治肢体麻木，风湿痰气，一切冷痛。《开宝本草》：主诸风，宣通五脏，去腹内冷滞，心膈痰水，久积癥瘕痃癖气块，膀胱宿脓恶水，腰膝冷痛，及疗折伤，久服无瘟疫疟。李东垣曰：可升可降，阴中阳也。沈芊绿曰：入膀胱，为补气祛风之品，宣通五脏，通行十二经络，乃痛风要药。朱丹溪言：威灵仙属木，治痛风要药，上下皆宜。其性善走，亦可横行，朝服暮效。

防风：辛、甘、微温，入肝、脾、膀胱经。功能祛风胜湿，祛一切风，为风中润药，燥湿，疏肝，属宣剂。用治外感病、风湿痹痛、肝郁气滞，合补土药加强健脾作用。《本经》：主大风头眩痛，恶风，风邪目盲无所见，风行周身，骨节疼痹烦满。《经疏》：入手阳明，足少阳、厥阴，风药也；治风通用。《得宜》曰：入手足太阳、足厥阴经，其性柔淫，无所不入，随主药而走经络。沈芊绿言：为发表疏散之品，搜肝泻肺，发表祛风胜湿药。李东垣曰：卒伍卑贱之职，随所引而至，乃风药中润剂，若补脾胃，非此引用不能行，如脊痛项强，腰痛似折，项似拔，皆手足太阳证，均宜用此，如疮在胸膈已上，虽无太阳证，亦当用此，盖取其散结，去上部风邪。钱仲阳泻黄散中倍用防风，乃于土中泻木，为深得此旨尔。

三者均为温性风药，防风搜剔脏腑之风，徐长卿解毒散寒之力宏，而活血通络之力偏弱；威灵仙通络止痛力宏，使风寒湿之邪无所遁形，而消肿止痛之功显。三者合用，增强祛风散寒、通络止痛之功，适用于寒性痹证，互为相须配伍。

来源：经验方。

注意事项：温燥走窜药，阴虚体质之人，需伍补益润燥之品；中病即止，不宜久服。

六、平喘方（地龙 杏仁 桃仁）

组成：地龙12～30g，杏仁10g，桃仁10g。

功用：降气活血，清热平喘。

主治：邪入肺络所致的短气、喘咳。

释义：喘为短气不足以息，往往是本虚标实证。根据"急则治其标"的治则，急性期重在祛邪。喘之邪，不仅有寒热风痰，尚有络阻表现，所谓"阻塞"。

地龙：咸，寒，归肝、脾、膀胱经。功能清热止痉，通经活络，平喘利尿，属泄剂、通剂。用治高热癫狂，痹证，气虚血滞，肺热哮喘，小便不利等症。秉水土之德，一治发热，二治惊厥，三治喘咳，四治热痹，五利水消肿，六治黄疸。《别录》：疗伤寒伏热，大腹黄疸。《经疏》：得土中阴水之气而生，降也，阴中之阴，入足阳明经。朱丹溪曰：蚯蚓属土，有水与木，性寒，故解热及治疗温病。李时珍曰：上食槁壤，下饮黄泉，故性寒而下行。

杏仁：甘、温，入肺、大肠二经。功能下气润燥，止咳利尿，属泄剂。主治咳逆上气，腹满、便秘，以及小便不利。张元素曰：除肺热，润大肠，气秘，利胸膈气逆。

桃仁：苦，平，入肝、心包二经。功能下气破血，润燥，属泄剂。用治瘀血、咳逆、便秘、癥瘕积聚。《本经》：主行瘀血，血闭癥瘕，邪气，杀小虫。《别录》：止咳逆上气，消心下坚硬，除卒暴出血，通月水，止心腹痛。张元素言：治血结，血秘，血燥，通润大便，破蓄血。

若患者肝胃伏热，因外风或内风引动，邪热上行壅滞经脉，使气机逆乱，肺失肃降，气血失和，肺络不通而喘哮发作，治热喘首在清热降气。地龙、杏仁、桃仁三者均为降气之品，合用清热平喘，下气活血，气血同治，能有效地缓解支气管痉挛，为相须配伍。

来源：《中国民间单验方》。

注意事项：有扩张支气管作用，支气管扩张、咯血者忌用。

七、培气方（人参　麦冬　半夏）

组成：人参 10～20g，麦冬 10g，半夏 12g。

功用：补气阴，降逆气，充元气。

主治：元气不足，气不归元所致的咽喉痛、呃逆、眩晕、短气、乏力等症。

释义：元气为先天之气，宜固守丹田。只有元气不足，不能"阴平阳秘"的时候，才会发动，早期表现为气阴两亏之象，后期则表现为"相火"之类的病态，当秉"金水相生"之旨，补气阴，降逆气，以达下焦，使元气得充。

人参：甘、微苦，平、微温，归肺、脾、肾、心经。功能大补元气，固脉固脱，补脾益肺，生津止渴，属补剂。用治元气虚损，消瘦，虚汗乏力，心悸，脱证，久泻，喘证。《本经》：主补五脏，安精神，止惊悸，除邪气，明目，开心益智。《别录》：疗肠胃中冷，心腹绞痛，胸胁逆满，霍乱吐逆，调中，止渴，通血脉，破坚积，令人不忘。《药性论》：主五脏气不足，五劳七伤，虚损瘦弱，吐逆不下食，止霍乱烦闷呕哕，补五脏六腑，保中守神；消胸中痰，主肺痿吐脓及痈疾，冷气逆上，伤寒食不下，患人虚而多梦纷纭，加而用之。《纲目》：治男、妇一切虚证，发热自汗，眩晕头痛，反胃吐食，痉症，滑泄久利，小便频数，淋沥，劳倦，内伤，中风，中暑，痿痹，吐呕，咯血，下血，血淋，血崩，胎前产后诸症。

麦冬：见前述。

半夏：辛，温，有小毒，归脾、胃、肺、胆经。功能燥湿化痰，降逆止呕，消痞散结，属燥剂。主治痰咳呕逆痞满，痰厥头痛，一切痰证。《本经》：味辛平，主伤寒，寒热，心下坚，下气，胸胀咳逆，头眩，咽喉肿痛，肠鸣，止汗。《别录》：有毒，消心腹胸膈痰热满结，心下急痛坚痞，时气呕逆，堕胎。张元素言：主寒痰及形寒饮冷，伤肺而咳，除胸寒，燥脾家湿，治痰厥头痛，消肿散结。沈芊绿言：入脾、胃、胆经，兼入心、肺、大肠三经，为通阴阳，理顺逆，除湿化痰，开郁发表之品，而兼宣剂。

本模块，人参益气生津为君，麦冬滋养肺胃、清虚热为臣，半夏降逆化痰为佐。三药合用，养肺胃气阴，降逆气，充元气，清痰涎，一切元气不足之证均可用，有补而不滞，引气归元之效。

来源：《伤寒论》麦门冬汤。

注意事项：实证忌用，"虚不受补"之人慎用。

八、肝痛方（香附　延胡索　川楝子）

组成：香附 12g，延胡索 10g，川楝子 6～10g。

功用：疏肝泄热，行气活血，止痛。

主治：肝气化火，气滞血瘀导致的胸闷胁痛、少腹痛、郁证。

释义："肝经之火一散，诸经之火皆灭"，故祛火宜宣肝气。又"肝藏血"，气病及血则气滞而血瘀，尚需活血行气才能全功。

香附：见前述。

延胡索：辛、苦，温，归心、肝、脾经。功能活血，行气，止痛，属宣剂。主治气血凝结之病，有较强的止痛作用，广泛应用于内脏、关节各种痛症。《别录》：味辛温，无毒，主破血，产后诸病，因血所为者；妇人月经不调，腹中结块，崩中淋露，产后血晕，暴血冲上，因损下血；或酒摩及煮服。王好古言：苦辛温，治心气、小腹痛，有神。李时珍言：活血利气，止痛，通小便。《经疏》：禀初夏之气，兼得金之辛味，故入足厥阴肝经，亦入手少阴经。李东垣言：甘辛温，可升可降，阴中之阳也。沈芊绿言：入肝经，兼入肺、脾、肾、心包四经，为利气活血以止痛之品；总治气血凝结之病。

川楝子：苦，寒，有小毒，归肝、胃、小肠、膀胱经。功能行气止痛，疏肝泄热，杀虫疗癣，属宣剂、通剂。主治胁痛、少腹痛等肝经湿热证，以及虫证、疥癣。《本经》：味苦，寒，有小毒，主温疟，伤寒，大热烦狂，杀三虫，疥疡，利小便水道。李东垣言：入心及小肠经，止上下部腹痛。《经疏》：禀天之阴气，得地之苦味，气薄味厚，阴也，降也；入足阳明、手足太阴经。沈芊绿言：入肝、心包、小肠、膀胱四经，兼入肺、脾、胃三经，为泄热之品。

三者均有疏肝理气活血作用，相须而用，加大疏肝理气活血之用，并能止痛，为从肝论治之主方。一切肝郁化火，情志不遂，肝木克土，胁肋诸痛皆宜，泻火作用较弱，理气活血止痛作用强。

来源：刘完素《素问病机气宜保命集》金铃子散加味。

注意事项：清火之力弱，药性偏燥，阴虚火旺证慎用。

九、香连汤（香附　黄连　木香）

组成：香附12g，黄连3～6g，木香3～6g。

功用：理气泻火，通利三焦，除湿热。

主治：湿热病所致泻痢、腹痛，胸闷诸症。

释义：火与湿合则为湿热，阻碍气机，则胀满疼痛诸症皆来，在清热的同时必须燥湿，否则热去湿留，反复无常，使正伤而邪不去。

诸药药性见前述。

三者合用，从肝入手，疏肝气，泻心肝火，开三焦之路，使湿热邪气有出路而病愈。在黄鹤丹的基础上加木香，燥湿理气止痛作用加强，又比肝痛方燥湿泻火作用强，但化瘀止痛作用弱。可见黄鹤丹针对肝郁化火，肝痛方针对肝郁血瘀，香连汤针对肝胆湿热气滞。

来源：《串雅内编》。

注意事项：本为泻实之用，虚证慎用。

十、除烦汤（栀子　白芍　淡豆豉）

组成：栀子10～15g，白芍12g，淡豆豉20g。

功用：清心养血除烦。

主治：三焦郁火所致心烦胸满、不寐等症。

释义：心为君主之官，主神明，五行属火，最易与肝风合而风火相煽扰乱神明，轻则烦满，重则昏愦。早期宜清心柔肝，重则豁痰开窍。

栀子：苦，寒，归心、肝、肺、胃、三焦经。功能泻火除烦，清热利湿，凉血解毒，属泄剂兼轻剂。主治湿热病，情志病，营血分热证以及外科痈疡。《本经》：味苦寒，主五内邪气，胃中热气，面赤，酒疱疮疡。《别录》：无毒，疗目赤热痛，胸心大小肠热，心中烦闷。张元素言：心烦懊憹不得眠，脐下血滞而小便不利。朱丹溪言：泻三焦火，清胃脘血，治热厥心痛，解热郁结气。《经疏》：感天之清气，得地之苦味，气薄而味厚，气浮而味沉，阳中之阴，入手太阴、手少阴、足阳明。李东垣言：入手太阴肺经血分。沈芊绿言：入心、肺、胃经，为泻火之品，能使心肺热邪，屈曲下行，从小便出，而三焦郁火以解。

白芍：酸、苦，微寒，归肝、脾经。功能养血敛阴，柔肝止痛，平抑肝阳，属补剂、涩剂。其用有四：补血，治血虚诸症；柔肝以平肝气，治肝郁气滞；缓急止痛，治心腹痛；利水气，治腹水、小便不利。止脏腑痛，宜大剂合甘味药以缓急止痛。《经疏》：禀天地之阴，而兼得甲木之气以生，气薄味厚，升而微降，阳中之阴，为手、足太阴引经药。主缓中，去水气，利膀胱、大小肠，中恶腹痛、腰痛，女人一切病，胎前产后诸症。治风，补劳退热，除烦，益气，泻肝安脾肺，收胃气，止泻痢，固腠理，和血脉，收阴气。治脾虚中满，心下痞，善噫，肺急胀逆喘咳。太阳衄衄，目涩，肝血不足，阳维病苦寒热，带脉病苦腹痛满，腰溶溶如坐水中。丹溪曰：芍药，泻脾火，只能治血虚腹痛，余症并不治，为其酸寒收敛，无温散之功也。苏颂曰：仲景治伤寒多用此药，以其主寒热，利小便也。时珍曰：白芍益脾，能于土中泻木，赤芍散邪，能行血中之滞。

淡豆豉：苦，凉，归肺、胃经。功能解表，除烦，宣郁，解毒，属宣剂。主治感冒，烦躁满闷，两脚冷痛。时珍曰：治伤寒温毒发斑、呃逆。孟诜曰：治时疾热病发汗，炒为末，能止盗汗除烦。《别录》：主伤寒头痛寒热，瘴气恶毒，烦躁满闷，两足疼冷。《汤液》：去心中懊恼不眠，宜生用之。

三者合用，宣收并用，祛三焦风火，润肝脾而抑阳，标本兼顾，邪祛正复，使心君能平而烦满除。

来源：《伤寒论》栀子豉汤化裁。

注意事项：脾虚滑泄者不宜。

十一、安眠方（夜交藤　合欢花　炒酸枣仁）

组成：夜交藤30g，合欢花18g，炒酸枣仁20～30g。

功用：养心益肝，解郁安神。

主治：肝郁血虚所致神经衰弱、神经症，更年期综合征，失眠，潮热诸症。

释义：心主血脉，肝藏血，心为君主之官，肝为将军之官。心肝血虚，情志不遂，则心肾不交，虚烦不眠，潮热自汗，多疑健忘，诸般不适纷至沓来，当养血安神与解郁安神并用。

首乌藤：甘、微苦，平，归心、肝经。功能养血安神，祛风通络，属宣剂、通剂。用于失眠多梦、血虚身痛、皮肤痒疹等。《纲目》：风疮疥癣作痒，煎汤洗浴，甚效。《本草正义》：治夜少安寐。吕景山言：取夜交昼疏之意，能交通心肾，调节阴阳，司开阖。

合欢花：甘，平，归心、肝经。功能解郁安神，属宣剂。用于虚烦不眠、抑郁不舒、健忘多梦等症。《本经》：安五脏，和心志，令人欢乐无忧。久服，轻身明目，得所欲。《本草便读》：养血，活气，通络。《分类草药性》：清心明目，滋肾阴。

酸枣仁：甘、酸，平，归心、肝、胆经。功能养心益肝，安神，敛汗，生津，属补剂。用治心悸失眠、自汗盗汗等症。《纲目》：其仁甘而润，故熟用疗胆虚不得眠、烦渴虚汗；生用疗胆热好眠，皆足厥阴、少阳药也。《别录》：主心烦不得眠，虚汗，烦渴，不补中，益肝气，坚筋骨，助阴气。施今墨：入睡困难炒用，易醒生用，两者都有，生熟并用。

三者均入心、肝经，都有补益心肝、安神定志作用，而夜交藤通达作用强，合欢花解郁作用强，酸枣仁酸敛养血作用强，合用为相须配伍，取酸甘养阴、开合并用之意，可使心肝之气调达，心肾交合自如，失眠多梦、潮热自汗诸症皆除。

来源：吕景山用药经验。

注意事项：本模块性平，失眠通用，热实证需辨证加味。

十二、理气方（半夏　香附　陈皮）

组成：半夏12g，香附12g，陈皮9g。

功用：调理气机，除湿邪。

主治：肝胃不和，气机不利，湿滞中脘的胃痛、腹泻、咳喘等。

释义：人之根本在于气血，经言升降出入，无器不有，足见气机的重要性。气机调则五脏常，气机不利则五脏六腑病。气之枢机在肝胃，肝主疏泄为气之枢，胃为水谷之海，为气血生化之源，肝以升为常，胃以降为顺，肝气不升，胃气不降，则清浊不分，气机逆乱，百病丛生。治之当肝胃同治，则生化有源，疏泄有度，气机顺畅，诸病皆顺。

陈皮：辛、苦，温，归脾、肺经。功能理气健脾，燥湿化痰，属燥剂。用于呕吐、呃逆、痰湿咳嗽、中满泻痢、胸痹等症。《本经》：主胸中瘕热，逆气，利水谷，久服去臭，下气。《纲目》：疗呕哕反胃嘈杂，时吐清水，痰痞咳疟，大便闭塞，妇人乳痈。入食料，解鱼蟹毒。

半夏、香附：见前述。

三者合用，表面看是疏肝化痰，实则调理气机，使升降有度，理气燥湿化痰时为主方，补益时为辅助模块。其中半夏和陈皮降胃气，香附疏肝气，肝胃和而百病除。半夏与陈皮相须为用，半夏、陈皮与香附为相使配伍，三者相互佐助，扶正祛邪均可用。

来源：临床经验总结。

注意事项：阴虚燥甚不宜。

十三、通脑方（水蛭　鹿角片　通天草）

组成：水蛭9～12g，鹿角片18g，通天草9g。

功用：通脑络，祛瘀血。

主治：脑络不通所致脑梗死，脑出血后遗症，脑血管性痴呆等脑部瘀血诸症。

释义：脑病多与瘀血有关，然脑为奇恒之腑，独立而稳定，药物很难入脑，引经药尤为关键。许多名家均以"风药"为入脑之剂，然督脉通脑，通督之药亦可入脑。

水蛭：见前述。

鹿角片：咸，温，归肝、肾经。功能补肾助阳，通督脉，强筋健骨，属补剂、通剂。用于疮疡肿毒、乳痈、产后瘀血腹痛、腰痛、胞衣不下等。《本经》：主漏下恶血，寒热惊痫，益气强志，生齿不老。《别录》：疗虚劳，洒洒如疟，羸瘦，四肢酸疼，腰脊痛，小便数利，泄精溺血，破瘀血在腹，散石淋痈肿，骨中热疽，养骨安胎下气，杀鬼精物，久服耐老。不可近丈夫阴，令痿。《纲目》：生精补髓，养血益阳，强筋健骨，治一切虚损，耳聋目暗，眩晕虚痢。

通天草：苦，凉，入脾、肾经。功能清热解毒，利尿，降逆，为清剂、宣剂。主治热淋，小便不利，水肿，疔疮，呃逆。颜德馨先生言：通天草乃荸荠之苗，其性轻清上逸，能引药入脑，故治脑病。

水蛭活血破瘀，软坚散结，力强而药力持久，有"缓释剂"之美称，用为开路先锋；鹿角头角峥嵘，祛风通督，血肉有情之品，为中锋；通天草轻清上扬，活泼灵动，为信使之徒。三者合用，剔除脑络瘀血，使瘀化络通，脑窍复开，为相使配伍。

来源：《首批国家级名老中医效验秘方精选》颜德馨方。

注意事项：水蛭不宜久煎，宜后下或研磨冲服，有出血倾向者忌用。

十四、筋痹方（木瓜　伸筋草　当归）

组成：木瓜20g，伸筋草20g，当归10g。

功用：祛风除湿，养筋活络。

主治：筋脉失养所致筋痹、筋脉挛缩等。

释义：肝主筋，肝血虚不营筋脉则筋缩，导致关节疼痛，运动障碍称为筋痹。久病及肾，痹证日久则损伤肝肾，使筋骨受损，尤以着痹缠绵难愈。故着痹、筋痹在祛风湿之时，宜养筋脉，一以治未病，一以治已病。

木瓜：酸，温，归肝、脾经。功能舒筋活络，除湿和胃，属通剂。用治湿痹脚气，霍乱大吐下，转筋不止。陈藏器曰：止呕逆，心膈痰唾，脚气冲心，止水利后渴不止。李珣曰：敛肺和胃，理脾伐肝。王好古曰：治腹胀善噫。

伸筋草：苦、辛，温，归肝经。功能祛风除湿，舒筋活血，属燥剂。用治着痹、筋痹。《本草拾遗》：主久患风痹，脚膝疼冷，皮肤不仁，气力衰弱。《滇南本草》：其性走而不守，其用沉而不浮。

当归：见前述。

三者合用，心肝脾同治，酸甘辛并用，融祛风、除湿、养血舒筋于一炉，可使风湿即除，筋脉得养，筋痹、筋脉挛缩得愈。木瓜、伸筋草为相须配伍，两者与当归相使配伍，燥润结合，存利去害，互相佐助。

来源：魏长春经验方。

注意事项：热痹不宜。

十五、纳气方（淫羊藿　五味子　诃子）

组成：淫羊藿 20g，五味子 12g，诃子 10g。

功用：补肾气，纳气涩肠。

主治：肾不纳气所致喘证，泄泻，久痢，尿失禁。

释义：肺为华盖，肾为根本，一由外而内，一由内而外，互为依托。上下交通，肾收肺敛则元气沉降，所谓气沉丹田，精神内守，则喘逆、滑泄诸症皆无。

淫羊藿：辛、甘，温，归肝、肾经。功能温肾壮阳，强筋骨，祛风湿，属补剂。用治肾阳虚的阳痿、不孕及尿频，肝肾不足的筋骨痹痛，风湿拘挛麻木，等等。《本经》：主阴痿绝伤，茎中痛，利小便，益气力，强志。《别录》：坚筋骨。《大明》：丈夫绝阳无子，女人绝阴无子，老人昏耄，中年健忘，一切冷风劳气，筋骨挛急，四肢不仁，补腰膝，强心力。《经疏》：入手厥阴，为补命门之要药；亦入足少阴、厥阴经。

五味子：酸、甘，温，归肺、肾、心经。功能敛肺滋肾，生津敛汗，涩精止泻，宁心安神，属补剂、涩剂。用治久咳虚喘，津伤口渴，消渴，自汗、盗汗，遗精、滑精，久泻不止，心悸、失眠、多梦。《本经》：酸、温，无毒，主益气，咳逆上气，劳伤羸瘦，补不足，强阴，益男子精。《别录》：养五脏，除热，生阴中肌。李东垣言：生津止渴，治泻痢，补元气不足，收耗散之气。

诃子：苦、酸、涩，平，归肺、大肠经。功能涩肠止泻，敛肺止咳，利咽开音，属涩剂。用治久泻、久痢、脱肛，肺虚久咳或久咳失声。甄权言：破胸膈结气，通利津液。朱丹溪言：实大肠，敛肺降火。苏恭言：治痰嗽，咽喉不利,含三数枚殊胜。《大明》:消痰,开音止咳,下气除烦,治水,止呕吐,心腹虚痛,肺气喘急,漏胎及胎动欲生,胀闷气喘;痢疾肛门急痛,产妇阴痛,和蜡烧烟熏之及煎汤洗。

三者合用,淫羊藿补肾阳,五味子益肾阴,为对药,共奏补肾气作用,再加诃子清热生津敛肺,为上下同治、肺肾双补、金水相生之意。从张仲景、钱乙等各家之方义可知,"肾气虚"是指肾"阴中之阳"不足,为肾阴阳两亏之轻症。本模块为相须、相使配伍,互相佐助。

来源:个人经验方。

注意事项:邪甚慎用,以免留邪。

十六、抗病毒方(金银花　菊花　板蓝根)

组成:金银花20g,菊花12g,板蓝根15~30g。

功用:清热解毒,疏散风热。

主治:病毒感染所致病毒性感冒、无名肿毒、病毒性肝炎等有表证者。

释义:病毒感染性疾病当属温病范畴,变化多端,极易入里,由卫气分而入营血分,耗气伤阴,需顾护气阴,宜"透热转气"之法,不宜苦燥伤阴。

金银花:甘,寒,归肺、心、胃经。功能清热解毒,疏散风热,属轻剂、宣剂。用于治疗疮痈疔肿,外感风热,温病初起,热毒血痢。《别录》:味甘,无毒,主寒热身肿。陈藏器言:小寒,热毒,血痢,水痢,浓煎服。李时珍言:治一切痈疽,恶疮,散热解毒。

菊花:辛、甘、苦,微寒,归肺、肝经。功能发散风热,清肝明目,平抑肝阳,清热解毒,属清宣之剂。用于治疗外感风热及温病初起,发热头痛,目疾,肝阳上亢,头痛眩晕,疔疮肿毒。《本经》:味苦平,主诸风,头眩肿痛,目欲脱,泪出,皮肤死肌,恶风湿痹,利血气,久服轻身,耐老延年。《别录》:甘,无毒,除胸中烦热。甄权言:治头目风热,风旋倒地,脑骨疼痛,身上一切游风,能令消散;利血脉,并无所忌。张元素言:去翳膜。《得宜》:专清头目风火。

板蓝根:苦,寒,归心、胃经。功能清热解毒,凉血利咽,属泄剂。主治温病发热、头痛、咽痛或身发斑疹,大头瘟疫,丹毒痄腮。《本草便读》:入肝、胃血分,清热解毒,辟疫杀虫。《日华子本草》:治天行热毒。《中药志》:清火解毒,凉血止血。治热病发斑,丹毒,咽喉肿痛,大头瘟,及吐血、衄血等症。

金银花和菊花辛凉解表走气分,板蓝根清热解毒偏入血分,三药合用,气血两清,表里同治,使邪热止于气分,不得入内,暗含透热转气之旨,但加强了清热解毒之力,抑制了发表之功,反无伤阴耗气之弊,为相须配伍。

来源:个人临床经验总结。

注意事项:虚证减量,营血分病症不宜。

十七、降脂方(红曲米　山楂　菊花)

组成:红曲米 6~12g,山楂 15~30g,菊花 12g。

功用:清肝活血消脂。

主治:脂肪肝,高脂血症,中医称脂浊。

释义:脂肪肝首责痰瘀积滞,次及肝经风热,疏泄不利,涉及肝脾肺诸经,治宜化痰活血、疏理气机。

红曲米:甘,温。功能健脾消食、活血化瘀,属宣剂。主治产后恶露不净,瘀滞腹痛,食积饱胀,赤白下痢,跌打损伤。朱丹溪言:味甘,温,无毒,主消食活血,健脾燥胃,治赤白痢,下水谷。李时珍言:女人血气痛,及产后恶血不尽,擂酒饮之,甚良。

山楂:酸、甘,微温,归脾、胃、肝经。功能消食化积,行气散瘀,属泄剂。用治肉食积滞,泻痢腹痛,瘀阻肿痛。吴瑞:消食积,补脾,治小肠疝气,发小儿疮疹。朱丹溪言:健胃,行结气;妇人产后儿枕作痛,恶露不尽,入砂糖服。李时珍言:消内积癥瘕,痰饮痞满,吞酸,血积痛胀。

菊花:见前述。

红曲米集健脾消食、化痰、活血于一身,理所当然的是君药,山楂化积散瘀为臣,佐菊花疏风理气,三者并用,寒热适中,标本兼治,使肝气调达,痰瘀得除,血脂可恢复正常,为相须、相使配伍。

来源:临床经验总结。

注意事项:肝寒患者,宜去菊花之凉,用玫瑰花之温,又为一新的模块。

十八、软肝方(柴胡　鳖甲　牡蛎)

组成:柴胡 12g,鳖甲 15~30g,牡蛎 15~30g。

功用：软坚散结,疏通肝络。

主治：肝络瘀滞所致肝硬化、肝癌、腹痛、腹部癥瘕。

释义：肝体阴而用阳,疏肝活血即补肝,利肝用,养阴即固本,利肝体。肝纤维化,俗称肝硬化,属于中医癥瘕积聚范畴,治法首选软坚散结,养阴疏肝,体用同治。

柴胡、鳖甲:见前述。

牡蛎:咸,微寒,归肝、胆、肾经。功能重镇安神,潜阳补阴,软坚散结,属重剂、涩剂。用于心神不安,惊悸失眠,肝阳上亢,头晕目眩,痰核、瘰疬、瘿瘤、癥瘕积聚,滑脱诸证。《本经》:惊恚怒气,除拘缓鼠瘘,女子带下赤白。《海药本草》:主男子遗精,虚劳乏损,补肾,止盗汗,去烦热,治伤寒热痰,能补养安神,治孩子惊痫。《备要》:咸以软坚化痰,消瘰疬结核,老血疝瘕。涩以收脱,治遗精崩带,止嗽敛汗,固大小肠。《别录》:微寒,无毒,除留热在关节营卫,虚热去来不定,烦满,心痛气结,止汗止渴,除老血,疗泄精,涩大小肠,止大小便,治喉痹,咳嗽,心胁下痞热。李时珍言:化痰软坚,清热除湿,止心脾气痛,痢下赤白浊,消疝瘕积块,瘿疾结核。

三者合用,去柴胡之燥,抑鳖甲之腻,合牡蛎之重降,只用它们辛苦通气、咸寒软坚散结之用,使肝阴得全,疏泄有度,正常肝细胞发挥功能,肝硬化有望逆转,肿块得消,互为相使配伍。

来源:柴胡鳖甲煎(刘渡舟方)。

注意事项:本模块偏凉,寒证需配伍热药。

十九、厚肠方（阿胶　肉桂　厚朴）

组成:阿胶 12g,肉桂 3g,厚朴 6g。

功用:厚肠止泻。

主治:虚寒证导致的大肠损伤,腹泻、腹痛、便脓血等。

释义:大肠为传导之官,属阳明经,为多气多血之腑。经言:形不足者补之以气,精不足者补之以味,气味双投则充气血,可实大肠。

阿胶:甘,平,归肺、肝、肾经。功能补血,滋阴,润肺,止血,属补剂。用治血虚证,出血证,肺阴虚燥咳,热病伤阴之心烦失眠及阴虚风动,手足瘛疭等。《本经》:主心腹内崩,劳极洒洒如疟状,腰腹痛,四肢酸痛,女子下血,安胎。《别录》：主丈夫小腹痛，虚劳羸瘦，阴气不足，脚酸不能久立，养肝气。

肉桂：见前述。

厚朴：苦、辛，温，归脾、胃、肺、大肠经。功能燥湿消痰，下气除满，属燥剂。用治湿阻中焦，脘腹胀满，食积气滞，腹胀便秘，痰饮喘咳。《本经》：主中风伤寒，头痛，寒热，惊悸，气血痹，死肌，去三虫。《别录》：主温中，益气，消痰下气，治霍乱及腹痛，胀满，胃中冷逆，胸中呕逆不止，泄痢，淋露，除惊，去留热，止烦满，厚肠胃。王好古：主肺气胀满，膨而喘咳。

三者合用，温热之气足，甘肥之味浓，形精双补，气血相和，补肺实肠，温肠益肺，相得益彰，可使大肠肥厚，传导有力，互为相使配伍。

来源：《医学衷中参西录》。

注意事项：热实证不宜单用。

二十、消癥方（水蛭　雷丸　麝香）

组成：水蛭9～12g，雷丸10g，麝香0.1g。

功用：破积消癥。

主治：肿瘤晚期，兼身痛、神倦者的标实证。

释义：肿瘤病因病机复杂，往往是本虚标实证，标为瘀滞，气血逆乱。消瘀滞的关键在于药到病所，攻破包膜进入核心。但肿瘤表面或有包膜，或形成壁垒，使药物不易进入，成为消癥难点；肿瘤晚期，疼痛严重，气机不利，当佐辛香温热药，不宜纯用寒凉药，以免寒凝不破。

水蛭、雷丸：见前述。

麝香：辛，温，归心、脾经。功能开窍醒神，活血通经，消肿止痛，属宣通之剂。用治闭证神昏，疮疡肿毒，瘰疬痰核，咽喉肿痛，血瘀经闭，癥瘕，心腹暴痛，头痛，跌打损伤，风寒湿痹，难产，死胎，胞衣不下。本品活血通经，辛香走窜，力达胞宫，有催生下胎之效。《本经》：主辟恶气，温疟惊痫，去三虫蛊毒。《别录》：中恶，心腹暴痛，胀急痞满，风毒，妇人产难，堕胎，去目中肤翳。《纲目》：通诸窍，开经络，透肌骨，解酒毒，消瓜果食积，治中风、中气、中恶、痰厥、积聚癥瘕。盖麝香走窜，能通诸窍之不利，开经络之壅遏，若诸风、诸气、诸血、诸痛，惊痫、癥瘕诸病，经络壅闭，孔窍不利者，安得不用为引导以开之通之耶？非不可用也，但不可过耳。

　　三药合用，寒温并用，水蛭为将军，雷丸、麝香为左右先锋，成三面突破、攻坚克难之势，使邪无所依，虽铜墙铁壁亦能撕开一个口子。本模块在蛭、雷破结基础上，加麝香，加大辛香走窜之力，破结止痛作用好，适用于肿瘤晚期，三者互为相须配伍。

　　来源：《刘梓衡临床经验回忆录》。

　　注意事项：雷丸不耐热，需研末吞服；本模块为攻伐而设，运用时需要顾及正气，以助攻；麝香短缺或可用白芷代替。

二十一、排石方（金钱草　海金沙　大黄）

　　组成：金钱草30g，海金沙15g，大黄6g。

　　功用：清热利湿，排石，消石。

　　主治：湿热凝结所致的胆石症、热淋、石淋。

　　释义：结石的形成是由于湿热壅滞日久，清浊不分，精化为浊，凝积而成。清热利湿为治病求因之法，使湿邪从二便出，则清气能升，浊气能降，结石无形成的基础，而土崩瓦解。

　　金钱草：甘、咸，微寒，归肝、胆、肾、膀胱经。功能利湿退黄，利尿通淋，解毒消肿，属通剂。用治湿热黄疸，石淋，热淋，痈肿疔疮、毒蛇咬伤。《采药志》：反胃噎膈，水肿臌胀，黄白火丹。《草木便方》：除风毒。

　　海金沙：甘、咸，寒，归膀胱、小肠经。功能利尿通淋，止痛，属通剂。用治淋证。《本草品汇精要》：主通关窍，利水道。《纲目》：治湿热肿满，小便热淋、膏淋、血淋、石淋，茎痛，解热毒气。

　　大黄：苦，寒，归脾、胃、大肠、肝、心包经。功能泻下攻积，清热泻火，凉血解毒，逐瘀通经，属泄剂。用治积滞便秘，血热吐衄，目赤咽肿，热毒疮疡，烧烫伤，瘀血证，湿热痢疾、黄疸、淋证，通脏腑，降湿浊。《本经》：下瘀血，血闭，寒热，破癥瘕积聚，留饮宿食，荡涤肠胃，推陈致新，通利水谷，调中化食，安和五脏。《药性论》：通女子经候，利水肿，破痰实，冷热积聚，宿食，利大小肠，贴热毒肿，主小儿寒热时疾，烦热，蚀脓，破留血。《纲目》：下痢赤白，里急腹痛，小便淋沥，实热燥结，潮热谵语，黄疸，诸火疮。《药品化义》：大黄气味重浊，直降下行，走而不守，有斩关夺门之力，故号将军。专攻心腹胀满，胸胃蓄热，积聚痰实，便结瘀血，女人经闭。

金钱草善清气分湿热，海金沙清降血分湿热，大黄为将军泻热破气开结，三药合用，咸寒软坚，苦寒清热，气血并治，通利二便，使肝胆湿热除，凝结能开，胆结石或排或消，为相须、相使配伍。

来源：洪子云经验方。

注意事项：寒凉药，恐有伤胃之嫌，临证须顾护脾胃。

二十二、三子养亲汤（紫苏子　莱菔子　白芥子）

组成：紫苏子9g，莱菔子9g，白芥子6g。

功用：化顽痰、老痰，降气止咳。

主治：痰浊壅肺所致的咳喘、胸腹满闷。

释义：脾为生痰之源，肺为贮痰之器，化痰的根本在调整脾肺功能，然痰浊不去，反过来影响脾肺功能，而形成恶性循环，喘满岂能治愈？因此，化痰为重要的一环。痰有多种形式，有有形之痰、无形之痰，有风痰、热痰、寒痰，还有顽痰、老痰、黏痰、稀痰等，不一而足。傅青主讲，顽痰老痰，非温不化，非散不开，非化不出，故辛散温通为其治。

紫苏子：辛，温，归肺、大肠经。功能降气化痰，止咳平喘，润肠通便。用治咳喘痰多，肠燥便秘，属宣剂。《别录》：主下气，除寒温中。《药品化义》：苏子主降，味辛气香主散，降而且散，故专利郁痰。咳逆则气升，喘急则肺胀，以此下气定喘。膈热则痰壅，痰结则闷痛，以此豁痰散结。如气郁不舒，乃风寒客犯肺经，久遏不散，则邪气与真气相持，致饮食不进，痰嗽发热，似弱非弱，以此清气开郁，大为有效。《本经逢原》：性能下气，故胸膈不利者宜之，为除喘定嗽、消痰顺气之良剂。但性主疏泄，气虚久嗽，阴虚喘逆，脾虚便溏者皆不可用。

莱菔子：辛、甘，平，归肺、脾、胃经。功能消食除胀，降气化痰，属泄剂。用治食积气滞证，咳喘痰多，胸闷食少。《纲目》：下气定喘，治痰，消食，除胀，利大小便，止气痛，下痢后重，发疮疹。《医林纂要》：生用，吐风痰，宽胸膈，托疮疹；熟用，下气消痰，攻坚积，疗后重。

白芥子：辛，温，归肺、胃经。功能温肺化痰，利气，散结消肿，属燥剂。用治寒痰喘咳，悬饮，阴疽流注，肢体麻木，关节肿痛。《纲目》：利气豁痰，除寒暖中，散肿止痛。治喘嗽反胃，痹木脚气，筋骨腰节诸痛。《本草经疏》：

味极辛,气温。能搜剔内外痰结,及胸膈寒痰,冷涩壅塞者殊效。《药品化义》:横行甚捷,通行甚锐,专开结痰,痰属热者能解,属寒者能散。痰在皮里膜外,非此不达,在四肢两胁,非此不通。若结胸证,痰涎邪热固结胸中及咳嗽失声,以此同苏子、枳实、瓜蒌、杏仁、芩连为解热下痰汤,诚为利气宽胸神剂。

三者均为辛温化痰药,苏子擅治风痰,莱菔子擅治食气之痰,白芥子善化顽痰老痰,三者合用理气化痰,除寒开结,使胸膈之痰得开,喘满而后除,三者互为相须配伍。

来源:《韩氏医通》三子养亲汤。

注意事项:新痰不宜,虚证慎用。

二十三、鼻渊方(葫芦 炒扁豆 鱼腥草)

组成:葫芦30g,炒扁豆15g,鱼腥草20g。

功用:清肺利湿,通鼻窍。

主治:肺部湿热所致的鼻炎、鼻渊。

释义:肺主气,司呼吸,鼻为气道,属肺,治鼻炎首治肺,次治脾,肺脾调则鼻窍通。然肺为娇脏,不耐寒热,故用药宜甘寒,不宜大寒大热。

葫芦:甘,寒,归肺、胃、肾经。功能清热解毒,润肺通便,消肿散结,属轻剂。用治面目四肢肿,鼻塞,小便不通,大便燥结,黄疸,淋病,痈肿等症。

炒扁豆:甘,微温,无毒,归脾、肺、肾、大肠经。功能和中下气,属补剂、燥剂。用治呃逆、中满。孟诜言:补五脏,主呕逆。苏恭言:疗霍乱吐利不止,研末,和醋服之。苏颂言:解河豚鱼毒。李时珍言:止泄痢,消暑,暖脾胃,除湿热,止消渴。

鱼腥草:辛,微寒,归肺经。功能清热解毒,消痈排脓,利尿通淋,属泄剂。用治肺痈吐脓,肺热咳嗽,热毒疮毒,湿热淋证,湿热泻痢。《纲目》:散热毒痈肿。《本草经疏》:治痰热壅肺,发为肺痈吐脓血之要药。《分类草药性》:治五淋,消水肿,去食积,补虚弱,消膨胀。

葫芦中空,形似鼻窍,入鼻而消肿,炒扁豆健脾燥湿,鱼腥草清热解毒,消痈排脓,三者合用,药到病所,使湿、热、毒、脓无所遁行,鼻窍复通,能治鼻炎、鼻渊等病,为相使、相须配伍,互相佐助。

来源：山西民间验方。

注意事项：腹泻者少用，虚者慎用。

二十四、三石解结汤（石膏　寒水石　滑石）

组成：石膏6g，寒水石6g，滑石6g。

功用：分消湿热，化解凝结。

主治：湿热凝结所致咳嗽、腹胀、胃脘不适、小便不利等症。

释义：湿邪凝滞，缠绵难解，与热毒结合更加根深蒂固，祛湿则伤阴，清热则耗气，治疗不当极易致湿热不去而气阴两亏，病情加重。刘渡舟老先生巧用三石辛甘寒咸并用，清热利尿生津，使湿浊之邪由小便外排，湿热分消，凝结化解，很好地解决了祛邪与伤正的矛盾，广泛应用于肝病、热病后期、皮肤病、胃肠病等湿热凝结不开的疾病。

石膏：甘、辛，大寒，归肺、胃经。生用：清热泻火，除烦止渴，属泄剂、宣剂。煅用：敛疮生肌，收湿，止血，属涩剂、轻剂兼宣剂。应用于温热病气分实热证，肺热喘咳证，胃火牙痛、头痛、消渴证，溃疡不敛、湿疹瘙痒、水火烫伤、外伤出血。《本经》：主中风寒热，心下逆气，惊喘，口干舌焦，不能息，产乳，金疮。《别录》：除时气头痛身热，三焦大热，皮肤热，肠胃中膈热，解肌发汗；止消渴烦逆，腹胀暴气喘息，咽热。《医学衷中参西录》：凉而能散，有透表解肌之力。外感有实热者，放胆用之，直胜金丹。愚用生石膏以治外感实热，轻症亦必至两许；若实热炽盛，又恒用至四、五两或七、八两，或单用，或与他药同用，必煎汤三、四杯，徐徐温饮下，热退不必尽剂。

寒水石：辛、咸，寒，归心、胃、肾经。功能清热泻火，属泄剂。用治热病烦渴、癫狂、口疮、热毒疮肿、丹毒烫伤。《本经》：主身热，腹中积聚邪气，皮中如火烧，烦满，水饮之。《本经逢原》：治心肾积热之上药。《金匮》风引汤，《和剂局方》紫雪，皆用以治有余之邪热也。

滑石：甘、淡，寒，归膀胱、肺、胃经。功能利尿通淋，清热解暑，收湿敛疮，属滑剂。用治热淋，石淋，尿热涩痛，暑湿，湿温。《本经》：主身热泄澼，女子乳难，癃闭，利小便，荡胃中积聚寒热。《纲目》：滑石利窍，不独小便也。上能利毛腠之窍，下能利精溺之窍。盖甘淡之味，先入于胃，渗走经络，游溢精气，上输于肺，下通膀胱。肺主皮毛，为水之上源。膀胱司津液，气化

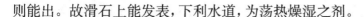

则能出。故滑石上能发表，下利水道，为荡热燥湿之剂。

三石合用，名为三石汤，石膏清上焦，寒水石清中焦，滑石利下焦，三者合用，辛咸甘淡，取其清热利尿滑泄之功，兼生津护阴，以期开散三焦湿热凝结，使邪从小便而出，而不致耗损气阴，为相须配伍。

来源：三石汤（刘渡舟方）。

注意事项：三石汤与三仁煎不同，前者治湿热凝结，滑利关窍作用强，后者治湿邪滞气，辛散理气作用强，两者还可合用。热毒盛尚需清热解毒；湿重加理气燥湿利水药。

二十五、消石方（硝石　鸡内金　海金沙）

组成：硝石10g，鸡内金15g，海金沙15g。

功用：融石、消石。

主治：胆结石、肾结石、胃结石等结石症。

释义：结石的病因病机为湿热凝结，类似于古代炼丹，为复杂的化学反应，要想融石、消石，必须祛除病因，创造融石的环境。

硝石：亦名芒硝、苦硝、焰硝、火硝、地霜、生硝、北帝玄珠。苦，寒，无毒。功能辟秽涤浊，攻坚破积，利水泻实，解毒消肿，属泄剂。主治暑日伤冷，寒热吐泻，癥瘕痞块，颈项瘰疬，瘀血腹痛，黄疸黑疸，沙石淋痛，头痛，喉痹，目赤，疮疡肿毒。《得宜》：其性主升，功专破击散坚。张元素言：禀天地至阴极寒之气而生，气薄味厚，沉而降，阴也。沈芊绿言：入胃、大肠、三焦三经，为下泄除热、润燥软坚之品。

鸡内金：甘，平，归脾、胃、小肠、膀胱经。功能消食健胃，涩精止遗，属补剂、涩剂。用治饮食积滞，小儿疳积，砂石淋证，胆结石。《本经》：主泄利。《日华子本草》：止泄精，并尿血、崩中、带下、肠风泻痢。《滇南本草》：宽中健脾，消食磨胃。治小儿乳食结滞，肚大筋青，痞积疳积。

海金沙：见前述。

三药均有消石作用，但硝石、海金沙偏于祛邪攻坚，鸡内金血肉有情之品，尚有扶正作用，合用则取长补短，能改变内环境，使结开热除，石患解，为相须、相使配伍。

来源：取《金匮要略》中"硝石矾石散"之意，结合"排石汤"而成。

注意事项：结石难消，需耐心服药。另急性发作期宜中西医结合治疗。

二十六、鼻通汤（辛夷　白芷　苍耳子）

组成：辛夷12g，白芷9g，苍耳子6～10g。

功用：发散风寒，通鼻窍。

主治：风寒闭阻鼻窍所致的鼻炎、鼻渊等病。

释义：鼻为七窍之一，通肺胃之气，治鼻病当取肺胃二经。

辛夷：辛，温，归肺、胃经。功能发散风寒，通鼻窍，属宣剂。用治风寒感冒，鼻渊。《本经》：主五脏身体寒热风，头脑痛。《别录》：温中解肌，利九窍，通鼻窍、涕出，治面肿引齿痛，眩冒如在车船之上者。生须发，去白虫。《纲目》：鼻渊，鼻鼽，鼻窒，鼻疮及痘后鼻疮。辛夷之辛温，走气而入肺，能助胃中清阳上行通于天，所以能温中、治头面目鼻之病。

白芷：辛，温，归肺、胃、大肠经。功能解表散寒，祛风止痛，通鼻窍，燥湿止带，消肿排脓，属宣剂。用治风寒感冒，头痛、牙痛、痹痛等多种疼痛，鼻渊，带下证，疮痈肿毒。《本经》：主女人漏下赤白，血闭阴肿，寒热，风头侵目泪出，长肌肤，润泽。《滇南本草》：祛皮肤游走之风，止胃冷腹痛寒痛，周身寒湿疼痛。《纲目》：治鼻渊、鼻衄、齿痛、眉棱骨痛，大肠风秘，小便出血，妇人血风眩晕，翻胃吐食；解砒毒，蛇伤，刀箭金疮。

苍耳子：辛，苦，温，有毒，归肺经。功能发散风寒，通鼻窍，祛风湿，止痛，属宣通之剂。用治风寒感冒，鼻渊，风湿痹痛。《本经》：主风，头寒痛，风湿周痹，四肢拘挛痛，恶肉死肌。《备要》：善发汗，散风湿，上通脑顶，下行足膝，外达皮肤。治头痛，目暗，齿痛，鼻渊，去刺。《玉楸药解》：消肿开痹，泄风祛湿。治疥疠风瘙瘾疹。

三者均走肺经，是鼻病正治法，合用为相须配伍，增强辛温发散通鼻窍的功效。

来源：辛芷鼻炎片等成药配伍精髓。

注意事项：急性热证只取通窍作用，需伍苦寒清热药制其热性。

二十七、上肢痹痛方（桑枝　桂枝　片姜黄）

组成：桑枝30g，桂枝12g，片姜黄6g。

功用：祛风通络，实上肢。

主治：风寒痹阻经脉所致的上肢疼痛、肩周炎、肱骨外上髁炎、腕关节炎等。

释义："药到病所"方能取效，上肢为阳，枝条藤蔓辛散走窜类宜。

桑枝：微苦，平，归肝经。功能祛风湿，利关节，属宣剂、泄剂。用治风湿痹证；利水，治水肿；祛风止痒，治白癜风、皮疹瘙痒；生津液，治消渴。《近效方》云：疗遍体风痒干燥，脚气风气，四肢拘挛，上气，眼晕，肺气嗽，消食，利小便，久服轻身，聪明耳目，令人光泽，兼疗口干。《备要》：利关节，养津液，行水祛风。

桂枝：辛、甘，温，归心、肺、膀胱经。功能发汗解肌，温通经脉，助阳化气，属宣剂、燥剂。用治风寒感冒，寒凝血滞诸痛症，痰饮、蓄水证，心悸。《主治秘诀》：去伤风头痛，开腠理，解表，去皮肤风湿。《本草经疏》：实表祛邪。主利肝肺气，头痛，风痹骨节疼痛。《备要》：温经通脉，发汗解肌。

片姜黄：辛、苦，温，归肝、脾经。功能活血行气，通经止痛，属通剂、宣剂。用治气滞血瘀所致的心、胸、胁、腹诸痛，风湿痹痛。《新修本草》：主心腹结积，疰忤，下气，破血，除风热，消痈肿，功力烈于郁金。《日华子本草》：治癥瘕血块，痈肿，通月经，治跌仆瘀血，消肿毒，止暴风痛，冷气，下食。《纲目》：治风痹臂痛。姜黄、郁金、蒁药（莪术）三物，形状功用皆相近。但郁金入心治血，而姜黄兼入脾，兼治气；蒁药则入肝，兼治气中之血，为不同耳。

三药皆能走上肢，桑枝平而偏凉，桂枝、姜黄偏温，合用则温而不燥，祛风通络而又活血化瘀止痛，为相须配伍，使风寒瘀滞的经脉通畅，上肢痹阻能除。

来源：临床经验总结。

注意事项：本模块为燥剂，血虚者需伍润养药。

二十八、半夏白术天麻汤（半夏　白术　天麻）

组成：半夏12g，白术20g，天麻6～12g。

功用：祛风化痰，定眩。

主治：风痰上扰导致的眩晕、颈椎病等。

释义：脾虚生痰，内风夹痰浊上扰，则蒙闭清窍，致眩晕、颈部痹痛，治宜健脾化痰，祛风止痉。

半夏：见前述。

白术：甘、苦，温，归脾、胃经。功能健脾益气，燥湿利尿，止汗，安胎，属补剂。用治脾气虚弱，神疲乏力，食少腹胀，大便溏薄；气虚自汗；脾虚胎动不安；小便不利、水肿；痰饮眩晕；湿邪腰痛。《医学启源》：除湿益燥，和中益气。其用有九：温中一也；去脾胃中湿二也；除胃热三也；强脾胃，进饮食四也；和胃，生津液五也；主肌热六也；治四肢困倦，目不欲开，怠惰嗜卧，不思饮食七也；止渴八也；安胎九也。《本草通玄》：补脾胃之药，更无出其右者。土旺则能健运，故不能食者，食停滞者，有痞积者，皆用之也。土旺则能胜湿，故患痰饮者，肿满者，湿痹者，皆赖之也。土旺则清气善升，而精微上奉，浊气善除，而糟粕下输，故吐泻者，不可阙也。《本经》：主风寒湿痹，死肌，痉，疸，止汗，除热，消食。作煎饵久服，轻身延年不饥。《别录》：主大风在身面，风眩头痛，目泪出。消痰水，逐皮间风水结肿，除心下急满及霍乱吐下不止，利腰脐间血，益津液，暖胃，消谷，嗜食。《药性论》：能主大风顽痹，多年气痢，心腹胀痛。破消宿食，开胃，去痰涎，除寒热，止下泄。主面光悦，驻颜。治水肿胀满。止呕逆、腹内冷痛、吐泻不住及胃气虚冷痢。《日华子》：治一切风疾，五劳七伤，冷气腹胀。补腰膝。消痰，治水气，利小便。止反胃呕逆，及筋骨弱软，疟癖气块，妇人冷癥瘕，温疾，山岚瘴气，除烦长肌。《汤液本草》：治皮间风，止汗消痞，补胃和中，利腰脐间血，通水道，上而皮毛，中而心胃，下而利脐，在气主气，在血主血。《本草衍义补遗》：除湿之功为胜。又有汗则止，无汗则发。味亦有辛，能消虚痰。《药性考》：兼补气血，定痛，（止）呕逆，水肿宜之。

天麻：甘，平，归肝经。功能息风止痉，平抑肝阳，祛风通络，属补剂、通剂。用治肝风内动，惊痫抽搐，眩晕，头痛，肢体麻木，手足不遂，风湿痹痛。《开宝本草》：主诸风湿痹，四肢拘挛，小儿风痫、惊气，利腰膝，强筋力。《用药法象》：疗大人风热头痛；小儿风痫惊悸；诸风麻痹不仁；风热语言不遂。《本草汇言》：主头风，头痛，头晕虚旋，癫痫强痉，四肢挛急，语言不顺，一切中风，风痰。

三者并用，一健脾，一化痰，一平肝，入太阴、厥阴经，标本兼顾，使肝风、痰浊能降而平,头颈部经络通畅而取效,互为相使配伍。

来源:《脾胃论》。

注意事项:本模块偏燥,阴虚阳亢,气血不足者不宜使用。

二十九、麻黄附子细辛汤(麻黄 附子 细辛)

组成:麻黄10g,附子9g,细辛3g。

功用:温通经脉。

主治:寒凝经脉和少阴证所致的痛症等。

释义:少阴经感寒则四肢厥冷,恶寒,非温热药不除,当发表通里,使邪从表出,或从里化。

麻黄:辛、微苦,温,归肺、膀胱经。功能发汗解表,宣肺平喘,利水消肿,属轻宣之剂。用治风寒感冒,咳嗽气喘,风水水肿。取麻黄散寒通滞之功,也可用治风寒痹证,阴疽,痰核。《本经》:主中风,伤寒头痛,温疟。发表出汗,去邪热气,止咳逆上气,除寒热,破癥坚积聚。《别录》:通腠理,解肌。《纲目》:散目赤肿痛,水肿,风肿……麻黄乃肺经专药,故治肺病多用之。张仲景治伤寒,无汗用麻黄,有汗用桂枝。

附子:辛、甘,大热,有毒,归心、肾、脾经。功能回阳救逆,补火助阳,散寒止痛,属补剂、燥剂。用治亡阳脱证,肢冷脉微,胸痹心痛,虚寒吐泻,肾阳虚衰,寒湿痹痛,一切寒证。《本经》:味辛,温,主风寒,咳逆邪气,温中,金疮,破癥坚,积聚血瘕,寒湿痿躄,拘挛膝痛。《别录》:甘,大热,有大毒,腰脊风寒,脚气冷弱,心腹冷痛,坚肌骨,为百药长。东垣:除脏腑沉寒,三阳厥逆,湿淫腹痛,胃寒蛔动,经闭,补虚散壅。《经疏》:禀地中火土燥烈之气,兼得天之热气以生,气厚味薄,阳中之阴,降多于升,浮中有沉,无所不至,入手厥阴,命门,手少阳三焦,兼入足少阴、太阴经。虞抟:禀雄壮之质,能引补气药行十二经,以追复散失之元阳;引补血药入血分,以滋养不足之真阴;引发散药开腠理,以驱逐在表之风寒;引温暖药达下焦,以祛除在里之冷湿。沈芊绿:专补命门相火,通行十二经,而无所不到也。

细辛:辛,温,有小毒,归肺、肾、心经。功能解表散寒,祛风止痛,通窍,温肺化饮,属宣通之剂。用治风寒感冒,头痛,牙痛,风湿痹痛,鼻渊,肺寒咳喘。《本经》:主咳逆,头痛脑动,百节拘挛,风湿痹痛,死肌。明目,利九窍。《本草别说》：细辛若单用末，不可过半钱匕，多则气闷塞，不通者死。《本草汇言》：细辛，佐姜、桂能驱脏腑之寒，佐附子能散诸疾之冷，佐独活能除少阴头痛，佐荆、防能散诸经之风，佐芩、连、菊、薄，又能治风火齿痛而散解诸郁热最验也。

三药合用，取其辛散温通之性，能交通内外，温化寒湿，通经活络，使邪或从表出，或从里化，少阴证厥冷得解，痹阻的经络得通，为相须配伍，互能佐助。

来源：《伤寒论》。

注意事项：阴虚忌用。

三十、缩泉方（萆薢　乌药　益智仁）

组成：萆薢 9g，乌药 9g，益智仁 9g。

功用：利湿去浊，温肾散寒。

主治：肾阳虚所致尿频、尿不尽、下肢冷痛等症。

释义：淋证的主症为尿频尿急，实证为湿热所致，若夜尿多则考虑肾虚，为虚实夹杂证，兼阳虚气化不利，当补肾助气化。

萆薢：苦，平，归肾、胃经。功能利湿去浊，祛风除痹，属宣剂、燥剂。用治膏淋，白浊；风湿痹痛。《本经》：主腰背痛，强骨节，风寒湿周痹，恶疮不瘳，热气。《纲目》：治白浊，茎中痛，痔瘘坏疮。

乌药：辛，温，归肺、脾、肾、膀胱经。功能行气止痛，温肾散寒，属宣剂。用治寒凝气滞之胸腹诸痛症；尿频，遗尿。《本草衍义》：乌药和来气少，走泄多，但不甚刚猛，与沉香同磨作汤，治胸腹冷气，甚稳当。《药品化义》：气雄性温，故快气宣通，疏散凝滞，甚于香附。外解表而理肌，内宽中而顺气。以之散寒气，则客寒冷气自除；驱邪气则天行疫瘴即却；开郁气，中恶腹痛，胸膈胀痛，顿然可减；疏经气，中风四肢不遂，初产血气凝滞，渐次能通，皆借其气雄之功也。《本草求真》：凡一切病之属于气逆，而见胸腹不快者，皆宜用此。功与木香、香附同为一类。但木香苦温，入脾爽滞，每于食积则宜；香附辛苦入肝胆二经，开郁散结，每于忧郁则妙。此则逆邪横胸，无处不达，故用以为胸腹逆邪要药耳。

益智仁：辛，温，归肾、脾经。功能暖肾固精缩尿，温脾开胃摄唾，属补剂、涩剂。用治下元虚寒遗精、遗尿、小便频数；脾胃虚寒，腹痛吐泻及口涎自流。《本草拾遗》：止呕利，益心智，含之摄涎秽。《本草经疏》：益智子仁，以其敛摄，故治遗精虚漏，及小便余沥，此皆肾气不固之证也。肾主纳气，虚则不能纳矣。又主五液，涎乃脾之所统，脾肾气虚，二脏失职，是肾不能纳，脾不能摄，故主气逆上浮，涎秽泛滥而上溢也，敛摄脾肾之气，则逆气归元；涎秽下行。

三药合用，辛苦并用，既能温散下焦寒湿，又能祛风通淋，还能固精缩尿，为治虚淋、夜尿多良方，为相须配伍。

来源：《杨氏家藏方》缩泉丸。

注意事项：实热证不宜。

三十一、增液汤（麦冬　生地　玄参）

组成：麦冬 10g，生地 18～30g，玄参 20g。

功用：滋阴润燥，润肠通便，清虚热。

主治：阴虚内热证所致的热病，津伤，阴虚，消渴，便秘，盗汗等。

释义：外感热病伤津或慢性病致阴虚内热，临床表现不一，口干、唾少、消渴、皮肤干燥、唇口不荣、低热、便秘等症丛生，既有津液不足的虚象，又有虚热表现，治宜甘寒润燥，清热生津。

麦冬：甘、微苦，微寒，归胃、肺、心经。功能养阴生津、润肺清心、滑利大肠，属补剂、滑剂。用治胃阴虚证、肺阴虚证、心阴虚证。《本草汇言》：清心润肺之药。主心气不足，惊悸怔忡，健忘恍惚，精神失守；或肺热肺燥，咳声连发，肺痿叶焦，短气虚喘，火伏肺中，咯血；或虚劳客热，津液干少；或脾胃燥涸，虚秘便难。

生地：甘、苦，寒，归心、肝、肾经。功能清热凉血，养阴生津，属补剂。用治热入营血，舌绛烦渴、斑疹吐衄；阴虚内热，骨蒸劳热；津伤口渴，内热消渴，肠燥便秘。《本经》：主折跌绝筋，伤中，逐血痹，填骨髓，长肌肉，作汤除寒热积聚，除痹。《珍珠囊》：凉血，生血，补肾水真阴。《本经逢原》：干地黄，内专凉血滋阴，外润皮肤荣泽，病人虚而有热者宜加用之。戴元礼曰：阴微阳盛，相火炽强，来乘阴位，日渐煎熬，阴虚火旺之症，宜生地黄以滋阴退阳。浙产者，专于凉血润燥，病人元气本亏，因热邪闭结，而舌干焦黑，大小便秘,不胜攻下者,用此于清热药中,通其秘结最佳,以其有润燥之功,而无滋腻之患也。

玄参:甘、苦、咸,微寒,归肺、胃、肾经。功能清热凉血,泻火解毒,滋阴,属补剂。用治温邪入营,内陷心包,温毒发斑;热病伤阴,津伤便秘,骨蒸劳嗽;目赤咽痛,瘰疬,白喉,痈肿疮毒。《本经》:主腹中寒热积聚,女人产乳余疾,补肾气,令人目明。《别录》:下水,止烦渴,散颈下核,痈肿。《纲目》:滋阴降火,解斑毒,利咽喉,通小便血滞。

三者合用,上、中、下三焦并治,含金生水、水涵木之意,能迅速纠正津亏之证,常用于治疗热病后期津亏、消渴、便秘等病,为相须配伍。

来源:《温病条辨》。

注意事项:有腻胃清滑之弊,阳虚者不宜,素有便溏者慎用。

三十二、热疹方(防风 浮萍 地肤子)

组成:防风12g,浮萍15～30g,地肤子20g。

功用:祛风除湿,清热止痒。

主治:风湿热所致的皮肤红疹、瘙痒等症。

释义:皮肤病红疹、瘙痒、脉浮数为风湿热所致,痒甚为风重,红肿为热重,渗出严重为湿甚,皮肤脱屑为血虚皮肤失养。临床上往往风湿热胶结,虚实错杂,治当全面考虑,对症用药。

防风:见前述。

浮萍:辛,寒,归肺、膀胱经。功能发汗解表,透疹止痒,利尿消肿,属宣剂。用治风热感冒,麻疹不透,风疹瘙痒,水肿尿少。《本经》:主暴热身痒,下水气,胜酒,长须发,止消渴。《本草图经》:治时行热病,亦堪发汗。《玉楸药解》:辛凉解表。治瘟疫斑疹,中风㖞斜,瘫痪;医痈疽热肿,瘾疹瘙痒,杨梅疮,粉刺,汗斑。

地肤子:辛、苦,寒,归肾、膀胱经。功能利尿通淋,清热利湿,止痒,属宣剂、燥剂。用治淋证,阴痒带下,风疹,湿疹。《本经》:主膀胱热,利小便。《滇南本草》:利膀胱小便积热,洗皮肤之风,疗妇人诸经客热,清利胎热,妇人湿热带下用之良。

三者均为风药,防风搜肝气,地肤子得地之燥气,浮萍胜水气,合用促进辛散祛风,燥湿止痒之效,性偏寒则能清利湿热,使风、湿、热三邪无所遁行,而不伤阴血,皮肤病得痊,为相须配伍。

来源: 民间验方。

注意事项: 寒湿证不宜。

三十三、除癣方(苦参　白鲜皮　甘草)

组成: 苦参30g,白鲜皮20g,甘草10g。

功用: 清热燥湿,杀虫解毒。

主治: 湿热所致银屑病、湿疹、疮疡肿毒、黄疸等病。

释义: 皮肤病中医称为"癣",经言"诸痛痒疮皆属于心",皮肤病从脏腑论,与肺(主皮毛)、脾(主肌肉)、心三脏关系密切,心火炽盛伤及肺金则皮肤不荣;心火与湿邪合则脾之运化失司,气机不利也不养肌肤,故治湿热型皮肤病当从心入手,顾及脾肺。

苦参:苦,寒,归心、肝、胃、大肠、膀胱经。功能清热燥湿,杀虫,利尿,属泄剂、燥剂。用治湿热泻痢、便血、黄疸,湿热带下、阴肿阴痒、湿疹湿疮、皮肤瘙痒、疥癣,湿热小便不利。《本经》:主心腹气结,癥瘕积聚,黄疸,溺有余沥,逐水,除痈。《纲目》:治肠风泻血,并热痢。《本草正义》:大苦大寒,退热泄降,荡涤湿火,其功效与芩、连、龙胆皆相近,而苦参之苦愈甚,其燥尤烈,故能杀湿热所生之虫,较之芩、连力量益烈。近人乃不敢以入煎剂,盖不特畏其苦味难服,亦嫌其峻厉而避之也。然毒风恶癞,非此不除,今人但以为洗疮之用,恐未免因噎而废食耳。

白鲜皮:苦,寒,归脾、胃、膀胱经。功能清热燥湿,祛风解毒,属燥剂。用治湿热疮毒、湿疹,疥癣,湿热黄疸,风湿热痹。《本经》:主头风,黄疸,咳逆,淋沥。女子阴中肿痛,湿痹死肌,不可屈伸起止行步。《药性论》:治一切热毒风、恶风,风疮疥癣赤烂。主解热黄、酒黄、急黄、谷黄、劳黄等。《纲目》:气寒善行,味苦性燥,入足太阴、阳明经,去湿热药也。兼入手太阴、阳明,为诸黄风痹要药。世医止施之疮科,浅矣!

甘草:甘,平,归心、肺、脾、胃经。功能补脾益气,祛痰止咳,缓急止痛,清热解毒,调和诸药,属补剂。用于:心气不足,脉结代、心动悸;脾气虚脘腹胀满,食少;肺气虚咳喘短气;四肢挛急疼痛;热毒疮疡、咽喉肿痛及药物、食物中毒；调和药性。

三者合用，味甘苦性寒，甘能缓急，苦能泄火燥湿。清心则三焦之火皆能除，祛风则痒止，和中而解毒之功全，有祛邪而不伤正之妙用，治湿热病为正治，相须、相使配伍。

来源：民间验方。

注意事项：苦寒之剂，有伤阴坏胃之弊，非强壮人不宜，另甘草宜多用，缓急、调味两用。

三十四、竹茹清胃饮（芦根　蒲公英　竹茹）

组成：芦根30g，蒲公英15g，竹茹12g。

功用：清热和胃，除烦止呕。

主治：胃热津伤导致的呕逆、胃痛等症。

释义：阳明多气多血，变化无常，因此胃病有寒有热，并无定型，一个人不同阶段寒热也迥异，需临证辨析。胃热则口干、烦闷、苔黄、脉数，治宜清降，但不宜大苦大寒。

芦根：甘，寒，归肺、胃经。功能清热泻火，生津止渴，除烦，止呕，利尿，属通剂。用治热病烦渴，胃热呕哕，肺热咳嗽，肺痈吐脓，热淋涩痛。《本经》：主消渴客热。《玉楸药解》：消降肺胃，消荡郁烦，生津止渴，除烦下食。

蒲公英：苦、甘，寒，归肝、胃经。功能清热解毒，消肿散结，利湿通淋，属泄剂。用治痈肿疔毒，乳痈内痈；热淋涩痛，湿热黄疸；胃热满痛。《新修本草》：主妇人乳痈肿。《备要》：专治痈肿、疔毒，亦为通淋妙品。

竹茹：甘，微寒，归肺、胃经。功能清热化痰，除烦止呕，属燥剂、泄剂。用治痰热、肺热咳嗽，痰热心烦不寐；胃热呕吐、妊娠恶阻。《别录》：治呕哕，温气寒热，吐血，崩中。《医学入门》：治虚烦不眠，伤寒劳复，阴筋肿缩腹痛，妊娠因惊心痛，小儿痫口噤，体热。《本草汇言》：清热化痰，下气止呃之药也。故治肺热热甚，咳逆上气，呕哕寒热及血溢崩中诸症。此药甘寒而降，善除阳明一切火热痰气为疾，用之立安，如诸病非因胃热者勿用。

三者均为甘寒药，合用清热生津，疗疮止痛，且能除烦止呕，清胃热而无寒凝气滞之弊，生津液，益胃阴以制胃燥，颇合胃喜润恶燥之性，为相须配伍。

来源：山东临沂姚子扬竹茹清胃饮化裁。

注意事项：虚寒胃痛不宜。

三十五、虚秘方（当归　白术　肉苁蓉）

组成：当归20g，白术30g，肉苁蓉20g。

功用：补气养血，润肠通便。

主治：气血不足导致的慢性便秘。

释义：便秘有虚证，有实证。虚有两方面，一为气虚，腑气不降，要塞因塞用；一为血亏，肠燥不润，临证往往气血两亏，无非气虚和血虚的程度不同，治宜气血双补，以补开塞。实证多为阳明腑实，治之承气汤之属。

当归：甘、辛，温，归肝、心、脾经。功能补血活血，调经止痛，润肠通便，属补剂。用治血虚诸证，月经不调、经闭痛经，虚寒腹痛、风湿痹痛、跌打损伤，痈疽疮疡，肠燥便秘。《本经》：主咳逆上气，妇人漏下，绝子，诸恶疮疡、金疮。《本草新编》：可升可降，阳中之阴，无毒。大便燥结，非君之以当归，则硬粪不能下。《纲目》：治头痛、心腹诸痛，润肠胃、筋骨、皮肤。治痈疽，排脓止痛，和血补血。

白术：见前述。

肉苁蓉：甘、咸，温，归肾、大肠经。功能补肾阳，益精血，润肠通便，属补剂。用治肾阳不足、精血亏虚证，肠燥便秘。《本草汇言》：养命门，滋肾气，补精血之药也。《本经》：主五劳七伤，补中，养五脏，强阴，益精气，多子，妇人癥瘕。《日华子本草》：治男绝阳不兴，女绝阴不产，润五脏，长肌肉，暖腰膝，男子泄精，尿血，遗沥，带下阴痛。

三者合用，大剂白术补气以助运化而通便，当归、肉苁蓉养血益精以润燥，共奏通便之功，互为相须配伍。

来源：赵恩俭经验方。

注意事项：实热证不宜；足剂重用，少则不灵。

三十六、升陷方（黄芪　升麻　柴胡）

组成：黄芪30g，升麻12g，柴胡6g。

功用：升阳举陷。

主治：中气下陷致脏器下垂，短气乏力等症。

释义：气虚下陷则清阳不升，浊气不降。经云"清阳实四肢"，短气乏力为清阳不升的明证，当补气之余佐升提药。

黄芪：甘，微温，归脾、肺经。功能补气升阳，固表止汗，利水消肿，生津养血，行滞通痹，托毒排脓，敛疮生肌，属补剂。用治脾胃气虚及中气下陷诸症，肺气虚及表虚自汗、气虚外感诸症，气虚浮肿、小便不利，血虚证、气血两虚证，消渴，关节痹痛，肢体麻木或半身不遂，痈疽难溃或久溃不敛。《本经》：主治痈疽，久败疮，排脓止痛，补虚。《本草汇言》：补肺健脾，实卫敛汗，驱风运毒之药也。《医学衷中参西录》：能补气，兼能升气，善治胸中大气（即宗气）下陷。《别录》言：妇人子脏风邪气，逐五脏间恶血，补大夫虚损，五劳羸瘦，止腹痛，泻痢，益气，利阴气。甄权言：主虚喘，肾衰耳聋，发背，内补。张元素言：治虚劳自汗，补肺气，泻肺火、心火，实皮毛，益胃气，去肌热及诸经之痛。王好古言：太阴疟疾，阳维为病苦寒热，督脉为病气逆里急。

升麻：辛、微甘，微寒，归肺、脾、胃、大肠经。功能发表透疹，清热解毒，升举阳气，属宣剂、轻剂。用治风热头痛、麻疹不透，齿痛口疮、咽喉肿痛、阳毒发斑，中气下陷、脏器脱垂、崩漏下血。《本经》：主解百毒，辟温疾、瘴邪。《别录》：主中恶腹痛，时气毒疬，头痛寒热，风肿诸毒，喉痛，口疮。《纲目》：升麻引阳明清气上行，柴胡引少阳清气上行，此乃禀赋素弱、元气虚馁，及劳逸饥饱生冷内伤，脾胃引经最要药也。

柴胡：见前述。

三者均有升举阳气的作用，黄芪为君，佐升麻升胃气，佐柴胡升肝气，合用共奏升阳举陷的作用，而无升散之弊，黄芪与升麻、柴胡为相使配伍，升麻与柴胡为相须配伍，三者互相佐助。

来源：补中益气汤化裁。

注意事项：柴胡、升麻不宜量大，剂量视下陷程度加减。

三十七、三仁煎（杏仁　薏苡仁　白蔻仁）

组成：杏仁10g，薏苡仁30g，白蔻仁10g。

功用：宣畅气机，利三焦湿邪。

主治：三焦湿邪阻遏气机所致胸腹胀满、面目肢体浮肿、小便不利等。

释义：上焦如雾，中焦如沤，下焦如渎，肺通调水道，脾升清降浊，肾主水，均能调节水液代谢，使水湿内消、外排，但气行则水行，治水不治气非其治也。

杏仁：苦，微温，有小毒，归肺、大肠经。功能降气止咳平喘，润肠通便，利小便，属泄剂。用治咳嗽气喘，胸满痰多，肠燥便秘等。《本草新编》：专入太阴肺经。乃利下之剂，除胸中气逆喘促，止咳嗽，坠痰，润大肠，气闭便难，逐痹散结。《药征》：主治胸间停水也。故治喘咳，而旁治短气结胸、心痛、形体浮肿。《长沙药解》：降冲逆而开痹塞，泻壅阻而平喘嗽，消皮腠之浮肿，润肺肠之枯燥，最利胸膈，兼通经络。

薏苡仁：甘、淡、凉，归脾、胃、肺经。功能利水渗湿，健脾止泻，除痹，清热排脓，属通剂。用治水肿，脾虚泄泻，痹证，肺痈，肠痈等。《本草新编》：入脾、肾二经，兼入肺。疗湿痹，舒筋骨拘挛，止骨中疼痛，消肿胀，利小便，开胃气，亦治肺痈。《本草经解》：主筋急拘挛不可屈伸，久风湿痹，下气，久服轻身益气。《长沙药解》：入足太阴脾、足阳明胃经。燥土清金，利水泻湿，补己土之精，化戊土之气，润辛金之燥渴，通壬水之淋沥，最泻经络风湿，善开胸膈痹痛。

白蔻仁：辛，温，归肺、脾、胃经。功能化湿行气，温中止呕，开胃消食，属轻剂。用治湿阻中焦证，脾胃气滞证，呕吐，食积不化等。《本草新编》：散胸中冷滞之气，益心包之元阳，温脾胃，止呕吐翻胃，消积食目翳。《证类本草》：主积冷气，止吐逆反胃，消谷下气。

杏仁降气利水，白蔻仁温中燥湿，薏苡仁淡渗利湿，三者合用宣通三焦气机，使水从气解，湿从中焦内消或从下焦膀胱而出，每两药为相须配伍，三药互为佐使。

来源：《温病条辨》三仁汤。

注意事项：三仁煎重在调理气机，恢复脏腑功能，为扶正祛邪、行气利湿之法，邪甚者稍显力弱。

三十八、通耳汤（泽泻　路路通　石菖蒲）

组成：泽泻15g，路路通3g，石菖蒲10g。

功用：泻肾邪，通耳窍。

主治：湿浊闭塞耳窍所致的突发性耳鸣、耳聋。

释义：肾开窍于耳，肾经痰水上逆，闭塞耳窍，则突然耳鸣，甚至耳聋，此为邪祟作怪，当急泻肾经风火痰水。

泽泻：甘、淡，寒，归肾、膀胱经。功能利水渗湿，泄热，属泄剂、通剂。用治水肿、小便不利、泄泻、淋证、遗精。《药性论》：主肾虚精自出，治五淋，利膀胱热，宣通水道。《本草要略》：除湿通淋，止渴，治水肿，止泻痢，以猪苓佐之。

路路通：苦，平，归肝、肾经。功能祛风活络，利水，通经，属通剂。用治风湿痹痛、中风半身不遂，跌打损伤，水肿，经行不畅、经闭，乳少、乳汁不通。《本草纲目拾遗》：辟瘴却瘟，明目，除湿，舒经络拘挛，周身痹痛，手脚及腰痛，焚之嗅其烟气皆愈。又其性大能通十二经穴，故《救生苦海》治水肿胀用之，以其能搜逐伏水也。

石菖蒲：辛、苦，温，归心、胃经。功能开窍豁痰，醒神益智，化湿开胃，属通剂。用治痰蒙清窍、神志昏迷，湿阻中焦、脘腹痞满、胀闷疼痛，噤口痢，健忘、失眠、耳鸣、耳聋。《本经》：主风寒湿痹，咳逆上气，开心孔，补五脏，通九窍，明耳目，出音声。久服轻身，不忘，不迷惑，延年。《纲目》：治中恶卒死，客忤癫痫，下血崩中，安胎漏，散痈肿。

三者均有通耳窍作用，泽泻偏于泻肾水，路路通偏于祛风通络，石菖蒲偏于化痰开窍。三者合用，相须为用，使风火、痰浊得祛，耳窍恢复清明。祛邪模块，急则治标用之，攻补兼施时也用之。

来源：临床经验。

注意事项：虚证宜合补益模块，久病慎用。

三十九、杞菊石斛汤（菊花　枸杞　石斛）

组成：菊花 12g，枸杞 10g，石斛 12g。

功用：清肝养阴，明目。

主治：虚火上炎所致目糊，昏花，飞蚊症。

释义：肝开窍于目，而睛为之主；脾主肌肉，司目睑开合；肾主水，主黑睛、视物。目病与肝、脾、肾三脏密切相关。一旦肾水不足，肝火必乘之，一旦上扰目窍，当补水泻火，润胃。

菊花:辛、甘、苦,微寒,归肺、肝经。功能散风清热,平肝明目,清热解毒,属宣剂、轻剂。用治风热感冒、温病初起,肝阳眩晕、肝风实证,目赤昏花,疮痈肿毒。《本草纲目拾遗》:专入阳分。治诸风头眩,解酒毒疔肿。黄茶菊:明目祛风,搜肝气,治头晕目眩,益血润容,入血分;白茶菊,通肺气,止咳逆,清三焦郁火,疗肌热,入气分。

枸杞:甘,平,归肝、肾经。功能滋补肝肾,益精明目,属补剂。用治肝肾阴虚及早衰证。《纲目》:滋肾、润肺、明目。《本草经疏》:为肝肾真阴不足,劳乏内热补益之要药,故服食家为益精明目之上品。

石斛:甘,微寒,归胃、肾经。功能益胃生津,滋阴清热,属补剂。用治胃阴虚证,热病伤津证,肾阴虚证。《本草再新》:清胃火,除心中烦渴,疗肾经虚热。《本经》:主伤中,除痹,下气,补五脏虚劳羸瘦,强阴,久服厚肠胃。

菊花清肝明目,制枸杞热,两药配伍仅取枸杞补肝肾之用,相使配伍,石斛与枸杞一凉一热,均能补肾水,为相须配伍。三者合用,石斛尚能润胃,使水谷精微上承,肝、脾、肾同治,补清并用,互相佐助,能除虚火目疾。

来源:临床经验。

注意事项:清火力弱,用于虚实夹杂证。

四十、当归生姜羊肉汤(当归 生姜 羊肉)

组成:当归10g,生姜30g,羊肉200g。

功用:补血温中,驱寒止痛。

主治:精气不足所致虚劳,产后腹中疼痛,寒疝等症。

释义:《伤寒杂病论》中不乏药食同源方,生姜大枣甘草汤与当归生姜羊肉汤为其代表方,前者和中化气,后者补血养精,均从中焦入手,与《脾胃论》观点一致,与气血理论相合,足见补不离胃,水谷之海一充,脏腑气血皆盈。

当归、生姜:见前述。

羊肉:苦、甘,大热,入脾、肺二经。功能补虚损,益气血,属补剂。用治脾胃虚寒,精血不足的虚劳寒冷,形气不足诸症。《别录》:主暖中,字乳余疾,及头脑大风汗出,虚劳寒冷,补中益气,安心止惊。《日华》:开胃健力,通气、发疮,壮阳道,益气血。孟诜:治风眩瘦病,丈夫五劳七伤,小儿惊痫。《经疏》:得火土之气以生,升也,阳也。《素问》言以其性热,属火耳。李杲云：补可去弱，人参、羊肉之属是也。东垣曰：羊肉，有形之物，能补有形肌肉之气；人参补气，羊肉补形。

经言形不足者补之以气，精不足者补之以味，羊肉，血肉有形之品，气味俱厚，充形补气，一物两用，加当归气薄味厚以补精，生姜气厚味薄以补气，佐助羊肉，更能突出补益作用。三者合用，从脾而达五脏六腑、四肢经络肌肉，互相佐助。

来源：《金匮要略》。

注意事项：本模块为食疗方，阴虚火旺慎用，过敏体质慎用。

四十一、瓜蒌薤白白酒汤（瓜蒌　薤白　白酒）

组成：瓜蒌30g，薤白20g，白酒适量。

功用：通阳散结，行气祛痰。

主治：寒凝气滞、痰气交阻所致的冠心病、心脏神经症等疾病。

释义：胸部疼痛，涉及后背、左肩，现代医学多考虑冠心病、心脏神经症等，中医称为胸痹，其病机为寒凝气滞、痰气交阻使心包络脉不通所致，首重祛寒化瘀通络去除病因，非活血化瘀一途。

瓜蒌：苦，寒，入肺经。功能润肺化痰、散结、开胸膈、通便，属泄剂。主治胸痹、结胸、痰气、喘咳。《本经》：主胸痹。《医鉴》：治气喘结胸、痰嗽、润心肺。治吐血泻血，赤白痢并炒用。丹溪曰：洗涤胸中垢腻，此即连汁并子而言也。《千金翼方》：治脾疸溺赤出少，惕惕若恐。

薤白：辛、苦，温，归心、肺、胃、大肠经。功能通阳散结，行气导滞，属宣通之剂。主治少阴病厥逆泄痢，及胸痹刺痛、胎动不安。《本经》：金疮疮败，轻身，不饥耐老。《别录》：壮骨，除寒热，去水气，温中散结气。孙思邈曰：新病宜食之，利产妇。苏颂曰：补虚解毒。《本草求真》：味辛则散，散则能使在上寒滞立消；味苦则降，降则能使在下寒滞立下；气温则散，散则能使在中寒滞立除；体滑则通，通则能使久痼寒滞立解；实通气、滑窍、助阳佳品也。

白酒：辛，大热，入十二经。功能行药势，通经络。

三者合用开胸膈，化寒痰，理气通络，相使为用，为"治病求本"的通剂，心包脉络一通，痹痛立解。

来源:《金匮要略》。

注意事项:本方祛邪为主,药性偏温,但活血化瘀力弱,如阴虚肺痨的胸痛或肺热痰喘的胸痛,均不宜用,瘀血为主的胸痹需加活血药。

四十二、黄芩汤(黄芩 白芍 炙甘草)

组成:黄芩9g,白芍12g,炙甘草3g。

功用:除湿热,止痢,和中止痛。

主治:胃肠湿热所致的泄泻,痢疾。

释义:除湿热,仲景言"当发汗,利小便",经言"酸苦涌泄",故清热用苦寒,利湿佐酸泄,成涌泄之剂。

黄芩、甘草:见前述。

白芍:苦、酸,微寒,归肝、脾经。功能养血调经,敛阴止汗,利小便,柔肝止痛,平抑肝阳,属补剂、涩剂。用治血虚证及月经不调,自汗盗汗,胁痛、腹痛、四肢挛痛,肝阳上亢证。仲景伤寒用白芍利水气、固腠理。《本经》:主邪气腹痛,除血痹,破坚积,寒热疝瘕,止痛,利小便,益气。《滇南本草》:收肝气逆疼,调养心肝脾经血,舒经降气,止肝气疼痛。《纲目》:白芍药益脾,能于土中泻木;赤芍药散邪,能行血中之滞。

黄芩泻土,白芍能土中泻木;黄芩苦能清热燥湿,白芍酸而利水抑火。二者为相使配伍,成酸苦涌泄的清热燥湿剂,合甘草和中解毒,既防苦寒败胃,又与白芍防苦燥伤阴,还有缓急止痛之功。

来源:《伤寒论》。

注意事项:本模块用于热重湿轻的湿热证,如湿重需加利湿药;虚证不宜。

第三节 四 元 模 块

一、润肺止咳汤(北沙参 麦冬 桔梗 杏仁)

组成:北沙参30g,麦冬10g,桔梗10g,杏仁6~10g。

功用:润肺止咳。

主治：疫毒、暑热伤肺，热病后期或久病浮热在肺所致的燥咳、虚咳、消渴低热等症。

释义：肺为娇脏，不耐寒热，感六淫邪气易损伤肺之气阴，致气阴两亏，宣肃失常，当补肺之气阴，调理气机，润肺止咳。

北沙参：甘、微苦、微寒，归肺、胃经。功能养阴清肺，益胃生津，属补剂。主治：肺阴虚的肺热燥咳、干咳少痰，胃阴虚或热伤胃阴、津液不足的口渴咽干、胃热隐痛等。《本经》：味苦，微寒，主血结惊气，除寒热，补中益肺气。《别录》：疗胸痹心腹痛，结热邪气头痛，皮间邪热，安五脏，长肌肉。甄权言：去皮肤浮风，疝气下坠，治常欲眠，养肝气，宣五脏风气。《大明》：补虚，止惊烦，益心肺，排脓消肿毒。

麦冬、桔梗、杏仁：见前述。

四味药甘平清润，通达内外，既能补气养阴，又能活泼气机，尚无寒热苦燥之弊，颇合肺之本性，为补剂、湿剂兼通剂，相使配伍，互相佐助。

来源：临床经验。

注意事项：为扶正祛邪之品，又偏凉润。实热、寒实证不宜单用，脾胃虚寒者皆慎用。

二、腰突方（老鹳草 威灵仙 桃仁 丹参）

组成：老鹳草30～60g，威灵仙12～30g，桃仁15g，丹参12g。

功用：祛风除湿，通经止痛。

主治：风瘀阻络所致的急性腰痛。

释义：腰椎间盘突出症属中医"腰痛""老寒腿""痹证"等范畴，一般病程较长，早期疼痛症状多能自行缓解，后期则逐渐加重影响生活质量。整个过程有急性发作期、缓解期，往往遵循"急痛属热""缓痛属寒"的规律。临证需分清缓急，辨清寒热。急性疼痛始发，治之当以凉药，祛风除湿，活血止痛。

老鹳草：苦、微辛，平，归肝、肾、膀胱、大肠经。功能祛风除湿，通经活络，止泻，属宣剂、燥剂。用治风湿痹痛、关节不利、面瘫、便泄等，尚有一定补虚清热作用，治虚劳肿毒。《纲目拾遗》：祛风，疏经活血，健筋骨，通经络。治损伤、痹证、麻木、皮风，浸酒常饮。《滇南本草》：祛诸风、皮肤瘙痒，通引十二经脉，治筋骨疼痛、风痰痿软，手足痉挛、麻木，利小便，泻膀胱积热，攻散诸疮肿毒，退痨热发热，治风火虫牙、痘疹疥癞等症。《药材学》：清热解毒，治热病消渴，痈疽疮肿。

威灵仙：辛、微咸，温，无毒，入膀胱经。功能祛风湿，通络止痛，消骨鲠，属宣剂。用治风湿痹痛、骨鲠咽喉、跌打损伤、痰饮、噎膈、癥瘕积聚等。汪讱庵曰：此能治中风、头风、痛风、顽痹、黄疸、浮肿、二便秘，风湿痰气，一切冷痛。但性极快利，积疴方效，否则泄真气。即痛风亦当分新久，新痛属寒，宜辛温药；久痛属热，宜清凉药。河间谓暴热非热，久病非寒是也。

桃仁：甘，平，有小毒，归心、肝、大肠经。功能活血祛瘀，润肠通便，止咳平喘，属泄剂。用治瘀血阻滞病症及肺痈、肠痈、肠燥便秘、咳嗽气喘等症。《本经》：止咳逆上气，消心下坚硬，除卒暴击血，通月水，除热燥痒。

丹参：见前述。

风、寒、湿三气痹阻肾与膀胱经，久则化热入络，受冷或运动不当，则急性腰痛发作，治宜祛风胜湿，通经活血。老鹳草，苦能清热燥湿，辛能祛风，为祛风胜湿之品，通引十二经脉，舒经活络定痛，性平而不热，为治急性期腰椎间盘突出症的主药。威灵仙助老鹳草祛风胜湿，并能软化骨刺，止痛，为佐助之品。桃仁活血下气，加强老鹳草通行经脉之力，下行而走腰膝，少用丹参养血凉血，以制三药走窜伤血之弊。四药合用，风湿瘀热无所遁形，使肾与膀胱经经气顺畅，而腰腿痛自痊。本模块为宣剂、通剂。

来源：民间验方。

注意事项：本模块为祛邪之用，虚实夹杂需伍补药，纯虚缓痛不宜，或用小剂量清余邪用。

三、祛内外风方（黄芪　当归　赤芍　防风）

组成：黄芪30g，当归10g，赤芍12g，防风12g。

功用：祛内外之风。

主治：虚风贼邪所致诸病、痛症。

释义：经言：邪之所凑，其气必虚，正气存内，邪不可干。固表扶正以治本，祛风活血以治标，才是虚风贼邪所致病症的正治法。

黄芪：甘，微温，归脾、肺经。功能健脾补中，升阳举陷，益卫固表，利尿，托毒生肌，属补剂。用治脾气虚证，肺气虚证，气虚自汗证，气血亏虚等。

赤芍：苦，微寒，归肝经。功能清热凉血，散瘀止痛，属通剂、涩剂。用治温毒发斑，血热吐衄，目赤肿痛，痈肿疮疡，肝郁胁痛，经闭痛经，癥瘕腹痛，跌打损伤。《本经》：主邪气腹痛，除血痹，破坚积，寒热疝瘕，止痛，利小便。《本草求真》：赤芍与白芍主治略同，但白则有敛阴益营之力，赤则有散邪行血之意；白则能于土中泻木，赤则能于血中活滞。故凡腹痛坚积，血瘕疝痹，经闭目赤，因于积热而成者，用此则能凉血逐瘀，与白芍主补无泻，大相远耳。

当归、防风：见前述。

四药联用，为相使配伍，既使邪不胜正，又秉"血行风自灭"之旨，气血双调，祛风、活血并用，可使内外之风邪无所遁，病痛可痊。

来源：《首批国家级名老中医效验秘方》李同生经验。

注意事项：实证慎用。

四、养阴利肺汤（玄参 麦冬 桔梗 甘草）

组成：玄参10g，麦冬10g，桔梗6g，甘草3g。

功用：养阴清肺，利咽喉。

主治：肺热阴虚所致的咽痛，阴虚久咳，急慢性咽炎。

释义：咽为气血要道，肺热阴虚则咽部失养或红肿不适，或久咳无痰。治之当养阴清肺，利咽喉。

玄参、麦冬、桔梗、甘草：见前述。

四药合用，养阴清热，利咽喉，使肺阴充而气道利，诸症皆除，为相须、相使配伍，全方为湿剂、泄剂。

来源：中成药养阴清肺丸方去苦寒药。

注意事项：气虚滑泄者慎用，或伍大剂补气药。

五、五志不遂方（香附 肉桂 山萸肉 茯神）

组成：香附12g，肉桂3g，山萸肉12g，茯神15～30g。

功用：平肝安神，交通心肾。

主治：肝胃不和、心肾不交所致的失眠健忘，情志失常，胃肠功能紊乱等症。

释义：心为君主之官，肝为将军之官，胆为清静之腑，情志不遂首扰心君，久则化火，再合肝风，则风火相煽，经脉不通，神明受扰，使气机逆乱，治之则先平肝，降逆气，使邪祛正复。

香附、肉桂：见前述。

山萸肉：酸、涩，微温，归肝、肾经。功能补益肝肾，收敛固涩，属补剂、涩剂。用治腰膝酸软，头晕耳鸣，阳痿；遗精滑精，遗尿尿频；崩漏，月经过多；大汗不止，体虚欲脱。《本经》：主心下邪气，寒热，温中，逐寒湿痹，去三虫。《药性论》：止月水不定，补肾气，兴阳道，添精髓，疗耳鸣，止老人尿不节。《汤液本草》：滑则气脱，涩剂所以收之，山茱萸止小便利，秘精气，取其味酸涩以收滑之。

茯神：甘、淡，平，归心、脾、肾经。功能利水消肿，渗湿，健脾宁心，属通剂、燥剂。用治水肿，痰饮，脾虚泄泻，心悸，失眠。《世补斋医书》：茯苓一味，为治痰主药，痰之本，水也，茯苓可以行水。痰之动，湿也，茯苓又可行湿。

四药合用，互相佐助，香附平肝，肉桂引火归原，山萸肉补水制火，茯神安神健脾，为多脏腑同治的综合用药，目的是降逆安神，调和气机，使五脏、五志复归于平。

来源：民间验方。

注意事项：本模块偏温，若火旺应再伍黄连、栀子等清火降气。

六、柴芩夏术汤（柴胡　半夏　黄芩　白术）

组成：柴胡6～12g，半夏12g，黄芩9～12g，白术9～15g。

功用：和解少阳表证，疏肝和胃，清利肝胆湿热。

主治：少阳证、肝胆脾胃湿热性疾病所致的寒热往来口苦、脘腹胀痛等症。

释义：少阳证为半表半里证，表现为表热重，里热轻，影响气机，使表不透，里不通，小柴胡汤为通达内外的良方。观其用药，虽为"伤寒"而设，但"杂病"的应用也很广泛，肝胃不和，肝胆湿热均对证。

诸药药性见前述。

四者均为燥剂，柴胡凉燥，黄芩苦燥，半夏辛燥，白术温燥，柴胡为君则为少阳证用药，佐白术，深得"知肝传脾，当先实脾"之旨；若以黄芩为君，则清肝胆湿热，调和肝胃，治杂病。

来源：《伤寒论》小柴胡汤化裁。

注意事项：偏于凉燥，寒燥虚燥不宜。

七、痛泻要方（白术 白芍 防风 陈皮）

组成：白术 30g，白芍 15g，防风 6g，陈皮 12g。

功用：健脾泻肝，理气止痛。

主治：肝强脾弱，肝胃不和所致腹泻，其特点为突发突止，痛而后泻，泻后痛止。

释义：五行配五脏，生克制化各有对应关系，肝属木，脾属土，肝木克土为常态，但克伐太过则为病，要有度才能相反相成。肝主疏泄，升发之气太过则肝风内生，打破脾升胃降的平衡，升而不降形不成循环，反而使升降均不能成事，导致水谷不化，损伤脾气，出现肝强脾弱、气机壅滞的病态，故腹痛、腹泻，泻后气机稍得开泄，故泻后痛减。

白术、白芍、防风：见前述。

陈皮：苦、辛，温，归脾、肺经。功能理气健脾，燥湿化痰，属燥剂。用治脾胃气滞证，痰湿壅滞证。《药性论》：治胸膈间气，开胃，主气痢，消痰涎，治上气咳嗽。入食料，解鱼蟹毒。

白术健脾燥湿，陈皮理气燥湿，降气化痰，两者相使为伍，恢复脾升胃降的功能，使脾胃和，中焦安，解决脾弱的一面；白芍酸收，补肝阴泻肝气，防风祛风疏肝，相使为用，使肝疏泄有度，内风平息，解决肝强的一面，两组药物互为佐使，联合应用组成一个复合模块，专门解决肝强脾弱的矛盾。

来源：《丹溪心法》。

注意事项：本模块为复合模块，使用这样的模块，必须有相应的两个或以上对应关系，痛泻要方非肝强与脾弱同见不能运用。

八、橘核暖肝汤（橘核 荔枝核 乌药 小茴香）

组成：橘核 20g，荔枝核 20g，乌药 15g，小茴香 10g。

功用：暖肝肾，理气止痛。

主治：寒凝气滞所致的寒疝以及下腹部、腹股沟、睾丸等部位疼痛。

释义：下焦属肝肾，肝经绕阴器，因此下腹部疾病多责之肝肾；寒凝气滞，不通则痛，当暖肝肾，理气通络止痛，不祛寒，病因不除，不理气，病痛不消。

橘核：苦，平，归肝经。功能行气散结止痛，属宣剂、通剂。用治乳房结块、睾丸肿痛及疝气腹痛。《日华子本草》：治腰痛，膀胱气痛，肾疼。炒去壳，酒服良。《纲目》：治小肠疝气及阴核肿痛。《备要》：行肝气，消肿散毒。《医林纂要》：润肾、坚肾。

荔枝核：甘、微苦，温，归肝、肾经。功能行气散结，散寒止痛，属宣剂、通剂。用治疝气腹痛、睾丸肿痛，气滞疼痛。《纲目》：入厥阴，行散滞气。治妇人血气刺痛。《备要》：辟寒邪，治胃脘痛。《本草衍义》：心痛，小肠气痛。

乌药：辛，温，归肺、肾、脾、膀胱经。功能行气止痛，温肾散寒，属补剂。用治寒凝气滞诸痛证，遗尿、尿频。《本草拾遗》：主中恶心腹痛，宿食不消，天行疫瘴，膀胱肾间冷气攻冲背膂，妇人血气，小儿腹中诸虫。《日华子本草》：治一切气，除一切冷，霍乱及反胃吐食，泻痢，痈疖疥癞，并解冷热。王好古：理元气。《纲目》：治中气，脚气，疝气，气厥头痛，肿胀喘息，止小便数及白浊。《本草通玄》：理七情郁结，气血凝停，霍乱吐泻，痰食稽留。《玉楸药解》：破瘀泄满，止痛消胀。

小茴香：辛，温，归肝、肾、脾、胃经。功能散寒止痛，理气和胃，属燥剂。用治寒疝、睾丸偏坠、少腹冷痛、痛经，中焦寒凝气滞证。《新修本草》：主诸瘘，霍乱及蛇伤。《日华子本草》：治干湿脚气，并肾劳，疝气，开胃下食，治膀胱痛，阴痛。《本草汇言》：温中快气之药也。方龙潭曰：此药辛香发散，甘平和胃，故《唐本草》善主一切诸气，如心腹冷气，暴疼心气，呕逆胃气，腰肾虚气，寒湿脚气，小腹弦气，膀胱水气，阴癫疝气，阴汗湿气，阴肿水气，阴胀滞气。其温中散寒，立行诸气，乃小腹少腹至阴之分之要品也。

橘核、荔枝核二核祛寒邪，暖肝肾，通络止痛相须为用，联合乌药、小茴香理气祛寒止痛的相须组合，使肝肾经寒邪得祛，气机得畅而寒痛得止。本模块以两个相须配伍组合而成，二核辛苦祛寒通络力宏，乌药与茴香辛香以理气见长，并用后互相佐助，共同解决寒凝气滞的问题。

来源：橘核疝气丸（《济生方》）与天台乌药散（《医学发明》），合并化裁。

注意事项：本模块温燥，非寒凝气滞不宜。

九、玉竹四物汤（玉竹　当归　川芎　生地）

组成：玉竹62g，当归20g，川芎6g，生地18～30g。

功用：补气养血，祛内风。

主治：血虚风中所致的左半身不遂或左侧肢体麻木不仁、久痹。

释义：经言"左右者阴阳之道路也"，人体左侧与右侧生理功能不同，病机也相应的不同，左侧疾病与血虚密切相关，然气血相依，补血不补气非其治也，当补气养血祛内风。

玉竹：甘，微寒，归肺、胃经。功能养阴润燥，生津止咳，属补剂。用治燥咳，劳嗽，热病阴液耗伤之咽干口渴，内热消渴，阴虚外感，头昏眩晕，筋脉挛痛。《本经》：主大风痫疾，中风暴热，不能动摇，跌筋结肉，诸不足。《日华子本草》：除烦闷，止渴，润心肺，补五劳七伤，虚损。《纲目》：主风温、自汗灼热，及劳疟寒热，脾胃虚乏。《药性本草》：主时疾寒热，内补不足，去虚劳客热，头痛不安。《本草拾遗》：主聪明，调血气，令人强壮。

川芎：辛，温，归肝、胆、心包经。功能活血行气，祛风止痛，属宣剂。用治血瘀气滞痛证，头痛，风寒痹痛。《本经》：主中风入脑头痛、寒痹，筋脉缓急，金疮，妇人血闭无子。《本草汇言》：上行头目，下调经水，中开郁结，血中气药。尝为当归所使，非第治血有功，而治气亦神验也……味辛性阳，气善走窜而无阴凝黏滞之态，虽入血分，又能去一切风，调一切气。

当归、生地：见前述。

玉竹养阴益气为世人所知，但《本经》有治"大风痫疾"的记载，临床实践也证明能祛内风，治脑血管病及左侧肢体不利诸病，本模块合四物汤去白芍而成。用玉竹补气阴，祛风邪，去白芍以免气血收而不宣，不达四肢而归五脏，影响治疗肢体疾病的效果。四味药合用共奏补气血、祛内风的作用，补而不滞，使左侧肢体血脉畅通，精血充足，左右循环如圆，诸病皆除。玉竹为君，余为佐使，为补剂。

来源：《刘梓衡临床经验回忆录》。

注意事项：邪甚不宜，阳虚不宜；玉竹剂量要大，一般用到60g以上。

十、芎芷蜈蚣汤（当归　白芷　川芎　蜈蚣）

组成：当归20g，白芷30g，川芎30g，蜈蚣2条。

功用：祛风活血，通络止痛。

主治：风瘀阻络所致的头痛、面瘫等症。

释义：风寒痹阻经脉或久病入络，当祛风与活血并用，达血行风自灭之效。

当归、白芷、川芎：见前述。

蜈蚣：辛，温，归肝经。有毒。功能息风镇痉，攻毒散结，通络止痛，属通剂、补剂。用治小儿惊风，抽搐痉挛，中风口㖞，半身不遂，破伤风，风湿顽痹，疮疡，瘰疬，毒蛇咬伤。《医学衷中参西录》谓：蜈蚣，走窜之力最速，内而脏腑，外而经络，凡气血凝聚之处皆能开之，其性尤善搜风，内治肝风萌动，癫痫眩晕，抽掣瘛疭，小儿脐风，外治经络中风，口眼㖞斜，手足麻木。《本经》：主啖诸蛇虫鱼毒，温疟，去三虫。《纲目》：治小儿惊厥风搐，脐风口噤，丹毒，秃疮，瘰疬，便毒，痔漏，蛇伤。

四药合用，气血双调，内外并治，互相佐助，养血活血，祛风通络，能治风寒瘀滞的头痛，若为风热，白芷改为蔓荆子。

来源：《首批国家级名老中医效验秘方》李寿山经验。

注意事项：有出血倾向者忌用。

十一、调脂方（白花蛇舌草　淫羊藿　山楂　丹参）

组成：白花蛇舌草30g，淫羊藿20g，山楂15g，丹参30g。

功用：补肾清热，活血化瘀。

主治：脂肪代谢异常导致的肥胖、脂肪肝、痤疮、脂溢性皮炎、脂肪瘤等疾病。

释义：脂肪代谢异常是一种全身性疾病，归积滞范畴，古称脂浊，由脾的运化功能失司引起，后涉及五脏六腑，产生痰湿、瘀热，阻碍气机，导致一系列症状。当祛痰湿、瘀热，调节五脏功能。

白花蛇舌草：苦、甘，寒，归胃、大肠、小肠经。功能清热解毒消痈，利湿通淋，软坚散结，属泄剂。用治疮疡肿毒、咽喉肿痛、毒蛇咬伤，湿热淋证。

《广西中药志》：治小儿疳积，毒蛇咬伤，癌肿。外治白泡疮，蛇癞疮。《闽南民间草药》：清热解毒，消炎止痛。《泉州本草》：清热散瘀，消痈解毒。治痈疽疮疡，瘰疬。又能清肺火，泻肺热。治肺热喘促、嗽逆胸闷。《广西中草药》：清热解毒，活血利尿。治扁桃体炎，咽喉炎，阑尾炎，肝炎，痢疾，尿路感染，小儿疳积。

淫羊藿：辛、甘，温，归肝、肾经。功能补肾阳，强筋骨，祛风湿，属补剂、燥剂。用治肾阳虚衰证，肝肾不足或风湿久痹。《医学入门》：补肾虚，助阳。治偏风手足不遂，四肢皮肤不仁。

山楂：酸、甘，微温，归脾、胃、肝经。功能消食健胃，行气散瘀，化浊降脂，属泄剂。用治食积证，泻痢腹痛，瘀血证。《本经》言味酸气冷，然观其能消食积，行瘀血，则气非冷矣。有积滞则成下痢，产后恶露不尽，蓄于太阴部分则为儿枕痛。山楂能入脾胃消积滞，散宿血，故治水痢及产妇腹中块痛也。大抵其功长于化饮食，健脾胃，行结气，消瘀血，故小儿产妇宜多食之。《日用本草》：化食积，行结气，健胃宽膈，消血痞气块。《滇南本草》：消肉积滞，下气；治吞酸，积块。《食鉴本草》：化血块，气块，活血。《纲目》：化饮食，消肉积，癥瘕，痰饮痞满吞酸，滞血痛胀。《本草再新》：治脾虚湿热，消食磨积，利大小便。

丹参：苦，微寒，归心、肝经。功能活血祛瘀，通经止痛，清心除烦，凉血消痈，属补剂。用治瘀血证，烦躁不安，心悸失眠，疮疡痈肿。《药性论》：治脚弱，疼痹，主中恶；治腹痛，气作声音鸣吼。《滇南本草》：补心定志，安神宁心。治健忘怔忡，惊悸不寐。

白花蛇舌草与淫羊藿，一寒一热，一补一泻，提高脏腑功能；山楂与丹参，相使为用，既能活血化瘀，又有消积滞的作用，治标，四药合用，标本兼治，可恢复正常的脂肪代谢功能。

来源：《首批国家级名老中医效验秘方》夏少农经验。

注意事项：年老体衰者，用量适减。

十二、麻黄汤（麻黄 桂枝 杏仁 炙甘草）

组成：麻黄9g，桂枝6g，杏仁9g，炙甘草3g。

功用：发表散寒，宣肺平喘。

主治：外感风寒表实证所致的发热，恶寒，无汗，身痛等症。

释义：风寒之邪侵袭肌表损伤营卫，寒性收引，致使卫闭营郁，治当辛温发汗，邪随汗出而愈。

诸药药性见前述。

麻黄桂枝相须为用，增强发汗解表的功效；麻黄杏仁一升一降，调和肺气；炙甘草调和诸药兼利尿。四药相伍，互相佐助，使腠理得开，肺气得宣，水道通利。

来源：《伤寒论》。

注意事项：本方发汗作用较强，为辛温解表峻剂，只宜用于外感风寒无汗的表实证，不可用于表虚证。

十三、白虎汤（石膏　知母　炙甘草　粳米）

组成：石膏30g，知母9g，炙甘草3g，粳米50g。

功用：清热生津。

主治：伤寒阳明经证或温病气分证所致发热、烦渴等症。

释义：外感伤寒内而化热传入阳明经或温邪侵袭卫表，致使气分热盛，治当清热生津，从气分透达而出。

石膏、甘草：见前述。

知母：苦、甘，寒，归肺、胃、肾经。功能清热泻火，滋阴润燥，属泄剂、滑剂。用治消渴、干咳、牙疼等症。《雷公炮制药性解》：泻无根之肾火，疗有汗之骨蒸，止虚劳之阳胜，滋化源之阴生。勿犯铁器，犯之损肾，烙去毛，盐酒炒用。知母入肾，为生水之剂，水盛则火熄。所谓壮水之主，以制阳光也。口渴干嗽眼花目眩，便赤腰痛，褥劳，烦躁不眠，此皆阳盛阴衰之症，服之皆愈。

粳米：甘，平，归脾、胃经。功能补中益气，健脾和胃，除烦渴，止泻痢，属补剂。用治脾胃不和导致的脘腹胀满，食谷不化，乏力等症。《别录》：主益气，止烦，止泻。《长沙药解》：入太阴而补脾精，走阳明而化胃气，培土和中，分清泌浊，生津而止燥渴，利水而通热涩。

火旺与水亏是一个问题的两个方面，石膏与知母一清热泻火，一滋阴泻火，相须为用；甘草补中气，粳米益胃气，两者调和脾胃，相须为用。四药合用为两个模块的组合,君臣配伍,互相佐助,使邪从气分出表,而不伤阴耗气,为泄剂中的和解法。

来源:《伤寒论》。

注意事项:表未解而恶寒无汗,或发热而不烦渴,或汗多而面色㿠白,或脉虽大而重按无力,都不宜用本方。

十四、四妙勇安汤(玄参 当归 金银花 生甘草)

组成:玄参90g,当归60g,金银花30g,生甘草30g。

功用:清热解毒,活血止痛。

主治:血热血瘀导致的脱疽,热毒性外科、内科疾病。

释义:血热血瘀证,凉血活血为正治,常用生地、丹皮、赤芍等,但不知血热瘀久则产生热毒,对脏腑、肌肤产生破坏,如化脓、坏死、皮损等,尚需解毒。

诸药药性见前述。

玄参解营血分毒,金银花解卫气分毒,兼入血分,两者相须配伍,清热解毒功能大增,当归活血解毒,甘草和中解毒,四药合用,使瘀热毒邪祛而正气不伤,为解瘀热毒第一方,应用非常广泛,内科中毒、疫毒、外科化脓性疾病、坏死性疾病,有热象、瘀象的均可运用。

来源:《验方新编》。

注意事项:药少剂重,功专力宏。寒瘀者,不宜单用此方。

十五、大承气汤(大黄 厚朴 枳实 芒硝)

组成:大黄12g,厚朴24g,枳实12g,芒硝9g。

功用:峻下热结。

主治:阳明腑实证导致的热性便秘、饮食积滞等症。

释义:经言"出入废则神机化灭",能吃能便人体才能正常。又言"六腑满而不实",饱食积滞,邪热阻遏气机,使腑气不通,传导失司则百病丛生,当用泻法,恢复六腑"满而不实"的生理特点。泻法不仅用于外感病,内伤杂病亦应用广泛。

大黄、厚朴:见前述。

枳实：苦、辛、酸，温，归脾、胃、大肠经。功能破气除痞，化痰消积，属通剂、泄剂。用治：胃肠积滞，湿热泻痢；胸痹、结胸；气滞胸胁疼痛；产后腹痛。《本经》：主大风在皮肤中如麻豆苦痒，除寒热结，止痢，长肌肉，利五脏，益气轻身。《别录》：除胸胁痰癖，逐停水，破结实，消胀满，心下急痞痛，逆气，胁风痛，安胃气，止溏泄，明目。《纲目》：枳实、枳壳大抵其功皆能利气，气下则痰喘止，气行则痰满消，气通则痛刺止，气利则后重除。

芒硝：辛、苦、咸，大寒，归胃、大肠、三焦经。功能泄下，除热，破瘀血，通经脉，利大小便及月水，润燥软坚，归湿剂、泄剂。用治五脏积聚，久热胃闭，阳明腑实，大小便不利以及闭经、瘰疬、黄疸、死胎不下等。《别录》：主五脏积聚，久热胃闭，除邪气，破留血，腹中痰实，通经脉，利大小便及月水，破五淋，推陈致新。甄权：下瘰疬黄疸，时疾壅热，能散恶血，堕胎，散漆疮效。元素：禀天地至阴极寒之气而生，气薄味厚，沉而降，阴也。仲醇曰：硝者，消也，其直往无前之性，无坚不破，无热不荡。病非热邪深固，闭结不通，不可轻投，恐误伐下焦真阴故也。

四药合用，针对热、实、气滞的病因病机，均有泄实的作用，苦辛咸配伍，既泻有形燥屎，又破无形滞气，使肠道通畅，无梗阻之患，相须相使为用，又各有侧重，泻下作用大增。

来源：《伤寒论》。

注意事项：虚寒便秘不宜，非结成燥屎可不用芒硝软坚，又为小承气汤。

十六、抵当汤（水蛭　虻虫　桃仁　大黄）

组成：水蛭3g，虻虫3g，桃仁9g，大黄9g。

功用：攻逐蓄血、破瘀积。

主治：瘀热导致的膀胱蓄血、癥瘕积聚等症。

释义：中、下焦瘀积当从下出，给邪以出路，病势使然。

水蛭、桃仁、大黄：见前述。

虻虫：苦、微咸，凉，有毒，归三焦、肝经。功能逐瘀，破积，通经，属泄剂兼通剂。主治癥瘕积聚，少腹蓄血，血滞经闭，仆损瘀血。《本经》：主逐瘀血，破下血积、坚痞、寒热，通利血脉及九窍。《别录》：主女子月水不通，积聚，除贼血在胸腹五脏者，及喉痹结塞。《日华子本草》：破癥结，消积脓，堕胎。

四药均有破血化瘀功效,为相须配伍。水无常形,土无常势,水蛭得水气咸而软坚流通,下行也,虻虫得土气苦而泄结壅动,横推也,再合大黄、桃仁的下气作用,引瘀血邪气从二便出,为下焦瘀积的正治法,体现了气为血帅和因势利导的思想。

来源:《伤寒论》。

注意事项:上焦瘀积不宜,虚证慎用。

十七、四逆散（柴胡　炙甘草　枳实　白芍）

组成:柴胡12g,炙甘草6g,枳实9g,白芍6g。

功用:透解郁热,调和肝脾。

主治:热厥、气厥轻证所致的四肢厥冷,胸闷,神昏跌仆等症。

释义:肝胃气闭则气血不达四末,致手足厥冷,神明失守,当疏肝和胃,透达营卫。

诸药药性见前述。

四药合用,疏肝气,降胃气,和营卫,解郁热,为调和肝胃、解表和营的和解剂,四者相互佐助。

来源:《伤寒论》。

注意事项:四肢厥逆的原因不一,本方只应用于阳气内郁所致的热厥、气厥较轻者,其他厥逆均不可用。

十八、防己黄芪汤（防己　黄芪　白术　甘草）

组成:防己12g,黄芪15g,白术9g,甘草6g。

功用:补气健脾,利水消肿。

主治:卫阳虚所致的上部浮肿,关节肿痛或风湿所致自汗、小便不利、痹痛等症。

释义:肺为水之上源,脾主运化水湿,上部浮肿当从脾肺论治,治气即可。若下部浮肿则需治血,当从心肾论治。

防己:苦、辛,寒,归膀胱、肾、脾经。功能祛风湿、通络、止痛利水,属宣剂、通剂。用于风水、皮水、湿痹等的治疗。防风偏治上部,防己通治上、中、下三部。防风性平,治风,防己性烈,发汗利水作用强;防风走气分,防己走气血两途。防己又分汉防己、木防己两种。汉防己性平，发汗力强，通泄力弱，木防己性寒，通泄血分湿热力强，发汗力弱。现多用汉防己，木防己因有肾毒性而慎用。汉防己：《本经》味辛，平，主风寒温疟，热气，诸痫，除邪，利大小便。《别录》苦，温，无毒，疗水肿、风肿，去膀胱热，伤寒发热，邪气，中风手足挛急，通腠理，利九窍，止泻，散痈肿恶结。元素：治中下部湿热肿，泄脚气，引十二经。木防己：主男子肢节中风，毒风不语，散结气痈肿，温疟，风水肿，去膀胱热。东垣曰：防己为瞑眩之剂，然而十二经有湿热壅塞不通，及下注脚气，除膀胱积热，非此不可，其行经之仙药，无可代之者。《长沙药解》：泻经络之湿邪，逐脏腑之水气。

黄芪、白术、甘草：见前述。

黄芪、白术、甘草三药补脾肺，相须配伍，一味防己发汗利小便，祛风泄热，开通十二经脉。四药合用，攻补兼施，正本清源，通调水道，能治水湿之患。本模块用生甘草不用炙甘草，是用其利尿解热作用。

来源：《金匮要略》。

注意事项：本方治水肿证，以气虚为主；若水肿实证而兼有恶心，腹胀、便溏等肠胃症状者，则不适用。

第四节 五 元 模 块

一、砂半理中汤（半夏　枳实　香附　砂仁　高良姜）

组成：半夏9g，枳实9g，香附9g，砂仁9g，高良姜9g。

功用：理气散寒，和胃止痛。

主治：寒凝气滞所致的胃痛。

释义：通则不痛，不通则痛。胃痛一病，气行则止，气滞则痛。然气滞胃痛涉及颇多，与心、肝、脾、肺、肾五脏皆有关联，不独胃也。胃痛形式也有多样性，与五脏相关，胃痛连胁，攻撑作痛，呃逆嗳气，以肝为主；痛引胸中，心悸气短，以心为主；脘腹胀满，神疲乏力，食少纳呆，以脾为主；胃脘疼痛，肩背拘急，痰多咳嗽，动则气少，以肺为主；脘痛及腹，腰酸，少腹胀满，行则伛偻，以肾为主。针对肝胃痛，用香附；针对心胃痛，用高良姜；针对脾胃痛,用枳实;针对肺胃痛,用清半夏;针对肾胃痛,用砂仁,五药配五脏,合而调和五脏,理气散寒,和胃止痛,临证根据病情偏重调整某一药剂量为12g,作为主药。

半夏、枳实、香附:见前述。

砂仁:辛,温,归脾、胃、肾经。功能化湿行气,温中止泻,安胎,属燥剂。用治湿阻中焦及脾胃气滞证;脾胃虚寒吐泻;气滞妊娠恶阻及胎动不安。《药性论》:主冷气腹痛,止休息气痢,劳损,消化水谷,温暖脾胃。《开宝本草》:治虚劳冷痢,宿食不消,赤白泻痢,腹中虚痛,下气。

高良姜:辛,温,归脾胃、心经。功能温胃散寒,行气止痛,属宣剂。主治心绞痛。《别录》:主暴冷,胃中冷逆,霍乱腹痛。《药性论》:治腹内久冷,胃气逆,呕吐,治风,破气,腹冷气痛;去风冷痹弱,疗下气冷逆冲心,腹痛,吐泻。《本草拾遗》:下气,益声。《纲目》:健脾胃,宽噎膈。

本方为治疗胃痛的基本方,五药都有理气祛寒止痛的作用,分别对应五脏,互为相须配伍,临证又有主次之分,虽为寒凝气滞而设,但用其理气止痛的作用可治各种胃痛,临证时辨清寒热虚实,加减即可。

来源:《首批国家级名老中医效验秘方精选》宋孝志经验。

注意事项:理气祛寒模块,虚证尚需配伍补益剂;热证需伍寒凉药;瘀证可加丹参。

二、四藤一仙汤(青风藤 鸡血藤 钩藤 络石藤 威灵仙)

组成:青风藤30g,鸡血藤30g,钩藤30g,络石藤30g,威灵仙12g。

功用:疏通经脉,养血活血,解痉止痛。

主治:风寒湿所致痹证,可以作为多种关节疼痛的基础方。

释义:关节疼痛属中医痹证范畴,多由风、寒、湿三邪杂合致病,造成筋脉阻滞、关节不利、气血闭塞,因不通而痛,日久可郁而化热,虽为寒证,尚需注意热象。治痹不仅要祛病因,还要通络止痛,藤蔓类宜。

青风藤:苦、辛,平,归肝、脾经。功能祛风湿,通经络,利小便,属宣剂、通剂。用治风湿痹证,水肿,脚气等。《本草择要纲目》:治风湿流注,历节鹤膝,麻痹瘙痒,损伤疮肿,入酒药中用。《本草便读》:凡藤蔓之属,皆可通经入络,此物善治风疾,故一切历节麻痹皆治之,浸酒尤妙。《药性考》:湿痹骨痛，脚腿转筋，鹤膝风痿，麻木肤疼，熬膏浸酒，治风有灵。

鸡血藤：见前述。

钩藤：甘，微寒，归肝、心包经。功能息风止痉，清肝平肝，疏风散热，属宣剂。用治肝风内动，肝阳上亢，头痛眩晕等。《本草新编》：入肝经。治寒热惊痫，胎风客忤，口眼抽搐。《本草乘雅半偈》：主治小儿寒热，十二惊痫。

络石藤：苦，微寒，归心、肝、肾经。功能祛风通络，凉血消肿，属宣剂、通剂。用治风湿热痹，喉痹，跌仆损伤等。《证类本草》：主腰髋痛，坚筋骨，利关节。《中华本草》：通络止痛，凉血清热，解毒消肿；主风湿痹痛、腰膝酸痛、筋脉拘挛、咽喉肿痛、疔疮肿毒、跌打损伤、外伤出血。

威灵仙：辛、咸，温，归膀胱经。功能祛风湿，通经络，属宣剂。用治风湿痹证。《本草新编》：入各经络。消肠中久积痰涎，除腹内癖气块，散爪甲皮肤风中痒痛，利腰膝胫踝湿渗冷疼，尤疗折伤，治风湿各病，皆宜用之，以其十二经络无处不到也。《滇南本草》：行十二经络。治胸膈中冷寒气痛，开胃气，能治噎膈，寒湿伤筋骨，止湿香港脚。烧酒煎服，祛脾风，多服损气。《证类本草》：主诸风，宣通五脏，去腹内冷滞，心膈痰水，久积癥瘕，癖气块，膀胱宿脓恶水，腰膝冷疼，及疗折伤。

四藤一仙汤针对关节疼痛的主要病机而设，具有三大特点：一是寒温并用，药性中和，适用于多种关节疼痛；二是藤蔓类药物联用，通络止痛药力集中，疗效卓著；三是方简药精，便于临证加减应用。五味药相须配伍，互相佐助，成为宣、通、燥湿之剂，可做治痹的通用方。

来源：《首批国家级名老中医效验秘方精选》祝谌予经验。

注意事项：祛邪为主，偏燥，阴血亏虚者慎用。

三、通络固齿汤（高良姜　白芷　川椒　细辛　川芎）

组成：高良姜3g，白芷3g，川椒6g，细辛3g，川芎3g。

功用：祛风散寒，通络止痛，固齿。

主治：邪郁经脉，经络不通所致的牙痛，头痛，三叉神经痛，齿摇不固等症。

释义：牙痛一般分为虚实两类，都有火证，人们往往忽略经络不通的病机，且头面部易受风邪侵袭，可郁而化热，当遵"火郁发之"之旨，在清火或补水抑火的同时佐宣通经络法。

高良姜：辛，热，归脾、胃经。功能温胃止呕，散寒止痛，属宣剂。用于胃寒冷痛，胃寒呕吐。《本草汇言》：祛寒湿，温脾胃之药也。

白芷：辛，温，归胃、大肠、肺经。功能解表散寒，祛风止痛，宣通鼻窍，燥湿止带，消肿排脓，属宣剂。用于风寒感冒，头痛、牙痛、风湿痹痛，鼻渊，带下证，疮痈肿毒。《纲目》：色白味辛，行手阳明；性温气厚，行足阳明；芳香上达，入手太阴肺经。如头、目、眉、齿诸病，三经之风热也。为阳明主药，故又能治血病、胎病，而排脓生肌止痛。治鼻渊、鼻衄、齿痛、眉棱骨痛，大肠风秘，小便出血，妇人血风眩晕，翻胃吐食；解砒毒，蛇伤，刀箭金疮。

川椒（花椒）：辛，温，归脾、胃、肾经。功能温中止痛，杀虫止痒，属宣剂。用治中寒腹痛、寒湿吐泻、虫积腹痛、湿疹、阴痒。《纲目》：散寒除湿，解郁结，消宿食，通三焦，温脾胃，补右肾命门，杀蛔虫，止泄泻。《本经》：主邪气咳逆，温中，逐骨节皮肤死肌，寒湿痹痛，下气。

细辛：辛，温，有小毒，归心、肺、肾经。功能散寒解表，祛风止痛，宣通鼻窍，温肺化饮，属通剂。用治风寒感冒，头痛、牙痛、风湿痹痛，鼻渊，肺寒咳喘。《长沙药解》：敛降冲逆而止咳，祛寒湿而荡浊，最清气道，兼通水源，温燥开通，利肺胃之壅阻，驱水饮而逐寒湿，润大肠而利小便，善降冲逆，专止咳嗽。其诸主治，收眼泪、利鼻壅、去口臭、除齿痛、通经络，皆其行郁破结，下冲降逆之力也。

川芎：见前述。

五药辛温发散，相须配伍，既能祛风散邪，又能行气活血，通络止痛，尚兼固齿作用，为治牙痛、三叉神经痛、头痛等邪凝经脉病证的模块。

来源：国医大师吕景山经验。

注意事项：本模块常为辅助模块，做通络或引经药用，剂量宜小不宜大，或作散剂。

四、补肾五子汤（补骨脂　覆盆子　五味子　枸杞子　车前子）

组成：补骨脂12g，覆盆子10g，五味子9g，枸杞子10g，车前子9g。

功用：平补肾阴肾阳。

主治：肾阴阳两亏所致不孕、早泄、五更泻等。

释义： 肾为先天之本，主收藏，有肾阴肾阳，兼调水液代谢。年老体弱或久病损伤真元，则肾阴不足，肾阳不固，水火不济。治宜平补，不宜峻补，温之以气，补之以味，缓缓图之，以防"壮火之气衰"。

补骨脂： 苦、辛，温，归肾、脾经。功能补肾壮阳，固精缩尿，温脾止泻，纳气平喘，属补剂。用治肾虚阳痿、腰膝冷痛，肾虚遗精、遗尿、尿频，脾肾阳虚五更泄泻，肾不纳气，虚寒喘咳。《药性论》：治男子腰疼膝冷囊湿，逐诸冷顽痹，止小便，腹中冷。《开宝本草》：治五劳七伤，风虚冷，骨髓伤败，肾冷精流及妇人血气堕胎。《本草经疏》：能暖水脏，阴中生阳，壮火益土之要药也。

覆盆子： 甘、酸，微温，归肝、肾经。功能固精缩尿，益肝肾明目，属涩剂、补剂。用治遗精滑精、遗尿尿频，肝肾不足，目暗不明。《别录》：益气轻身，令发不白。《备要》：益肾脏而固精，补肝虚而明目，起阳痿，缩小便。《本草正义》：为滋养真阴之药，味带微酸，能收摄耗散之阴气而生精液。

五味子： 酸、甘，温，归肺、心、肾经。功能收敛固涩，益气生津，补肾宁心，属补剂、涩剂。用治久咳虚喘，自汗，盗汗。本品五味俱全，以酸为主，善能敛肺止汗，治遗精，滑精，久泻不止，津伤口渴，消渴，心悸，失眠，多梦。《备要》：性温，五味俱全，酸咸为多，故专收敛肺气而滋肾水，益气生津，补虚明目，强阴涩精，退热敛汗，止呕住泻，宁嗽定喘，除烦渴。《医林纂要》：宁神，除烦渴，止吐衄，安梦寐。

枸杞子： 甘，平，归肝、肾经。功能滋补肝肾，益精明目，属补剂。用治肝肾阴虚及早衰证。《本草经集注》：补益精气，强盛阴道。《药性论》：补益精，诸不足，易颜色，变白，明目，令人长寿。

车前子： 甘，微寒，归肝、肾、肺、小肠经。功能利尿通淋，渗湿止泻，明目，祛痰，属滑剂。用治淋证，水肿，泄泻，痰热咳嗽。《本经》：主气癃，止痛，利水道小便，除湿痹。《别录》：男子伤中，女子淋沥，不欲食。养肺强阴益精，令人有子，明目疗赤痛。《纲目》：导小肠热，止暑湿泻痢。

五者合用辛甘化阳，酸甘养阴，以收涩为主，兼清利关窍，使真元秘固，水湿外泻，肾阴阳平衡而阴平阳秘。五者相使或相须配伍，互相佐助。

来源： 脱胎于五子衍宗丸和李可老先生"肾四味"。

注意事项： 实证不宜，以忌留邪。

五、桂枝汤（桂枝　白芍　炙甘草　生姜　大枣）

组成： 桂枝9g，白芍9g，炙甘草9g，生姜9g，大枣4枚。

功用： 解肌发表，调和营卫。

主治： 外感风寒表虚证所致的发热，自汗或内伤杂病，营卫不和，自身免疫性疾病。

　　释义： 风寒之邪侵袭机体，而素体虚弱，卫强营弱，治当祛邪扶正兼顾。《伤寒论》：太阳病，头痛发热，汗出恶风者，桂枝汤主之。

　　诸药药性见前述。

　　桂枝芍药配伍，营卫同调，散中有收，汗中寓补；生姜大枣配伍，辛甘化阳，散湿和中；佐以炙甘草，和中解毒，五味药互相佐助，既能治外感表虚证，又能治营卫不和的内伤杂病。

　　来源： 《伤寒论》。

　　注意事项： 外感风寒表实证忌用。温病初起，但发热不恶寒，有汗而渴，舌红苔黄，脉数者禁用。

六、五味消毒饮（金银花　野菊花　蒲公英　紫花地丁　紫背天葵）

组成： 金银花15g，野菊花10g，蒲公英15g，紫花地丁10g，紫背天葵6g。

功用： 清热解毒，祛瘀通络。

主治： 热毒瘀滞所致的疔毒，疮痈疖肿，无名肿毒，蜂窝织炎等症。

　　释义： 疮痈疔疖初在气分，后及血分，因"诸痛痒疮皆属于心"，当气血双清，化瘀生新，才能避免热毒内侵，并缩短疗程。

　　金银花、蒲公英：见前述。

　　野菊花：苦，寒，归肝、肺经。功能清热解毒、清肝平肝，属宣剂、泄剂。善治风热感冒，肺炎、白喉，胃肠炎，疔痈，口疮，丹毒，湿疹，天疱疮，同时有很好的降压作用，可用于高血压病的辅助治疗。《本草汇言》：破血疏肝，解疔散毒。主妇人腹内宿血，解天行火毒丹疔。洗疮疥，又能去风杀虫。

　　紫花地丁：苦、辛，寒，归心、肝经。功能清热解毒，属泄剂。主治心肝火旺诸症。《纲目》：主一切痈疽发背，疔肿瘰疬，无名肿毒，恶疮。《玉楸药解》：地丁行经泻火，散肿消毒，治痈疽瘰疬，疔毒恶疮。敷食皆佳。芊绿言：

入肝、脾二经，为除热解毒之品，乃外科要药。

紫背天葵：辛、酸、平，归肺、心经。功能清热解毒、止咳润肺、散瘀消肿，属宣剂、通剂。用治风热咳嗽、咯血，血崩、痛经、疔疮、跌打损伤肿痛等病症。《滇南本草》：治瘰，消散结核。治妇人奶结，乳汁不通，红肿疼痛，乳痈、乳岩，坚硬如石。服之，或溃或散。

五药均有清热解毒功效，相须配伍可以增强清热解毒之功，又能入血分，通络祛瘀，善治痈疮疔肿，其特点为气血两清，三焦同治，兼能开三焦热结，利湿消肿，活血通络。

来源：《医宗金鉴》。

注意事项：寒凉药，注意伤胃，虚寒证不宜。

七、易黄汤（山药　芡实　黄柏　车前子　白果）

组成：山药30g，芡实15g，黄柏6g，车前子3g，白果6g。

功用：补益脾肾，清热祛湿，收涩止带。

主治：脾肾虚弱所致的湿热带下，以及湿热下注的淋证、腹泻等。

释义：带下色黄，味重，湿热无疑，但湿热从何而来？与肺脾肾有关，肺失宣肃，脾不健运，肾虚不主水，水湿不化则湿热内生。虽因虚致病，但不能峻补以留邪，当甘寒平补脾肺，兼收肾湿。

山药：甘、平，归脾、肺、肾经。功能补脾养胃，生津益肺，补肾涩精，属补剂。用治脾虚食少、久泻不止、肺虚喘咳、肾虚遗精、带下、尿频、虚热消渴。麸炒山药补脾健胃，用于脾虚食少，泄泻便溏，白带过多。《本经》：主伤中，补虚，除寒热邪气，补中益气力，长肌肉，久服耳目聪明。《别录》：主头面游风，风头眼眩，下气，止腰痛，治虚劳羸瘦，充五脏，除烦热，强阴。《药性论》：补五劳七伤，去冷风，止腰痛，镇心神，补心气不足，患人体虚羸，加而用之。《食疗本草》：治头疼，助阴力。《纲目》：益肾气，健脾胃，止泄痢，化痰涎，润皮毛。

芡实：甘、平、温，归脾、肾、胃、心经。功能健脾利湿，涩精止泻，属涩剂、补剂。用治脾虚不饥，湿痹，泄泻，小便不禁，白浊，带下，遗精滑泄等。《本经》：主湿痹，腰脊膝痛，补中，除暴疾，益精气，强志，聪耳明目。士材：治泄泻，梦遗，滑精。《经疏》：禀水土之气以生，可升可降，阴也；入足太阴、少阴经,补脾胃,固精气之药。

黄柏:苦,寒,归肾、膀胱经。功能清热燥湿、泻火除蒸,解毒疗疮,属泄剂。用治热痢,泄泻,消渴,黄疸,痿躄,梦遗,淋浊,痔疮,便血,赤白带下,骨蒸劳热,目赤肿痛,口舌生疮,疮疡肿毒,湿疹,湿疮。《本经》:主五脏肠胃中结热,黄疸,肠痔,止泄利,妇女漏下赤白,阴伤蚀疮。《本草拾遗》:主热疮疱起,下血,杀蛀虫;煎服,主消渴。《日华子本草》:安心除劳,治骨蒸,洗肝,明目,多泪,口干,心热,杀疳虫,治蛔心痛,疥癣,蜜炙治鼻洪,肠风,泻血,急热肿痛。《本经逢原》:黄柏苦寒迅利,疏肝脾而泄湿热,清膀胱而排瘀浊,殊有捷效。最泻肝、肾、脾、胃之阳,后世以此为滋阴补水之剂。

车前子:见前述。

白果:甘、苦、涩,平,有小毒,归肺经。功能敛肺平喘,收湿止带,为涩剂。用于治疗咳喘,气逆,痰多,带下不止等病。《本草纲目》:白果熟食温肺益气,定喘嗽,缩小便,止白浊;生食降痰,消毒杀虫。《本草品汇精要》:煨熟食之,止小便频数。《滇南本草》:与核桃捣烂为膏服之,治噎食反胃,白浊冷淋。

山药、芡实补脾肾,相须为用实脏腑;黄柏苦燥入肾,车前子清热泻肾,相须配伍祛湿热;芡实、白果相须配伍收涩肺脾肾。五药合用,互相佐助,攻补兼施,收泄补养并用为其特点。

来源:《傅青主女科》。

注意事项:热重,黄柏多用,湿重,车前子多用,而收涩药则少用。

八、清带汤(生山药 生龙骨 生牡蛎 海螵蛸 茜草)

组成:生山药30g,生龙骨18g,生牡蛎18g,海螵蛸12g,茜草9g。

功用:滋阴收涩,化瘀止带。

主治:肾虚不摄所致的妇女赤白带下。

释义:带下病往往虚实夹杂,常攻补兼施,然带下毕竟为下泻症,除此还需收涩。

生山药、生牡蛎:见前述。

生龙骨:涩、甘,平,归心、肝、肾经。功能镇心安神,平肝潜阳,固涩,收敛,属重剂、涩剂。用治心悸怔忡,失眠健忘,惊痫癫狂,头晕目眩,自汗盗汗，遗精遗尿，崩漏带下，久泻久痢，溃疡久不收口及湿疮。《纲目》：益肾镇惊，止阴疟，收湿气脱肛，生肌敛疮。《日华子》：健脾，涩肠胃，止泻痢，渴疾，怀孕漏胎，肠风下血，鼻洪，吐血。

海螵蛸：咸、涩，微温，归肝、胃、肾经。功能收敛止血，固精止带，除湿，制酸敛疮，属涩剂。用治胃痛吞酸，吐衄，呕血，便血，崩漏带下，血枯经闭，腹痛癥瘕，虚疟泻痢，阴蚀烂疮。《别录》：主惊气入腹，腹痛环脐，阴中寒肿。《本经》：主女子漏下赤白经汁，血闭，阴蚀肿痛，寒热癥瘕，无子。《纲目》：主女子血枯病，伤肝，吐血下血，治疟消瘿。

茜草：苦咸，寒，入心、肝、肾、心包四经。功能凉血活血止血，祛风通络，属宣剂、通剂。用治出血、瘀血病、骨节风痛以及跌仆肿痛。《本经》：主寒湿风痹，黄疸，补中。《别录》：止血，内崩下血，膀胱不足，主痹及热，中伤跌折。《大明》：止鼻衄尿血，产后血晕，月经不止，带下，仆损瘀血，痔瘘，排脓。《经疏》：苦以泄热，甘以和血，咸以入血软坚，温得少阳之气以通行，故能凉无病之血，行已伤之血而最效。

生山药滋真阴固元气为君药，补而兼渗湿；龙骨、牡蛎、海螵蛸均能收涩，又能开癥瘕软坚化积；茜草凉血活血止血。五味药均入肾经相须补阴气，壮水之主以制阳光，又相使利湿热，通血脉，使清凉之气以生，浊邪以消，能开通者，兼能收涩；能收涩者，兼能开通，相助为理，相得益彰。补任脉，平冲脉，收而不滞。

来源：《医学衷中参西录》。

注意事项：本模块为涩剂，但龙牡生用，寓意深刻。邪重者需伍他药。

九、桃核承气汤（桃仁　大黄　桂枝　炙甘草　芒硝）

组成：桃仁12g，大黄9g，桂枝6g，炙甘草6g，芒硝6g。

功用：破血下瘀。

主治：瘀血内蕴所致的太阳蓄血证、小肠肿瘤等病，见少腹急结，神昏如狂，黑便，大便时时不利，小便如常，脉沉涩或沉结。

释义：死血、枯血凝结成形，非温不化，非软坚不开，非破血不下，当温化、软化、攻破并用。

桃仁、大黄、甘草：见前述。

桂枝：辛、甘，温，归心、肺、膀胱经。功能发汗解肌，温通经脉，助阳化气，属宣剂、燥剂。用治风寒感冒，寒凝血滞诸痛证，痰饮、蓄水证，心悸。《本经》：主利肝肺气，头痛出汗，止烦止唾，咳嗽，表虚自汗，风痹骨节挛痛。张元素曰：气味俱薄，体轻而上行，浮而升，阳也。沈金鳌言：入肺、膀胱二经，为上行发表之品，而兼轻剂，能散血分之寒及横行肩臂也。

芒硝：咸、苦，大寒，归心、膀胱经。功能泻热通便，润燥软坚，清火消肿，属泄剂。用治于实热积滞，腹满胀痛，大便燥结，肠痈肿痛；外治乳痈，痔疮肿痛。

桂枝温化，芒硝软化，大黄、桃仁攻破，合甘草和中缓急，各有所指，共为祛死血、枯血之剂，为泄剂。

来源：《伤寒论》。

注意事项：表证未解者当先解表，而后用本方；孕妇忌服。

十、半夏厚朴汤（半夏 厚朴 茯苓 生姜 紫苏叶）

组成：半夏9g，厚朴6g，茯苓12g，生姜9g，紫苏叶6g。

功用：行气开郁，降逆化痰。

主治：痰气郁结所致的慢性咽炎、癔症、胃神经官能症等。

释义：脾为生痰之器，痰气郁结证责之肝脾，气不行则郁不解，痰不化则结难开，当降胃气，开肝气，化痰散结，既使气机通利，又祛邪实。

半夏、厚朴、生姜：见前述。

茯苓：甘、淡，平，归心、脾、肾经。功能利水渗湿，健脾，安神，属通剂、补剂。用治小便不利，水肿胀满，痰饮呕吐，脾虚食少，泄泻，心悸不安，失眠健忘，遗精白浊等症。《本经》：主胸胁逆气，忧恚，惊邪，恐悸，心下结痛，寒热烦满，咳逆，口焦舌干，利小便。久服安魂养神，不饥，延年。

紫苏叶：辛，温，归心、肺、胃经。功能散风发汗，通血痹，属宣剂。用治外感伤寒表证，内伤肝郁之滞。《长沙药解》：降冲逆而驱浊，消凝滞而散结。《别录》：主下气，除寒中。《日华》：治心腹胀满，止霍乱转筋，开胃下食，止脚气。时珍：解肌发表，散风寒，行气宽中，消痰利肺，和血温中，止痛定喘。沈芊绿：入心肺胃三经，为发表散寒之品。

五药合用，辛开苦降，辛以行气散结，苦以燥湿降逆，又投甘淡健脾利湿之品,使脾胃和,肝气顺,郁气得疏,痰涎得化,是针对寒、痰、湿、积病因,又针对气郁不舒的气滞病机,还顾护脾胃,以免开气散结、损伤正气的良方。

来源:《金匮要略》。

注意事项:本方苦温辛燥,能耗液伤阴,故只适用于痰湿气滞的痰气郁结证。阴亏津少,或阴虚火盛的痰火郁结证,则不适用。

十一、真武汤(茯苓 白芍 白术 生姜 附子)

组成:茯苓9g,白芍9g,白术6g,生姜9g,附子9g。

功用:温阳利水,消肿止痛。

主治:脾肾阳虚致水湿内停,浮肿、泻痢,关节冷痛等症。

释义:水为阴邪,得温则化,所谓"益火之源,以消阴翳",然水之制在脾,水之主在肾,脾阳升腾,肾阳温煦,才可使水湿运化,水气得消,当脾肾双补。

诸药药性见前述。

附子配生姜辛散温通为一相须模板,主补肾阳;白术配茯苓健脾利湿,又一相使模板,主补脾气;再合白芍,相使为用,利小便又与水邪同气相求,能助阳化阴而不伤正。三个模块合用,肾阳从下而上温煦中焦,使脾气化为脾阳,运化水湿,或从大小便出,或从汗解,或从内消,整个模板成为扶正以祛邪的补剂,益火之源以消阴翳,突出利水消肿止痛之功。

来源:《伤寒论》。

注意事项:实热证忌用。

十二、猪苓汤(猪苓 茯苓 泽泻 阿胶 滑石)

组成:猪苓9g,茯苓9g,泽泻9g,阿胶9g,滑石9g。

功用:利水,清热,养阴。

主治:水热互结所致的小便不利,淋疾尿血等症。

释义:利尿容易伤阴,热邪也易伤阴,故用利尿清热剂时,当顾护阴液。

猪苓:甘淡,平,归肾、膀胱经。功能利水渗湿,属泄剂。用治小便不利,水肿,泄泻,淋浊带下,以及积聚和肿瘤。《饮片新参》:入血分,利水通淋,止泻。

茯苓、泽泻、阿胶、滑石：见前述。

猪苓与茯苓甘淡渗湿，使水湿下行，泽泻与滑石甘寒泻热利水，开利关窍，使湿热有路可出，共为清热利尿的燥剂、泄剂，再佐阿胶养血润燥以防伤阴，并止血以消湿热损伤膀胱的后果，五药合用可使邪祛正安。

来源：《伤寒论》。

注意事项：热重，泽泻、滑石重用，无阴虚、尿血，阿胶可换白芍，或不用，应随症加减，灵活变通。

第五节 六 元 模 块

一、升降方（蝉蜕 僵蚕 郁金 姜黄 大黄 薄荷）

组成：蝉蜕 10g，僵蚕 12g，郁金 9g，姜黄 6g，大黄 1g，薄荷 1～3g。

功用：疏理气机，升清降浊，散风清热。

主治：热郁三焦，气机升降出入受阻所致的发热、吐利、神昏抽搐。

释义：气机为百病之总司，任何疾病都会产生气机不利的后果，表现为各种不适。所以治疗疾病首要任务是调理气机，使升降有度，出入平衡，才能"阴平阳秘"，由乱而治。五脏六腑皆有气以为平，肝脾为枢机，肺为华盖，肾为根本，心为君主，主持公道。一呼一吸，一上一下，循环往复。病之始，首调枢机，终及根本。

蝉蜕：甘，寒，归肺、肝经。功能疏散风热，利咽开音，透疹，明目退翳，息风止痉，属宣剂、轻剂。用治风热感冒，温病初起，咽痛音哑；麻疹不透，风疹瘙痒；目赤翳障；急慢惊风，破伤风证。《药性论》：治小儿浑身壮热惊痫。《本草衍义》：治目昏翳。又水煎壳汁，治小儿疮疹出不快。《纲目》：治头风眩晕，皮肤风热，痘疹作痒，破伤风及疔肿毒疮，大人失声，小儿噤风天吊，惊哭夜啼，阴肿。

僵蚕：咸、辛，平，归肝、肺、胃经。功能祛风定惊，化痰散结，属宣通之剂。用治惊痫抽搐；风中经络，口眼㖞斜；风热头痛，目赤，咽痛，风疹瘙痒；痰核，瘰疬。《纲目》：散风痰结核、瘰疬、头风、风虫齿痛，皮肤风疮，丹毒作痒，一切金疮，疔肿风痔。

郁金:辛、苦,寒,归肝、胆、心经。功能活血止痛,行气解郁,清心凉血,利胆退黄,属宣剂。用治气滞血瘀之胸、胁、腹痛;热病神昏,癫痫痰闭;吐血、衄血、倒经、尿血、血淋;肝胆湿热黄疸、胆石症。《纲目》:治血气心腹痛,产后败血冲心欲死,失心癫狂。《本草汇言》:郁金清气化痰散瘀血之药也,其性轻扬,能散郁滞,顺逆气,上达高巅,善行下焦,为心肺肝胃气血火痰郁遏不行者最验。故治胸胃膈痛,两胁胀满,肚腹攻疼,饮食不思等症;又治经脉逆行,吐血衄血,唾血血腥。此药能降气,气降则火降,而痰与血亦各循其安所之处而归原矣。《备要》:行气,解郁,泄血,破瘀。凉心热,散肝郁,治妇人经脉逆行。

姜黄、大黄:见前述。

薄荷:辛,凉,归肺、肝经。功能疏散风热,清利头目,利咽透疹,疏肝行气,属轻剂、宣剂。用治风热感冒,温病初起;头痛眩晕,目赤多泪,咽喉肿痛;麻疹不透,风疹瘙痒;肝郁气滞,胸闷胁痛。《新修本草》:主贼风伤寒,发汗。治恶气腹胀满,霍乱,宿食不消,下气。《滇南本草》:上清头目诸风,止头痛、眩晕、发热。去风痰,治伤风咳嗽,脑漏,鼻流臭涕。退虚痨发热。《纲目》:利咽喉,口齿诸病。治瘰疬,疮疥,风瘙瘾疹。

六药合用,解表通里,以调表里;理气活血以调气血;寒温并用以调寒热,共奏调理气机之功,使清升浊降,出入有度,邪祛正复。此方名为升降散,为气机不利而设,用治急性病或慢性病前期准备。

来源:《伤寒瘟疫条辨》升降散。

注意事项:祛邪为主,不宜久服。

二、健运麦谷芽汤(生谷芽　生麦芽　鸡内金　生山药　太子参　炙甘草)

组成:生谷芽30g,生麦芽30g,鸡内金12g,生山药15g,太子参15g,炙甘草6g。

功用:健运和胃,复元益气。

主治:脾虚不运所致的纳呆,脘腹满闷的慢性胃炎以及急性病属胃气受损者。

释义:脾主运化,包括运化水谷和输布气血津液。脾气虚损,运化功能减退，水谷不化，气血津液不得四布，则可以出现腹胀、便溏、食欲不振，甚则面黄肌瘦、倦怠乏力等病变。

生谷芽：甘，温，归脾、胃经。功能消食和中，健脾开胃，属补剂、宣剂。用治米面薯芋食滞及脾虚食少消化不良。《本经逢原》：启脾进食，宽中消谷，而能补中，不似麦芽之克削也。《纲目》：快脾开胃，下气和中，消食化积。《食物本草会纂》：除烦消食。《中药材手册》：治脾虚，心胃痛，胀满，热毒下痢，烦渴，消瘦。

生麦芽：甘，平，归脾、胃、肝经。功能消食行气，健脾开胃，回乳消胀，属补剂、宣剂。用治食积不消，脘腹胀痛，脾虚食少，乳汁郁积，乳房胀痛，妇女断乳。《药性论》：消化宿食，破冷气，去心腹胀满。《纲目》：麦蘖、谷芽、粟蘖，皆能消导米面诸果食积。观造饧者用之，可以类推。但有积者能消化，无积而久服，则消人元气也，不可不知。若久服者，须同白术诸药兼用，则无害。《本草经疏》：麦蘖，功用与米蘖相同，而此消化之力更紧，其发生之气，又能助胃气上升，行阳道而资健运，故主开胃补脾，消化水谷及一切结积冷气胀满。《本草汇言》：大麦芽，和中消食之药也。补而能利，利而又能补，如腹之胀满，膈之郁结，或饮食之不纳，中气之不利，以此发生之物而开关格之气，则效非常比也。

鸡内金：甘，平，归脾、胃、小肠、膀胱经。功能消食健胃，固精止遗，通淋化石，属补剂、涩剂。用治食积胀满，呕吐反胃，泻痢，疳积，消渴，遗溺，喉痹乳蛾，牙疳口疮。《别录》：主小便利，遗溺，除热止烦。《纲目》：治小儿食疟，疗大人淋漓、反胃，消酒积，主喉闭、乳蛾，一切口疮，牙疳诸疮。《本经逢原》：治眼目障翳。

太子参：甘，微苦，平，归脾、肺经。功能益气健脾，生津润肺，属补剂。用治脾虚体弱、病后虚弱、气阴不足、自汗口渴、肺燥干咳。《本草从新》：大补元气。《本草再新》：治气虚肺燥，补脾土，消水肿，化痰止渴。《饮片新参》：补脾肺元气，止汗生津，定虚悸。《中药志》：治肺虚咳嗽，脾虚泄泻。

生山药、炙甘草：见前述。

六药均有健脾作用，相须为用，且药性平和，无峻补滞气之弊，亦无消食伤气之害，生发脾气，扶助胃气，使脾升胃降，运化复常，药食同源，少火饲气，以复元益气。急、慢性纳呆均可使用，临床应用非常广泛。

来源:《首批国家级名老中医效验秘方精选》赵棻经验方。

注意事项:本模块为补益剂,但非峻补。纯实无虚的食积证不宜。谷麦芽生用为其特点。

三、黄土汤(甘草 地黄 白术 附子 黄芩 灶心土)

组成:甘草6g,地黄9g,白术9g,附子9g,黄芩9g,灶心土60g。

功用:温阳健脾,养血止血。

主治:虚寒性出血。

释义:出血性疾病大体分为两类,一类为热迫血行,当凉血止血;另一类为气不统血,当补气止血。临证两种类型还可兼夹。

灶心土:辛,温,归脾、胃经。功能温中和胃,止呕止泻,止血,属补剂、涩剂。用于治疗吐血、便血、妇女漏血、呕吐、腹泻、水土不服等脾胃虚寒性疾病。《纲目》:治心痛狂癫,风邪蛊毒,妊娠护胎,小儿脐疮重舌,风噤反胃,中恶猝魇,诸疮。《本草便读》:伏龙肝即灶心土,须对釜脐下经火久炼而成形者,具土之质,得火之性,化柔为刚,味兼辛苦。其功专入脾胃,有扶阳退阴、散结除邪之意。凡诸血病,由脾胃阳虚而不能统摄者,皆可用之,《金匮》黄土汤即此意。

余药药性见前述。

六药合用,澄本清源与塞流止血并用,澄本用补气养血两途,塞流以凉血活血,祛瘀生新。灶心土、附子、白术、甘草补脾阳,生地、黄芩补血、凉血、止血、活血。其中黄芩既能止血,又有入血分凉血作用,与附子寒温并用,不唯反佐,亦有制其性而取其用之意。附子得黄芩成少火生气,黄芩得附子加强止血作用而不寒凝,是一种相使配伍。

来源:《金匮要略》。

注意事项:本模块为补益剂,纯实无虚的出血证不宜。

四、六味地黄汤(熟地 山茱萸 山药 泽泻 丹皮 茯苓)

组成:熟地30g,山茱萸12g,山药15g,泽泻10g,丹皮12g,茯苓10g。

功用:滋阴补肾,

主治:肝肾阴虚所致的腰膝酸软,头目眩晕,耳鸣耳聋,盗汗,遗精,消渴，骨蒸潮热，手足心热，口燥咽干，牙齿松动，小便淋沥，舌红少苔，脉沉细数等。

释义：肾为先天之本，需后天滋养，肝木为肾水之子，需防子盗母气。故补肾需肝、脾、肾三脏同调，而不使气血壅滞。

熟地：甘，微温，归肝、肾经。功能养血滋阴，补精益髓，属补剂。用治肝肾阴虚，腰膝酸软，骨蒸潮热，盗汗，遗精，内热消渴，血虚萎黄，心悸怔忡，月经不调等症。《珍珠囊》：大补血虚不足，通血脉，益气力。《本草从新》：滋肾水，封填骨髓，利血脉，补益真阴，聪耳明目，黑发乌须。又能补脾阴，止久泻，治劳伤风痹，阴亏发热，干咳痰嗽，气短喘促，胃中空虚觉馁，痘证心虚无脓，病后胫股酸痛，产后脐腹急疼，感证阴亏，无汗便闭，诸种动血，一切肝肾阴亏，虚损百病，为壮水之主药。《纲目》：填骨髓，生精血，补五脏。《医学启源》：虚损血衰之人须用，善黑须发。《主治秘要》：其用有五：益肾水真阴一也，和产后气血二也，去脐腹急痛三也，养阴退阳四也，壮水之源五也。张元素：熟地黄补肾，血衰者须用之，又脐下痛，属肾经，非熟地黄不能除，乃通肾之药也。

山茱萸：涩、酸，微温，归肝、肾经。功能补益肝肾，涩精固脱，属补剂、涩剂。用治腰膝酸软，头晕耳鸣，遗精滑精，大汗不止，崩漏，月经过多等症。《雷公炮炙论》：壮元气，秘精。《别录》：肠胃风邪，寒热疝瘕，头风，风气去来，鼻塞，目黄，耳聋，面疱，温中，下气，出汗，强阴，益精，安五脏，通九窍，止小便利，明目，强力。《日华子本草》：暖腰膝，助水脏，除一切风，逐一切气，破癥结，治酒齄。《珍珠囊》：温肝。《本草求原》：止久泻，心虚发热汗出。

山药、泽泻：见前述。

丹皮：苦、辛，微寒，归心、肝、肾经。功能清热凉血，活血化瘀，属泄剂。用治温毒发斑，血热吐衄，阴虚发热，无汗骨蒸，血滞经闭及痛经，跌打伤痛，痈肿疮毒等症。《本经》：主寒热，中风瘈疭、痉、惊痫邪气，除癥坚瘀血留舍肠胃，安五脏，疗痈疮。《别录》：除时气头痛，客热五劳，劳气头腰痛，风噤，癫疾。《药性论》：治冷气，散诸痛，治女子经脉不通，血沥腰疼。《日华子本草》：除邪气，悦色，通关腠血脉，排脓，通月经，消仆损瘀血，续筋骨，除风痹，落胎下胞，产后一切冷热血气。《珍珠囊》：治肠胃积血、衄血、吐血，无汗骨蒸。《滇南本草》：破血，行血，消癥瘕之疾，除血分之热。《医学入门》：泻伏火,养真血气,破结蓄。《纲目》:和血,生血,凉血。治血中伏火,除烦热。

茯苓:甘、淡、平,归心、肺、脾、肾经。功能渗湿利水,益脾和胃,宁心安神,属通剂、补剂。用治小便不利,水肿胀满,痰饮呕吐,脾虚食少,泄泻,心悸不安,失眠健忘,遗精白浊等症。《药征》:主治悸及肉瞤筋惕,旁治头眩烦躁。《别录》:止消渴,大腹,淋沥,膈中痰水,水肿淋结。开胸腑,调脏气,伐肾邪,长阴,益气力,保神守中。《药性论》:开胃,止呕逆,善安心神。主肺痿痰壅。治小儿惊痫,心腹胀满,妇人热淋。《医学启源》:除湿,利腰脐间血,和中益气为主。治溺黄或赤而不利。《主治秘诀》:止泻,除虚热,开腠理,生津液。《日华子本草》:补五劳七伤,安胎,暖腰膝,开心益智,止健忘。《伤寒明理论》:渗水缓脾。

六味地黄汤本为小儿肾气不足而设,后世凡肾阴亏虚均投,以其"三补三泻",调肝、脾、肾三脏,平补无害。但其机理非直补肾阴,而是通过调肾气,使肾水自生,缓缓为功,为补肾气祖方,真阴亏损急症恐药力迟缓,当急下存阴或峻补。

来源:钱乙《小儿药证直诀》。

注意事项:本模块为调补方,适用于慢性病。

第六节　六元以上模块

一、小柴胡汤(柴胡　黄芩　半夏　人参　生姜　大枣　炙甘草)

组成:柴胡12g,黄芩9g,人参6g,半夏9g,炙甘草6g,生姜9g,大枣5枚。

功用:和解少阳,调和肝胃,清热燥湿。

主治:少阳病,肝胃不和,湿热病所致的寒热往来,口苦目眩,脘腹胀满等症。

释义:伤寒邪不能入里,又不能出表,郁在半表半里,寒郁化热与胃中湿邪合并,呈湿热之势,病位在胆、胃腑经,不达脏,阻遏气机,使胆胃不利,而出现寒热往来、口苦、咽干、呕恶、胸闷等少阳病,以胆腑为主。

诸药药性见前述。

柴胡、黄芩、半夏均能燥湿，人参、大枣、炙甘草补脾，全方合而为解表清里、健脾燥湿之剂。但少阳证没有腑实里证，也没有寒实表证，有的是表里不和、出入不畅导致的表热证、里热证和脾胃不和证。小柴胡汤正为和解表里、调和肝胆脾胃、疏理气机的和法经方，后世拓展到治疗肝胃不和证、肝胃湿热证等。

来源：《伤寒论》。

注意事项：小柴胡汤以治胆腑为主，若胃腑症状突出，加大姜、枣剂量，若湿邪重可加利水开道药。

二、半夏泻心汤（半夏　黄芩　黄连　干姜　人参　大枣　炙甘草）

组成：半夏9g，黄芩9g，黄连3g，干姜6g，人参6g，大枣5枚，炙甘草6g。

功用：和胃降逆，开结除痞。

主治：寒热错杂，胃气不和所致的脘腹痞满不实。

释义：胃多气多血，易寒易热，可呈寒热错杂之势，阻遏气机，当辛开苦降，寒温并用，佐甘以和中。

干姜：味辛，性热，归脾、胃、心、肺经。功能温中回阳，温肺化饮，属宣剂。用治脘腹冷痛，呕吐，泄泻，咳嗽气喘，痰多清稀等症。《雷公炮制药性解》：生者味辛，能行血，逐寒邪而发表。熟者味苦，能止血，除胃冷而守中。沉寒痼冷，肾中无阳，脉气欲绝者，用黑附为引。干姜之辛，本职肺家，以其性热，故又入脾胃大肠。至于少阴之入，黑附为之引耳。夫血遇热则走，生者行之，固其宜也。而吐衄下血崩漏淋产证，熟者反能止之，何也？盖物极则反，血去多而阴不复，则阳无所附，得此以助阳之生，而阴复矣。且见火则味苦色黑，守而不走，血安得不止耶？然必病久气虚，亡阳而多盗汗，及手足冷者宜用，若初病火炽，遽尔投之，是抱薪救火，危亡立至矣，可不谨乎！丹溪曰：干姜散肺气，同五味能止嗽，治血虚发热，该与补阴药同用。入肺中利肺气，入肾中燥下湿，入气分引血药入血也。东垣云：多用能耗元气，壮火食气故也。干姜辛热，皆言补脾，海藏独言泄脾，何也？泄之一字，非泄脾之正气，是泄脾中寒湿之邪。盖以辛热之剂燥之，故曰泄脾也。生者能堕胎。

余药药性见前述。

半夏辛开为君，芩、连苦降去热，干姜温散去寒，四药合为辛开苦降、寒温并用之剂,再佐人参、大枣、甘草补脾和中,固护正气,使祛邪而不伤正。全方重在调理气机,治疗寒热错杂的虚痞。

来源:《伤寒论》。

注意事项:本模块治虚痞,急腹症慎用。

三、补阳还五汤（黄芪　当归尾　赤芍　地龙　川芎　桃仁　红花）

组成:黄芪 30g,当归尾 10g,赤芍 12g,地龙 12g,川芎 3g,桃仁 10g,红花 12g。

功用:补气,活血,通络。

主治:气虚血瘀所致半身不遂(右瘫多用)。

释义:古人将半身不遂称为左瘫和右瘫,区别对待,而不是现代笼统地称瘫痪。从阴阳理论,左为阴,右为阳,从脏腑理论,左为心、肝、肾,右为肺、脾、命,左右半身生理功能不同,病理机制也不一样,本人结合临床经验,把中风病总结为"偏左为血虚,偏右为气虚",指导临床,取得较好效果。左瘫用玉竹四物汤,右瘫用补阳还五汤。

红花:辛,温,归心经。功能活血化瘀,少用养血和血,属通剂。用治妇女血证,腹内恶血,跌仆损伤、关节肿痛。《开宝》:主产后血晕口噤,腹内恶血不尽绞痛,胎死腹中,并酒煮服;亦主蛊毒下血。汪切庵:活血润燥,消肿止痛,经闭痘疮血热,喉痹不通。丹溪:多用破留血,少用养血。《经疏》:禀火土之气而生,阴中之阳,故入心,海藏以为肝经血分药,乃行血之品。

余药药性见前述。

重用黄芪以补阳气,推气血实四肢,为补益模块;当归、赤芍、川芎、桃仁、红花五药相须为用,活血化瘀而生新血,再加地龙咸寒软坚通经络,七味合成攻补兼施的补气活血剂,能通脑络,实四肢。

来源:《医林改错》。

注意事项:右瘫宜用,左瘫慎用,有出血倾向者慎用。

四、当归四逆汤（当归　桂枝　白芍　细辛　通草　大枣　甘草）

组成:当归 9g,桂枝 9g,白芍 9g,细辛 3g,通草 6g,大枣 8 枚,甘草 6g。

功用:温经散寒,养血通脉。

主治：血虚寒凝所致的四肢厥冷,胸闷,短气,昏仆等症。

释义：厥分寒热,尚有气厥、血厥之分,四者往往不单独成厥,治之寒者热之,热者寒之,气不足者补气而理气,血不足者养血并活血。

通草:甘、淡,平,归肺、胃二经。功能通络利水,为通剂。用治乳汁不通,小便不利,经气郁滞的耳、目、鼻窍疾病。《纲目》:治耳聋,鼻塞失声。《经疏》:禀土之清气,兼得天之阳气以生,阳中之阴,降也,故入手太阴经,又入足阳明经。时珍曰:色白气寒,味淡体轻,故入肺,引热下降而利小便,入胃道气上达而下乳汁,其气寒,降也,其味淡,开也。东垣:主利阴窍,治五淋,除水肿癃闭,泻肺。

余药药性见前述。

针对寒厥用桂枝、细辛,针对血虚用当归、白芍,合甘草、大枣以补气生血,通草一味,通可去滞,七味药祛寒养血通络,使血虚寒凝的厥证得解。

来源：《伤寒论》。

注意事项：热厥、气厥不宜。

五、旋覆代赭汤（旋覆花 人参 生姜 代赭石 炙甘草 半夏 大枣）

组成：旋覆花9g,人参6g,生姜12g,代赭石30g,炙甘草6g,半夏9g,大枣5枚。

功用：降逆化痰,益气和胃。

主治：脾胃虚寒,胃气上逆所致的呃逆、脘腹胀满、饮食不下等症。

释义：呃逆有肝胃不和者,有脾胃不和者,有寒热阻遏者,病因虽有不同,但升多降少、胃气上逆的病机不变,当去病因、解病症、疏理气机。

旋覆花:苦、辛、咸,微温,归肺、脾、胃、大肠经。功能消痰利水,降气止呕,属通剂。用治咳嗽痰多,痰饮蓄结,胸膈痞满,噫气,呕吐及胸胁痛等症。《本草经集注》:消胸上痰结,唾如胶漆,心胁痰水,膀胱留饮,风气湿痹,皮间死肉,目中眵瞙,利大肠,通血脉,益色泽。

代赭石:苦,寒,归心、肝经。功能平肝潜阳,降逆止血,属重剂。用治肝阳上亢,头晕目眩,呕吐呃逆,血热吐衄,气逆喘息等症。《长沙药解》:降戊土而除哕噫,镇辛金而清烦热。

余药药性见前述。

旋覆花轻可去壅,代赭石重可去怯,两药相使配伍为消症模块,使中焦得开,合半夏、生姜辛散温通,人参、甘草健脾和中,三个模块合用,成为针对虚寒病因,疏理气机的经方。

来源:《伤寒论》。

注意事项:热证不宜,肝郁慎用。

六、清营汤(水牛角　生地　玄参　竹叶　金银花　连翘　黄连　丹参　麦冬)

组成:水牛角 15g,生地 15g,玄参 12g,竹叶 3g,金银花 9g,连翘 9g,黄连 5g,丹参 9g,麦冬 9g。

功用:清营解毒,透热护阴。

主治:热入营血所致的发热、瘀血、出血等症。

释义:"入营尤可透热转气",营血病当清营而透达于外,以免寒凝气滞血瘀,而使邪热深入血分,出现瘀血、出血证候。清营汤古方中犀角现已禁用,临床常用水牛角代替。

水牛角:咸,寒,归心、肝经。功能清热凉血解毒。《日华子本草》:治热毒风并壮热。

竹叶:甘、淡,寒,归心、胃、小肠经。功能清热除烦、利水,属轻剂、泄剂。用治心火舌痛、心烦,小便不利。《药品化义》:清香透心,微苦凉热,气味俱清。经曰:治温以清,专清心气,味淡利窍,使心经热血分解。主治暑热消渴,胸中热痰,伤寒虚烦,咳逆喘促,皆为良剂也。

连翘:苦,微寒,归肺、心、胆经。功能清热解毒、消痈散结,属轻剂。连翘苦寒,虽泻六经,而心经为最,诸疮淋闭等症,俱属心火,故能疗之。《药性》:除六经热,与柴胡同功,然此治血热,柴胡治气热之别耳。

余药药性见前述。

生地、玄参、麦冬三药清热养阴相须为用,为清营主模块,金银花、连翘发表清气分热;黄连清心火,丹参补心血,治内热;水牛角清心通络醒脑;竹叶下渗,共为清营分热而透达内外,使阴血得补,邪热有出路。

来源:《温病条辨》。

注意事项：舌质绛而苔白滑，是夹有湿邪之象，忌用本方，否则助湿留邪，延长病情，必须是舌绛而干，才可应用本方。

七、炙甘草汤（炙甘草 阿胶 生姜 人参 生地黄 桂枝 麦冬 火麻仁 大枣）

组成：炙甘草 12g，阿胶 6g，生姜 9g，人参 6g，生地黄 24g，桂枝 9g，麦冬 9g，火麻仁 15g，大枣 10 枚。

功用：益气补血，滋阴复脉。

主治：气虚血少所致的脉结代，心悸动，虚劳肺痿。

释义：心有阴阳，有气血。心阳不足，早期称心气虚，后期火不制水，称心阳虚；心阴不足，早期称心血虚，后期水不制火称心阴虚，均以只涉及本脏为轻，涉肾脏为重。心动悸，脉结代，已为水火不济，属阴血不足，阳气不振，当气血阴阳并补，交通心肾，平肝乱。

火麻仁：甘，平，归脾、胃、大肠经。功能润肠通便，补益虚劳，属泄剂兼补剂。用治便秘，血燥津亏的消渴，虚劳等。《本经》：补中益气。《别录》：主中风汗出，逐水，利小便，破积血，复血脉，乳妇产后余疾。《日华子》：补虚劳，长肌肉，下乳，止消渴，催生，治横逆产。《纲目》：利女人经脉，调大肠下痢；涂诸疮癞，杀虫。《唐本草》：主五劳。《食疗本草》：取汁煮粥，去五脏风，润肺。治关节不通，发落，通血脉。

余药药性见前述。

生地、麦冬、阿胶、火麻仁四药甘苦清润，补心阴充心血，清虚热，相须为用；人参、桂枝甘温，充元气通心脉；生姜、大枣、炙甘草辛甘化阳，和中化气。三个模块联用阴阳气血并补，补通并用，滋而不腻，温而不燥，可使心君平安，心脉回复。冠以炙甘草汤方名，突出重用甘草乃使味之道，缓肝急，和心脾。

来源：《伤寒论》。

注意事项：寒瘀热实证不宜。

八、完带汤（白术 山药 人参 白芍 车前子 苍术 甘草 陈皮 黑芥穗 柴胡）

组成：白术 30g，山药 30g，人参 6g，白芍 15g，车前子 9g，苍术 9g，甘草

3g，陈皮 2g，黑芥穗 2g，柴胡 2g。

功用：补脾疏肝，化湿止带。

主治：脾虚肝郁，湿浊下注所致的带下病。

释义：妇人多肝郁，带下病除虚、除湿外，还可夹肝郁，当补虚、除湿、解郁三管齐下。

苍术：辛、苦，温，归脾、胃、肝经。功能燥湿健脾，祛风散寒，明目，属燥剂、补剂。用治湿阻中焦，脘腹胀满，泄泻，水肿，脚气痿躄，风湿痹痛，风寒感冒，夜盲，眼目昏涩。《本经》：主风寒湿痹，死肌痉疸，止汗除热，消食。《本草经疏》：其气芳烈，其味甘浓，其性纯阳，为除风痹之上药，安脾胃之神品。《备要》：补脾燥湿，升阳散郁。

黑芥穗：辛，微温，归肺、肝经。功能解表散风，透疹，消疮，止肠风便血，属宣剂。用治感冒，头痛，麻疹，风疹，疮疡初起。《纲目》：散风热，清头目，利咽喉，消疮肿，治项强，目中黑花，及生疮，吐血衄血，下血血痢，崩中痔漏。《本经逢原》：治风兼治血者，以其入风木之脏，即是藏血之地，故并主之。华佗治产后中风、口噤发痉，及血晕不醒，荆芥末三钱，豆淋酒调服神效。产后血晕，热童便调服。

余药药性见前述。

苍白术、人参、山药、甘草健脾燥湿止带，车前子、白芍、陈皮清热利尿，燥湿止带，再佐柴胡、芥穗疏肝燥湿止带，十味药共为补气、燥湿、疏肝之用，治疗脾虚肝郁的湿浊带下，为补剂，兼燥剂。

来源：《傅青主女科》。

注意事项：临证注意湿重或热重，需伍他药。

第五章

处方例证

　　临证处方能力的培养重在学习与运用，学而后用，用而后思，再学再用，如此循环往复才能有大成。运用之妙存乎一心，学而不记，记而不用，用后不思，思而不改，终归一事无成。本书前面部分为理论和知识部分，阐述了模块处方法的思路和方法，列举了实用的模块，构建了以对应关系为主体的辨证论治知识体系，要学以致用，还需临证处方，把知识变为能力。本部分以实际案例剖析处方过程，探讨处方得失，还原临证思维，以期手把手地教会大家临证处方，并反证模块处方法的科学合理性。

第一节　肺 系 病 证

一、感冒（上呼吸道感染）

　　于某，女，38岁，公务员。**初诊**：2014年10月12日。

　　患者自诉半月前受凉后出现微恶寒，发热，打喷嚏，流鼻涕，咳嗽、咳痰等症状，就诊于当地私人诊所，给予口服药物（具体药名不详）治疗，疗效欠佳。为求中医诊治，就诊于我科门诊，现见：恶寒发热，咳嗽，伴口唇、咽喉干燥，声音嘶哑，精神差，乏力，睡眠差，纳食可，二便调，舌淡红，苔薄黄，脉浮数。

　　【辨证分析】病发秋季，燥邪当令，外感风燥，恶寒发热而表证无疑，半月不愈，郁而化热，故出现咽干、苔薄黄、脉浮数的表热证。且发热、咳嗽日久，伴乏力，精神差，表明肺之气阴受损。辨病为感冒，证为风燥犯肺。

　　【治则治法】祛邪为主，扶正为辅，治以疏风解表，润燥止咳，固护气阴。

　　【处方思路】本例风燥犯肺证可拆分为风热犯表证、肺燥证和肺失宣肃证。"抗病毒方"具有清热解毒、疏散风热的功效，主治病毒性感冒，针对病因；咳嗽为肺气升降失调所致，遂用陈皮、半夏二陈汤降逆止咳；患者为燥咳，遂用"润肺止咳汤"养肺润燥治疗。三方配合使用，又针对声音嘶哑佐木蝴蝶，针对眠差佐茯神、夜交藤，恐寒凉伤胃加生姜，大枣、炙甘草，和中发散，助气化，成为以金银花、北沙参为君药的祛邪扶正方。下面用表格的形式说明模块处方法思路和方法（表5-1-1）：

表 5-1-1　感冒（风燥犯肺）模块处方法证治对应表

证候	分证型	治法	模块	模块类型	药物组成	备注
恶寒发热、脉浮数	风热犯表	祛风解毒	抗病毒方	三元模块病因模块	金银花、菊花、板蓝根	本方共15味药，以抗病毒方、二陈汤、润肺止咳汤为主模块；全方金银花、北沙参为君药
咳嗽	肺气上逆	降气止咳	二陈汤	二元模块病机模块	陈皮、半夏	
干咳	肺燥	润肺止咳	润肺止咳汤	四元模块病机模块	沙参、麦冬、桔梗、杏仁	
声音嘶哑	金实不鸣	清热开音	木蝴蝶	一元模块兼症模块	木蝴蝶	
睡眠差	心脾不和	健脾安神、交通心肾	茯神、夜交藤	一元模块兼症模块	茯神、夜交藤	
乏力、精神差	气化不利	和中化气	和中化气汤	三元模块辅助模块	生姜、大枣、炙甘草	

【处方】金银花20g　　菊花12g　　板蓝根30g　　姜半夏12g
　　　　陈皮9g　　　北沙参30g　　麦冬10g　　　桔梗10g
　　　　杏仁10g　　　木蝴蝶5g　　茯神15g　　　夜交藤30g
　　　　生姜3片　　　大枣3枚　　　炙甘草6g

3剂，水煎，日1剂，早晚温服。

二诊：2014年10月15日。诸症皆愈，嘱保暖、节食。

二、咳嗽（上呼吸道感染）

王某，女，5岁。**初诊**：2018年10月11日。

主诉咳嗽咳痰1天。患者3天前受凉后鼻塞、流涕，未予治疗，昨晚出现咳嗽、咳痰，痰少而不易咳，伴咽痒、鼻干、口干、恶风、盗汗、头痛，精神可，纳差，二便调，舌淡苔白，脉浮数。

149

【辨证分析】本证为外感咳嗽，秋季感寒而发，初为凉燥引起的感冒，3天后由表入里，肺失宣肃，故咳嗽、咳痰；恶风、咽痒、脉浮，表证未解，而鼻干、口干、盗汗、脉数，为燥邪化热伤阴。病为咳嗽，证为风燥犯肺，气阴不足。

【治则治法】解表和里，治以祛风清热，润肺止咳。

【处方思路】本证表寒而里热，尚有伤阴表现。以咳嗽为主症，已不属于感冒，证型可拆分为肺气阴两亏证、风寒束表证、肺热证、肺气上逆证，故选"润肺止咳汤"，以补气养阴止咳为主方，"抗病毒方"去板蓝根，以解表清里，紫苏叶、防风对药温润以解表寒，四药合用，寒温并用，表里双解，祛病因，与润肺止咳汤共为主方。再以二陈和神曲化痰止咳，诃子、百合养阴润肺而成方。其中诃子养阴收敛，百合养阴润肺，两药合用加大养阴止咳作用；神曲消食，助运化，傅青主言能使稠痰变稀，利于排痰。参见表5-1-2。

表5-1-2 咳嗽（风燥犯肺，气阴不足）模块处方法证治对应表

证候	分证型	治法	模块	模块类型	药物组成	备注
咳嗽痰少	气阴两亏	养阴润肺	润肺止咳汤	四元模块 病机模块	沙参、麦冬、桔梗、杏仁	本方以润肺止咳汤、二陈汤、抗病毒方为主模块；为防寒凉太过，去板蓝根。沙参、麦冬为君药
恶风、苔白脉浮	风寒束表	辛温解表	紫苏叶、防风	二元模块 病因模块	紫苏叶、防风	
头痛脉数	肺热	清热解毒	抗病毒方	三元模块 病机模块	金银花、菊花、板蓝根	
咳嗽	肺气上逆	降气止咳	二陈汤	二元模块 病机模块	陈皮、半夏	
盗汗	阴虚内热	养阴清热	百合	一元模块 兼症模块	百合	
咽痒鼻干	肺燥	清热润肺	诃子	一元模块 兼症模块	诃子	
咳痰不利	痰浊不化	消食化痰	神曲	一元模块 兼症模块	神曲	

【处方】沙参10g　　麦冬6g　　桔梗6g　　杏仁5g

金银花10g　　菊花6g　　紫苏叶5g　　防风6g

姜半夏6g　　陈皮6g　　神曲10g　　诃子6g

百合6g　　甘草3g

3剂，水煎，日1剂，早晚温服。

二诊：2018年10月14日。诸症皆愈，嘱停药观察。

三、咳嗽（急性支气管炎）

田某，男，48岁，自由职业者。**初诊**：2013年5月28日。

患者自诉5月初在外地出差1周，其间早出晚归，休息甚少，曾于夜间饮用大量冰镇啤酒，回家后即开始咳嗽，起初为干咳，咽喉发痒，少痰，2天后转为清稀白痰，20余天未愈，为求诊治，就诊于我科门诊，现：咳声低平，痰白难咳出，精神差，睡眠欠佳，纳尚可，二便调，舌淡苔薄白，脉虚浮。

【辨证分析】患者作息不规律，久而耗气，感受风邪，再加饮食不节，伤及肺、脾、肾三脏，故久咳不愈。嗽声低平，脉虚为正气不足，舌淡苔薄白，痰白清稀为寒证，脉浮说明尚有表证。病为咳嗽，证为气虚风痰。

【治则治法】扶正祛邪。治以益气养阴，祛风化痰。

【处方思路】本证为虚实夹杂证，既有表证，又有气阴两亏的里证，证型可分解为：肺气阴两亏证、脾气虚证、肾不纳气证、风邪犯肺证、痰浊犯肺证。故选润肺止咳汤为主模块，四君子汤助沙参补气，纳气方平补肾气，助沙参益阴；蝉蜕、僵蚕配防风助桔梗，升宣肺气，半夏、陈皮助杏仁降肺气，化痰浊，调节肺的宣肃功能。全方补肺气，益肺阴，疏风化痰，能使肺脏得平，咳嗽得止。模块处方法思路和方法见表5-1-3：

表5-1-3 咳嗽（气虚风痰）模块处方法证治对应

证候	分证型	治法	模块	模块类型	药物组成	备注
咳声低平	气阴两亏	益气养阴止咳	润肺止咳汤	四元模块病机模块	沙参、麦冬、桔梗、杏仁	本方共15味药，以润肺止咳汤、四君子汤为主模块。北沙参、麦冬为君药
精神差、脉虚	脾气虚	健脾益气	四君子汤	四元模块扶正模块	用北沙参，不用人参	
久咳不愈	肾不纳气	补肾纳气	纳气方	三元模块病因模块	淫羊藿、五味子、诃子	
痰白清稀	痰浊犯肺	降气化痰	二陈汤	二元模块病因模块	陈皮、半夏	
咽痒、脉浮	风邪犯肺	疏风解表	蝉蜕、僵蚕、防风	一元模块相须配伍病因模块	蝉蜕、僵蚕、防风	

【处方】北沙参 30g　　麦冬 10g　　桔梗 10g　　杏仁 10g

　　　　白术 20g　　　茯苓 10g　　炙甘草 6g　　淫羊藿 20g

　　　　五味子 12g　　诃子 10g　　蝉蜕 10g　　僵蚕 12g

　　　　防风 12g　　　姜半夏 12g　陈皮 9g

　　　　　　　　　　　　　　　　7 剂,水煎,日 1 剂,早晚温服。

二诊:2013 年 6 月 4 日。7 剂而愈,再无复发。

四、喘证(慢性支气管炎)

赵某,女,68 岁,干部。**初诊**:2012 年 2 月 9 日。

少时感寒,喘咳经年,时发时止,痰多白黏,多咳即喘,夜难平卧,动则汗出,现喘咳抬肩,胸憋气短,恶风自汗,面色灰暗,纳少神疲,腰脊酸楚,唇舌青紫,舌苔厚腻,脉弦滑。

【辨证分析】老年女性,少时感寒,喘咳多年,风寒入络,肺先受损,波及心、脾、肝、肾多脏,诸脏皆虚,出现短气不足以息,自汗恶风,纳少神疲,腰脊酸楚的虚证为本,虚则气血运行失司,痰瘀内生,与风、寒、痰热邪气杂合阻塞气道,使气机逆乱,喘证发作,出现唇舌青紫、苔厚腻、脉弦滑的实象。辨病为喘证,证为本虚标实,五脏俱虚,寒热错杂,痰瘀互结。

【治则治法】扶正祛邪,攻补兼施,治以固本培元,祛风、寒、湿、热、痰、瘀诸邪。

【处方思路】本证虚实夹杂,表寒里热,痰瘀互结,病情相当复杂。年近七旬,祛邪恐伤正,扶正恐留邪,斟酌再三还是用攻补兼施法。固本用四君子汤,合淫羊藿、五味子、麦冬三元模块,上下同补,阴阳双理为主方。祛邪分为:祛外风用荆防;清肺热用桑叶、枇杷叶加桔梗,升降并用;化痰用二陈合三子养亲汤;化瘀通络平喘用平喘方。全方由 8 个与证对应的模块组成,固本以人参为君,祛邪以地龙为君,形成攻补平衡而偏凉的复方。模块处方法思路和方法见表 5-1-4:

表 5-1-4　喘证（本虚标实）模块处方法证治对应

证候	分证型	治法	模块	模块类型	药物组成	备注
纳少神疲	脾虚不运	健脾益气	四君子汤	四元模块 补脾模块	略	本方以四君子汤、平喘方、淫羊藿五味子对药、三子养亲汤为主模块；以人参固本、地龙祛邪为君药
腰脊酸楚	肾虚不纳	补肾纳气	淫羊藿、五味子	对药模块 补肾模块	淫羊藿、五味子	
汗出、脉滑	肺热阴虚	养阴清肺	麦冬	一元模块 养阴模块	麦冬	
咳喘、苔厚腻	痰湿内蕴	燥湿化痰	二陈汤	二元模块	半夏、陈皮	
痰多白黏	老痰顽痰不化	化痰止咳	三子养亲汤	三元模块 祛邪模块	紫苏子、莱菔子、白芥子	
气短、脉弦滑	肺热咳喘	清热平喘	平喘方	三元模块 祛邪模块	杏仁、地龙、桃仁	
咳喘	肺热气逆	清肺降气	桑叶、枇杷叶	对药模块 祛邪模块	桑叶、枇杷叶	
恶风	风寒犯表	祛风解表	防风、桔梗、荆芥	一元模块 解表模块	防风、桔梗、荆芥	

【处方】人参^(先)20g　　白术 15g　　　茯苓 10g　　　炙甘草 3g

淫羊藿 20g　　五味子 12g　　麦冬 10g　　荆芥 10g

防风 12g　　　桔梗 10g　　　桑叶 15g　　枇杷叶 12g

法半夏 12g　　陈皮 9g　　　紫苏子 9g　　莱菔子 6g

白芥子 6g　　　杏仁 10g　　　地龙 30g　　桃仁 10g

7 剂，水煎，日 1 剂，早晚分服。

二诊：2012 年 2 月 16 日。患者咳痰减少，能平卧，微恶风，仍自汗神疲，舌淡苔白，脉细。邪祛正虚，以补为主，故去三子养亲汤模块；恶风减轻，仍有自汗症状，去荆芥、桔梗以防发散太过，全方重点转为治里虚证。

人参^(先)20g　　白术 15g　　　茯苓 10g　　　炙甘草 3g

淫羊藿 20g　　五味子 12g　　麦冬 10g　　防风 12g

桑叶 15g　　　枇杷叶 12g　　法半夏 12g　　陈皮 9g

杏仁 10g　　　地龙 30g　　　桃仁 10g

7 剂，水煎，日 1 剂，早晚温服。

三诊：2012 年 2 月 23 日。无咳嗽咳痰，精神、纳便正常，舌淡苔薄白，脉虚，巩固 2 周。

用法：前方 1 剂，分 2 日用。以后，每次咳嗽，服二诊方 5 剂便愈，3 年后回访已痊愈。

五、喘证（喘息性支气管炎）

张某，女，43 岁，个体户。**初诊**：2017 年 8 月 15 日。

患者哮喘 5 年，冬季加重，头晕乏力，少气懒言，月经色淡量少，伴双膝疼痛，腰酸腿软，间断服用止咳平喘药物，具体不详，未见明显好转，为求中医诊治，来我院就诊。现症见：时有咳喘，痰多略黄，精神差，双膝关节有压痛，饮食尚可，睡眠一般，大便不成形，小便正常，舌淡苔白，脉沉细。

【**辨证分析**】患者长年劳作，咳喘日久损伤肺脾肾三脏，气血不足则头晕乏力，少气懒言，月经色淡量少，脾虚水湿不化则便溏，肺虚及肾故腰膝酸软，肾不纳气故呼多吸少，喘证发作，冬季阳消阴长，虚寒加重，故喘证冬季易发，舌淡苔薄白、脉沉细均为里虚寒表现。病为喘证，证为气血两亏，肾不纳气。

【**治则治法**】扶正祛邪，治以补益气血，纳气止喘。

【**处方思路**】本证可拆分为气血两亏证、痰浊犯肺证、阴虚肺热证、肾不纳气证。以八珍汤益气补血为主方；配以黄芪，以增强补气之功，配姜半夏、陈皮，以理气化痰止喘；配麦冬、天冬、五味子，滋阴降火，配老鹳草、巴戟天、淫羊藿以温肾通络，并能纳气止喘。全方补气养血，补肾纳气，能治虚喘。模块处方法思路和方法见表 5-1-5：

【**处方**】人参^(先)20g　　白术 20g　　　茯苓 10g　　　炙甘草 6g

当归 10g　　　白芍 12g　　　熟地 30g　　　川芎 6g

黄芪 30g　　　姜半夏 12g　　陈皮 9g　　　　麦冬 10g

天冬 20g　　　五味子 12g　　巴戟天 12g　　淫羊藿 20g

老鹳草 30g

7 剂，水煎，日 1 剂，早晚温服。

表 5-1-5 喘证(气血两亏,肾不纳气)模块处方法证治对应

证候	分证型	治法	模块	模块类型	药物组成	备注
少气乏力、脉沉细	气血两亏	益气补血	八珍汤	八元模块 固本模块	略	本方以八珍汤、二陈汤、对药淫羊藿五味子为主模块;以人参、熟地为君药
咳喘	痰浊犯肺	理气化痰	二陈汤	二元模块 祛邪模块	略	
痰黄、脉细	阴虚肺热	养阴清热	天冬、麦冬	对药模块 辅助模块	天冬、麦冬	
腰酸腿软、喘	肾不纳气	补肾纳气	淫羊藿、五味子	对药模块 主症模块	淫羊藿、五味子	
膝痛、脉沉	肾虚络阻	温肾通络	老鹳草、巴戟天	一元模块 兼症模块	老鹳草、巴戟天	
咳喘、脉沉	气虚气逆	补气升阳	黄芪	一元模块 加减模块	黄芪	

二诊:2017 年 8 月 22 日。白天不喘,晚间仍有喘咳,但明显减轻,精神仍差,效不更方,继服 7 剂。回访 2 年,冬季每遇咳喘照上方服 7 剂而愈,且发作症状逐年减缓,全身情况明显好转,被患者视为神药。

六、喘证(慢性支气管炎急性发作)

周某,女,45 岁,个体户。**初诊**:2013 年 2 月 9 日。

患者间断咳喘 1 年,现恶风,痰多色黄,纳少神疲,舌质红,舌苔黄厚腻,脉弦滑。

【辨证分析】喘证有寒热虚实之分,但均与痰有关。本证痰多色黄,舌质红,苔黄厚腻,脉弦滑,为痰热犯肺的热实证。而纳少神疲为脾气不足,脾虚运化失司,痰浊内生与火邪相合,阻塞气道则喘促发作,热实证为主,兼脾虚。病为喘证,证为肺热痰壅。

【治则治法】扶正祛邪,治以清热祛痰,健脾润肺。

【处方思路】本证可分解为肺络阻塞证、脾肺气虚证、风热犯肺证、痰浊犯肺证、肺燥证。平喘方针对热喘络阻证,四君子汤不用人参用沙参以利祛痰而不助热,针对虚喘;金银花、桑叶、防风,疏风清热宣肺气,加黄芩,清肺热降肺气,四药合用针对肺热病因,助地龙清热平喘。二陈汤加神曲化痰

止咳，佐麦冬清热润肺，佐当归活血养血，助桃仁降气破血而不伤血，佐威灵仙，通行十二经脉，能上能下，恢复肺的宣肃功能。模块处方法思路和方法见表5-1-6：

表5-1-6 喘证（肺热痰壅）模块处方法证治对应

证候	分证型	治法	模块	模块类型	药物组成	备注
咳喘、脉弦滑	肺热络阻	清热平喘	平喘汤	三元模块	杏仁、地龙、桃仁	本方以平喘汤、四君子汤为主，以沙参、地龙为君药；不用人参用沙参以利祛痰而不助热
纳少神疲	脾肺气虚	补气健脾	四君子汤	四元模块	参、苓、术、草	
痰多、苔厚	痰浊犯肺	燥湿理气化痰	二陈汤加神曲	三元模块	半夏、陈皮、神曲	
恶风、痰黄	风热犯肺	疏风清热	金银花、桑叶、防风	一元模块相须配伍	金银花、桑叶、防风	
舌红苔黄、脉弦滑	肺热咳喘	清肺降气	黄芩	一元模块	黄芩	
舌红	气病及血	养血活血	当归	一元模块	当归	
久咳急喘	肺络不通	祛风通络	威灵仙	一元模块	威灵仙	
舌红	肺热伤阴	养阴润肺	麦冬	一元模块	麦冬	

【处方】杏仁10g　　桃仁10g　　地龙30g　　白术20g
　　　　沙参30g　　茯苓10g　　金银花20g　黄芩9g
　　　　桑叶15g　　防风12g　　法半夏12g　陈皮9g
　　　　神曲10g　　当归20g　　麦冬10g　　威灵仙12g
　　　　炙甘草6g

7剂，水煎，日1剂，早晚温服。

二诊：2013年2月16日。喘咳减轻，夜间能安卧，舌苔黄而不腻，脉滑，上方继服7剂。随访1年，偶有喘咳，休息保养数天自愈。

七、小儿外感（上呼吸道感染）

左某，男，5岁。**初诊**：2018年9月19日。

患儿发热 4 天，曾用西药治疗，热仍不解，来本科门诊就诊，体温 39.5℃。疲倦，身热无汗，头痛，鼻塞流涕，口苦恶心，不思饮食，大便稀，日 1~2 次，舌苔厚腻，脉濡数。

【辨证分析】发热无汗，风寒束表，但本例发热已 4 日，风寒化热，时值夏末，暑湿未退，外有风邪夹湿郁表，故出现无汗，发热倦怠、头痛、鼻塞、流涕的表湿热证，内有湿邪与食积相合，化为湿热夹食，致中焦气化不利，故口苦、恶心、便溏，纳谷不香。舌苔厚腻，脉濡数为湿热之征。综合分析风、湿、热、食四积为患。病为感冒，证为风湿郁表，积中化热。

【治则治法】治以祛风、湿、热、食，表里双解。

【处方思路】本方为自拟方，针对表湿热用紫苏叶、连翘、薄荷、白芷，针对里湿热用黄芩、黄连、板蓝根，针对食积用炒莱菔子，用甘草调和诸药，成为一个表里双解剂。模块处方法思路和方法见表 5-1-7：

表 5-1-7 感冒（风湿郁表，积中化热）模块处方法证治对应

证候	分证型	治法	模块	模块类型	药物组成	备注
发热无汗	风寒犯肺	辛温解表	紫苏叶、白芷	相须配伍表寒模块	紫苏叶、白芷	本方共9味药，以相须配伍、对药为主模块，连翘、黄芩为君药
发热、口苦	风热袭表	辛凉解表	连翘、薄荷	相须配伍表热模块	连翘、薄荷	
便溏、脉濡、苔腻	湿热内盛	清热燥湿	黄芩、黄连	对药模块湿热模块	黄芩、黄连	
口苦、脉数	疫毒犯表	清热解毒	板蓝根	一元模块辅助模块	板蓝根	
不思饮食	饮食积滞	消食化滞	莱菔子	一元模块食积模块	莱菔子	
倦怠恶心、便溏	脾胃不和	健脾和中	甘草	一元模块和中模块	甘草	

【处方】紫苏叶 10g　　连翘 15g　　薄荷（后）5g　　白芷 10g
　　　　川黄连 10g　　黄芩 10g　　甘草 5g　　　　板蓝根 10g
　　　　炒莱菔子 10g

1 剂，水煎，日 1 剂，早晚温服。

二诊：2018 年 9 月 21 日。服药 1 剂，患儿体温降至 36.8℃，汗出，泻恶臭物，余症悉减，食欲尚差。二诊风、热、食三积已去大半，湿邪尚重，于上方加陈皮 5g，黄芩、黄连减为 6g，再加生姜 1 片、大枣 3 枚护胃散湿，继服 1 剂而愈。

八、咳嗽（小儿肺炎）

平某，女，3 岁 3 个月。**初诊**：2018 年 4 月 6 日。

患儿因咳喘 5 天用头孢类抗生素治疗无效来诊。查体温 38℃，脉搏 130 次/min，呼吸 36 次/min。现见精神差，面色潮红，口唇青紫，恶寒，发热，咳嗽，喉中痰鸣，手足欠温，便秘，舌红苔黄厚腻，脉浮数。听诊呼吸音粗，双肺中下部有细湿啰音，查血红蛋白 89.3g/L，白细胞 9.7×10^9/L，胸片示两肺透光度增强，肺纹理增粗，双肺门淋巴结增大。

【辨证分析】本证恶寒发热，脉浮，尚有表证，而喘咳、痰鸣、便秘舌红、苔黄腻为里实热证，表里同病，太阳、少阳、阳明三阳合病。邪热损伤气阴，故出现精神差、不思饮食的虚象。综合分析，证已现危象，当急则治标。病为咳嗽，证为肺热壅盛。

【治则治法】治以清热化痰，祛风止咳。

【处方思路】本例发热、咳喘，肺热无疑，但清热必清肝，尚有木火刑金之说，故用麻杏石甘汤为主方，加鱼腥草、黄芩清宣肺热，加贯众清热解毒；金银花、野菊花、大青叶、柴胡、虎杖疏散肝经风湿热，两组药物共用解表清里，再合地龙、僵蚕祛风痰，全方既有苦寒清热药，又有辛凉宣散药。模块处方法思路和方法见表 5-1-8：

【处方】
麻黄 3g	杏仁 5g	石膏 30g	鱼腥草 9g
贯众 3g	黄芩 3g	金银花 15g	大青叶 5g
柴胡 3g	野菊花 6g	虎杖 6g	地龙 5g
僵蚕 6g	甘草 6g		

5 剂，水煎，日 1 剂，早晚温服。

二诊：2018 年 4 月 11 日。患儿咳嗽气喘减轻，无发热，仍恶寒，饮食好转，大便通畅，口唇转红，舌红苔黄厚腻，脉浮数，仍有湿啰音，效不更方。继服 7 剂。

表 5-1-8　咳嗽(肺热壅盛)模块处方法证治对应

证候	分证型	治法	模块	模块类型	药物组成	备注
咳嗽、脉浮数	肺热壅盛	清热宣肺、止咳平喘	麻杏石甘汤	四元模块经方模块	麻、杏、石、甘	本方共用14味药,以麻杏石甘汤为主模块;以石膏、金银花为君药
苔黄、脉数	肺热壅盛	清肺经热	鱼腥草、黄芩	二元模块相须配伍	鱼腥草、黄芩	
恶寒发热、脉浮	风火热毒	疏风解表、清热解毒	贯众、金银花、野菊花、大青叶	四元模块相须配伍辅助模块发表模块	贯众、金银花、野菊花、大青叶	
恶寒发热	肝经风热	疏散风热	柴胡	一元模块	柴胡	
便秘、苔黄厚腻	肝经湿热	清热燥湿	虎杖	一元模块	虎杖	
喘咳脉浮	风痰犯肺	祛风化痰	地龙、僵蚕	相须配伍	地龙、僵蚕	

三诊:2018 年 4 月 13 日。患儿咳喘减轻,紫绀消失,肺部啰音消失,饮食如常,舌淡苔薄白,脉虚。邪祛正虚,加生姜 1 片、大枣 2 枚健脾散湿,以防寒凉过度伤胃,继服 5 剂。服药后痊愈,回访 1 年无复发。

九、咳嗽(小儿急性支气管炎)

包某,男,3 岁。**初诊**:2018 年 7 月 6 日。

患儿平素容易感冒发热,常需静脉滴注抗生素等 1 周以上方能控制。近 2 日又发热咽痛、咳嗽频作,稍气促,今呕吐一次,不思食,舌尖红,苔白,脉细数。查:咽峡充血,左侧扁桃体肿大,测体温 39.6℃。

【**辨证分析**】反复感冒发热,伤及肺之气阴,气阴不足,正气不足以卫外又易感邪,成为恶性循环,为本虚标实证。本证发热不恶寒,脉不浮,咽痛、咳嗽,病已入里,为肺热,舌尖红,苔白,脉细数,为热伤气阴之象。病为咳嗽,证属风火犯肺,气阴不足。

【**治则治法**】治宜疏风清热,益气养阴。

【**处方思路**】本例选首批国家级名老中医钟一棠治感冒疫毒的沙参银菊汤为主方,因在北方,天气干燥,不用南沙参而用麦冬,加黄芩、前胡以加大清热止咳化痰之功,药虽少却标本兼顾。模块处方法思路和方法见表 5-1-9:

表5-1-9 咳嗽(风火犯肺,气阴不足)模块处方法证治对应

证候	分证型	治法	模块	模块类型	药物组成	备注
发热咳嗽、舌尖红、苔白、脉细数	风火犯肺、气阴不足	疏风清热、益气养阴	沙参银菊汤	六元模块钟一棠方	南北沙参、金银花、菊花、薄荷、甘草	本方以沙参银菊汤为主,随证加减;以北沙参为君药
舌红脉细	肺燥	养阴清肺	麦冬	一元模块辅助模块	麦冬	
舌红脉数	肺热	清热降气	黄芩	一元模块辅助模块	黄芩	
咳嗽气促	风痰犯肺	疏风化痰	前胡	一元模块辅助模块	前胡	

【处方】北沙参10g　　银花8g　　菊花8g　　薄荷(后)3g

黄芩8g　　前胡8g　　生甘草2g　　麦冬6g

4剂,水煎,日1剂,早晚温服。

二诊:2018年7月11日。患儿母诉,服药2剂热即退至37.8℃,恶心除。4剂药后即不发热,咳嗽大减,胃纳增,药已中病,再服原方3剂。

三诊:2018年7月15日。诸症皆除,惟晚间偶有余嗽,舌淡红,苔薄白、脉细。三诊风火已祛,阴虚尚存,故去菊花、薄荷,加诃子,并加大麦冬剂量。诃子用10g,麦冬加至8g,继服3剂以巩固。回访1年很少感冒。

十、哮病(慢性阻塞性肺气肿)

陈某,男,46岁,干部。**初诊**:2018年7月3日。

患者患有支气管哮喘30多年,每逢秋冬必大发,反复用大剂氨茶碱、皮质激素类药物治疗,但仅能缓解一时,药停不久又喘。4天前因晚间受凉,虽夏季哮喘亦发作,症见喘促咳嗽,喉间痰多气寒,痰色白,恶寒,不恶热,周身酸楚,胸闷,夜不能平卧,苔白腻,脉浮紧。

【辨证分析】本证恶寒喜暖,痰多色白,自觉喉间有凉气,脉紧,寒哮无疑。《难经·四难》云:"呼出心与肺,吸入肾与肝。"肺肾虚寒,上下不承,本就吐纳不畅,逢秋冬季,风寒束表,夹寒痰上壅,阻碍气机,不平则鸣,喘息加重。今见脉浮,说明尚有表寒,综合分析内外合邪。西医诊断为慢性阻塞

性肺气肿,肺部感染;中医诊断为哮病(外寒里饮证)。

【治则治法】治以温阳解表,理肺化痰。

【处方思路】本证内外合邪,外寒为本,痰饮为标,故首选小青龙汤发表温里,化痰除饮,表里双解,宣收并用,使寒邪得祛,阳升阴降,气机得复,再佐陈皮、杏仁,以助化痰、平喘之力,标本兼治。模块处方法思路和方法见表5-1-10:

表5-1-10 哮病(外寒里饮证)模块处方法证治对应

证候	分证型	治法	模块	模块类型	药物组成	备注
久病新发喘促、痰多气寒,恶寒,苔白腻、脉浮紧	外寒里饮	发表温里、化痰除饮	小青龙汤	八元模块 经方模块 主模块	略	本方以小青龙汤为主模块,随证加减;以麻黄、桂枝为君药
痰多、苔白腻	痰浊犯肺	理气化痰	陈皮	一元模块 辅助模块	陈皮	
喘促胸闷	肺气不降	降气化痰、通调水道	杏仁	一元模块 辅助模块	杏仁	

【处方】
麻黄 10g	桂枝 12g	细辛 3g	干姜 6g
白芍 12g	五味子 6g	半夏 12g	陈皮 9g
杏仁 10g	炙甘草 3g		

7剂,水煎,日1剂,早晚温服。

二诊:2018年7月10日。患者哮喘有明显缓解,腻苔稍薄,脉仍浮紧,继服7剂。

三诊:2018年7月17日。患者哮喘症状基本好转,胸部X线片示"肺部感染消失",其余症状也明显改善,苔薄,脉浮,邪已出表,续服7剂巩固疗效。以后服用右归丸及人参蛤蚧散扶正固本,随访2年未再发。

十一、喘证(慢性支气管炎)

郭某,女,34岁,干部。初诊:2018年6月5日。

患者素有哮喘,多年来经常发作。近日不慎受凉,咳嗽不已,且见喘促气急,胸闷,痰多黏稠,不易咳出,色黄白相间,痰块咳出喘满稍减。神疲乏力,不思饮食,二便尚可,脉细缓,舌质淡红苔白。

【辨证分析】中医学中哮证与喘证不同,哮证以喉间痰鸣,呼出为快,从而呼吸急迫为特点;而喘证以短气不足以息,吸入为快,呼吸表浅而急促为特点。根据"呼出心与肺,吸入肾与肝"的经旨,可见哮证病在心肺,升发不利。喘证病在肝肾,沉降不得。本证虽喘促气急,但尚无喘息抬肩、不能平卧的危象,也无喉间痰鸣,呈痰气胶着、吸纳无力的喘象,肾虚不制水,脾虚不运化,痰浊内生。偶感风寒,外邪引动痰浊上壅,阻塞气道,故喘促;痰多黏稠,不易咳出,显为老痰、顽痰,痰色黄白相间,寒热错杂。乏力、纳差、脉细缓、苔白为脾气虚、肺肾阴虚之象。病为喘证,证属脾肾两亏,外邪引动内饮致肺气不降之喘咳。

【治则治法】治宜补益脾肾,降气平喘,化痰止咳。

【处方思路】本例可拆分为肺失宣肃证、脾气虚证、肾气虚证、痰证、气不归元证五个小证,分别用润肺止咳汤、四君子汤、淫羊藿五味子、三子养亲汤、前胡白前炙麻黄五个模块对证治疗。北沙参、淫羊藿二药为君,白术、茯苓、麦冬、五味子四药为臣,偶方奇制,标本兼治。模块处方法思路和方法见表5-1-11:

表 5-1-11 喘证(脾肾两亏)模块处方法证治对应

证候	分证型	治法	模块	模块类型	药物组成	备注
喘促痰多、脉细缓	阴虚燥咳	润肺止咳	润肺止咳汤	四元模块主症模块	北沙参、麦冬、杏仁、桔梗	本方共用15味药,以润肺止咳汤、三子养亲汤为主模块;以沙参、淫羊藿为君药
神疲乏力、纳差	脾虚不运	健脾益气	四君子汤	四元模块补脾模块	略	
喘促气急、脉细	肾不纳气	补肾纳气	淫羊藿、五味子	二元模块病机模块	淫羊藿、五味子	
痰多难咳	痰浊犯肺	理气化痰	三子养亲汤	三元模块病机模块	略	
受凉后咳喘	风痰犯肺、肺失宣肃	化痰止咳、敛肺平喘	前胡、白前、炙麻黄	三元模块相须配伍主症模块	前胡、白前、炙麻黄	

【处方】北沙参 30g　　麦冬 10g　　　杏仁 10g　　　桔梗 10g

　　　　白术 10g　　　茯苓 10g　　　淫羊藿 20g　　五味子 12g

　　　　紫苏子 10g　　炒莱菔子 10g　白芥子 6g　　　前胡 12g

　　　　白前 10g　　　炙麻黄 6g　　　甘草 6g

　　　　　　　　　　　　　　　　7 剂，水煎，日 1 剂，早晚温服。

二诊：2018 年 6 月 11 日。患者咳喘明显减轻，胸闷不减，酌加瓜蒌开胸膈。瓜蒌用 15g，再进 5 剂。

三诊：2018 年 6 月 18 日。患者诸症已平，改脾肾两助丸，早晚各 1 丸，巩固 2 周，回访 1 年未犯。

十二、短气（间质性肺炎）

郝某，男，65 岁。**初诊**：2018 年 3 月 15 日。

患者间断胸闷、短气 3 年余，1 周前于情绪激动后出现气短加重，休息后难以缓解，伴呃逆，睡眠差，纳差，二便尚可，舌淡苔白，脉虚。西医诊断为间质性肺炎。

【辨证分析】年老体衰，气虚则短气乏力，胸闷不适，生气后肝气不舒，致肝胃不和，故呃逆气逆，影响气机，气血生化失司，虚中夹实，故短气加重，舌淡、苔白、脉虚为里虚表现，虽肝郁尚无肝火。病为短气，证为气虚气逆。

【治则治法】治以补气行气。

【处方思路】此方在"培气方"模块合砂半理中汤的基础上进行加减。"培气方"具有补气阴、降逆气、充元气的功效，主治元气不足、气不归元的咽喉痛、呃逆、眩晕、短气乏力等症，治里证。砂半理中汤调和五脏气机，理气祛寒，治标证。两个模块合用针对气虚而补，针对气逆而降。再加黄芪白术助人参补气，但补气尚需和血，降气不忘疏肝，所以佐当归、丹参养血活血，升麻、柴胡升已而降，扁豆健脾止呃，全方攻补兼施，以黄芪、人参为君药，也可理解为补中益气汤合砂半理中汤加减。模块处方法思路和方法见表 5-1-12：

表5-1-12 短气(气虚气逆)模块处方法证治对应

证候	分证型	治法	模块	模块类型	药物组成	备注
短气、舌淡脉虚	元气不足	大补元气	培气方	三元模块主模块	人参、麦冬、姜半夏	本方共用15味药,以培气方、砂半理中汤为主模块;以人参、黄芪为君药
胸闷呃逆、苔白	寒凝气滞	理气祛寒	砂半理中汤	五元模块主模块	半夏、砂仁、香附、高良姜	
短气纳差、舌淡脉虚	气虚下陷	补中益气、升阳举陷	补中益气汤	八元模块成方模块辅助模块	略	
久病入络	血虚血瘀	养血活血	丹参	一元模块辅助模块	丹参	
呃逆	胃气上逆	健脾止呃	扁豆	一元模块辅助模块	扁豆	

【处方】人参 10g^(先)　麦冬 10g　　姜半夏 12g　　陈皮 9g

　　　　香附 12g　　　高良姜 8g　　砂仁 9g^(后)　黄芪 30g

　　　　白术 20g　　　炒扁豆 30g　　当归 10g　　　丹参 30g

　　　　升麻 6g　　　 柴胡 3g　　　 炙甘草 6g

　　　　　　　　　　　　　　　　　7剂,水煎,日1剂,早晚温服。

二诊:2018 年 3 月 22 日。短气减轻,无呃逆,脉仍虚,效不更方,原方继服1月。后随访半年,未复发。

十三、咽痛(急性咽炎)

杨某,男,36 岁,公务员。**初诊**:2016 年 5 月 20 日。

患者 2 周前感冒后出现咽痛,干咳,咳少量黄痰,声音嘶哑,偶有胸闷感,无发热,伴自汗。为求中医诊疗,就诊于我科门诊。刻下症见:咽痛,咽喉红微肿,干咳,咳少量黄痰,声音嘶哑,胸闷,自汗,纳眠差,二便调。舌红苔薄白,脉虚浮。

【辨证分析】患者咽喉肿痛,病位在肺系,邪热上扰,肺气上逆,则伴有咳嗽、胸闷,久则伤及气阴,出现自汗、纳眠差、声音嘶哑,结合舌苔、脉象,此为气阴两亏,风热犯肺证。病为咽痛,证为气阴两亏,风热犯肺。

【治则治法】治以补气养阴,润肺利咽。

【处方思路】针对风热病因用抗病毒方去板蓝根加紫苏叶、防风,以宣散为主;针对咽痛主症用养阴利肺汤;针对干咳用润肺止咳汤;开音用牛蒡子、诃子、威灵仙、杜仲,加白术以助沙参补气,全方去病因病机和主症,北沙参为君,金银花、玄参为臣。模块处方法思路和方法见表5-1-13:

表5-1-13　咽痛(气阴两亏,风热犯肺)模块处方法证治对应

证候	分证型	治法	模块	模块类型	药物组成	备注
咽痛痰黄、自汗脉浮	风热犯肺	疏散风热、清热解毒	抗病毒方	三元模块 解表模块 主模块	金银花、菊花	本方恐苦寒太过去板蓝根,加苏防寒温并用;以金银花、北沙参为君药
咽喉红肿、干咳舌红	肺阴亏虚	养阴利肺	养阴利肺汤	四元模块 主模块	玄参、麦冬、桔梗、甘草	
胸闷脉浮	风寒束表	辛温解表	紫苏叶、防风	对药模块 解表模块	紫苏叶、防风	
声音嘶哑、舌红干咳	金实不鸣	祛风清热、利咽开音	牛蒡子、诃子、威灵仙	相须配伍 开音模块	牛蒡子、诃子、威灵仙	
自汗纳差、脉虚	脾肾不足	补气养阴、补肾开音	白术、沙参、炒杜仲	相须配伍 补益模块	白术、沙参、炒杜仲	

【处方】金银花20g　菊花12g　紫苏叶10g　防风12g
玄参20g　麦冬10g　桔梗6g　甘草3g
北沙参30g　杏仁10g　炒杜仲10g　威灵仙12g
诃子10g　牛蒡子9g　白术20g

7剂,水煎,日1剂,早晚温服。

二诊:2016年5月27日。7剂而愈,无复发。

十四、梅核气(慢性咽炎)

李某,女,43岁。初诊:2011年3月8日。

素体健,半年前与家人生气后,咽部不适,似痰非痰,吞之不下,吐之不出,中西医治疗时缓解,停药后照旧,非常苦恼,体形偏瘦,偶有胃胀,精神、食欲尚可,大小便正常,舌淡苔薄白,脉弦。

【辨证分析】女性患者，生气后肝气不疏，逆气攻冲咽部，夹痰浊阻滞咽部气机，则咽部不通，有异物感；肝郁气滞，胃失和降则偶有胃胀，脉弦为肝苦急表现。病为梅核气，证为痰气交阻。

【治则治法】治以理气化痰，开结。

【处方思路】初诊痰气交阻严重，加香附理气解郁，助紫苏叶之功，加枳壳破气开结，助半夏、厚朴化痰开结。此为经方加减的思路，一旦诊为痰气交阻，半夏厚朴汤即为主方，换句话说，经方本就可以作为一个模块，有明确的证与之对应，组方时可以直接运用，同时根据病情适当加减。模块处方法思路和方法见表5-1-14：

表 5-1-14　梅核气（痰气交阻）模块处方法证治对应

证候	分证型	治法	模块	模块类型	药物组成	备注
生气后咽部如有物、脉弦	痰气交阻	理气化痰	半夏厚朴汤	五元模块经方模块主模块	半夏、厚朴、紫苏叶、茯苓、生姜	此方共用9味药，以半夏厚朴汤为主模块，以半夏为君药
胃胀、脉弦	肝郁气滞	疏肝理气	香附	一元模块病机模块	香附	
咽部不适、胃胀	气滞痰阻	破气开结	枳壳	一元模块病机模块	枳壳	
胃胀、舌淡苔白	脾胃虚弱	健脾和胃	和中化气汤	三元模块辅助模块	生姜、大枣、炙甘草	

【处方】　清半夏12g　　厚朴9g　　　紫苏叶6g　　茯苓10g

生姜3片　　大枣3枚　　香附12g　　枳壳9g

炙甘草6g

7剂，水煎，日1剂，早晚温服。

二诊：2011年3月15日。咽部清爽，无异物感，心情舒畅，脉浮稍弦，病情好转。气结已开，去香附、枳壳，用半夏厚朴汤原方，继服7剂，巩固疗效。回访1年无复发。

十五、鼻痔（鼻息肉）

杨某，男，41岁。**初诊**：2018年5月8日。

患者鼻塞多年，涕不多，嗅觉迟钝，查见左侧中鼻甲息肉样变肥大，充盈鼻腔，嗅裂消失，右侧脓性分泌物很多，舌质红，苔薄黄，脉滑。

【辨证分析】鼻塞新寒久热，古有遗训，热在肺也。肺热循经塞鼻窍，则鼻塞不通，日久伤及鼻络则香臭不分，嗅觉失灵。舌红，苔黄，脉滑，均为热象。病为鼻痔，证为肺热。

【治则治法】治以清泄风热，宣通鼻窍，采用内服外用两法。

【处方思路】肺为娇脏，不耐寒热，虽有热，因顺势而为，火郁发之。麻杏石甘汤清肺热，宣降肺气，辛夷、白芷、苍耳子为鼻通汤模块，宣散温通，通鼻窍，地龙清热通络，鱼腥草清热排脓，寒温并用，共为清肺热、开鼻窍的宣通之剂。外用藕节灰吹鼻为治鼻息肉的验方。藕节性阴，止血通络，炒制味苦，加白芷辛散，乌梅酸收，三药辛开苦降，酸苦涌泄，使邪祛络通，凝滞的息肉不攻自破。模块处方法思路和方法见表5-1-15：

表5-1-15　鼻痔（肺热）模块处方证治对应

证候	分证型	治法	模块	模块类型	药物组成	备注
鼻塞舌红、苔黄脉滑	肺热壅盛	清热宣肺	麻杏石甘汤	四元模块 经方模块 主模块	略	本方以麻杏石甘汤、鼻通汤为主模块；石膏为君药
鼻塞不通、鼻甲肥厚	邪滞鼻窍	宣散风热、通鼻窍	鼻通汤	三元模块 主模块	辛夷、白芷、苍耳子	
鼻塞、嗅觉迟钝	肺络不通	清热通络	地龙	一元模块 辅助模块	地龙	
脓性分泌物，舌红	热毒内盛	清热排脓	鱼腥草	一元模块 辅助模块	鱼腥草	

【处方】麻黄3g　　　　杏仁10g　　　　石膏30g　　　　甘草3g

　　　　辛夷^(包)6g　　　白芷6g　　　　苍耳子3g　　　　干地龙10g

　　　　鱼腥草20g

　　　　　　　　　　　　7剂，水煎，日1剂，早晚温服。

　　　　外用白芷10g　乌梅10g　藕节灰20g

　　　　　　　　　　　　7剂，研细末吹鼻，日数次，适量。

二诊：2018年5月15日。患者鼻塞稍有改善，有涕出，嗅觉无改善。舌苔由黄转白，脉仍滑。查鼻甲稍感缩小，鼻道稍见宽畅，未见脓性分泌物。已初见成效，原方再进10剂。

三诊：2018年5月24日。患者鼻道通畅许多，嗅觉在有无之中，脉平。鼻甲肥大得到收缩，单用外治法，历50余日，鼻塞消除，嗅觉基本恢复正常。

第二节 心系病证

一、心悸（心律失常）

王某，男，64岁，退休工人。**初诊**：2018年6月15日。

患者自觉偶有心中悸动1年余，近2天心悸加重，伴胸闷气短、动则尤甚，甚至影响睡眠，面色暗淡，唇青，形寒肢冷。精神一般，睡眠差，饮食尚可，二便正常，舌淡暗，舌下脉络青显，苔白，脉沉细无力，尚无结代。

【辨证分析】心悸为心病主症，有三种病机：心血虚则血不养心，心君不宁，悸动不安；心气虚则无力运行血液，勉力搏动；痰瘀阻滞则气血运行不畅，心脉失养，心动异常。本证胸闷气短，动作尤甚，形寒肢冷为阳虚寒象。面色晦暗，眠差，为阴血不充，唇青，舌淡暗，舌下脉络青而粗大，为寒凝血瘀，脉沉为里证，细而无力，心气血阴阳俱虚。本证虽胸痛不明显，但瘀象已现，为虚中夹实证，三种情况都有，以阳虚寒凝为主，血虚次之。病为心悸，证为阴阳两亏，痰瘀阻络。

【治则治法】治以温阳益气，化痰消瘀，镇心安神。

【处方思路】初诊心悸严重，用黄芪桂枝龙骨牡蛎汤补心阳，镇惊安神；配当归、白芍补血，养心安神；瓜蒌薤白半夏枳实汤加丹参以化痰通痹，三个模块针对三种病机。白术、茯神补气安神，助黄芪、桂枝温心阳；防风、鹿衔草祛寒通络。本例黄芪、桂枝为君，白术、茯神、当归、白芍为臣，余为佐使。全方攻补兼施，与炙甘草汤纯补不同。模块处方法思路和方法见表5-2-1：

表 5-2-1　心悸(阴阳亏虚,痰瘀阻络)模块处方法证治对应

证候	分证型	治法	模块	模块类型	药物组成	备注
心悸胸闷、形寒肢冷	心阳不振	镇心安神	黄芪桂枝龙骨牡蛎汤	四元模块经方模块主模块	黄芪、桂枝、龙骨、牡蛎	加丹参、防风、鹿衔草,去人参;全方攻补兼施,与炙甘草汤纯补不同
面色暗淡、脉细	血虚	补血活血、养心安神	当归、白芍	二元模块扶正模块	当归、白芍	
舌下脉络青显、苔白	痰瘀阻滞	化痰通痹	瓜蒌薤白半夏枳实汤	四元模块经方模块祛邪模块	瓜蒌、半夏、薤白、枳实	
气短、脉细无力	脾虚气滞	益气健脾	四君子汤	四元模块成方模块	炙甘草、白术、茯神	

【处方】黄芪30g　　桂枝12g　　龙骨24g^(先)　　牡蛎24g^(先)

炙甘草6g　　当归10g　　白芍12g　　姜半夏12g

枳实9g　　薤白20g　　瓜蒌30g　　丹参30g

白术20g　　茯神30g　　防风12g　　鹿衔草30g

7剂,水煎,日1剂,早晚温服。

二诊:2018年6月22日。睡眠改善,心中悸动感稍有减少,手足转暖,精神好转,心情舒畅,但心悸仍时有发生,且伴口稍干、口渴多饮等伤阴的症状,所以配麦冬、五味子以滋阴。剂量为麦冬10g,五味子12g,防止补阳过度伤阴。

黄芪30g　　桂枝12g　　龙骨24g^(先)　　牡蛎24g^(先)

炙甘草6g　　当归10g　　白芍12g　　姜半夏12g

枳实9g　　薤白20g　　瓜蒌30g　　丹参30g

白术20g　　茯神30g　　防风12g　　鹿衔草30g

麦冬10g　　五味子12g

7剂,水煎,日1剂,早晚温服。

三诊:2018年6月29日。心悸情况明显改善,自诉近期精气神充足,继服二诊方7剂,以巩固疗效。回访1年无复发。

二、胸痹（冠心病）

李某，男，54岁。**初诊**：2013年4月6日。

阵发性胸闷背困1年余，近2个月频繁发作，西医诊断为"冠心病"，含服硝酸异山梨酯或速效救心丸可缓解。今晨7时再次发作，伴心悸、恐慌，立即含服速效救心丸10粒，有所缓解，但持续时间还有半小时之久，无自汗、恶心。现症见：左肩背困痛、四肢麻木，恶寒肢冷，大便不畅，舌淡苔薄白，脉弦细兼结代。心电图示：心率72次/min，ST段降低，频发室性早搏。

【**辨证分析**】本病以胸痛彻背为主病，属胸痹范畴。心阳不振，无力鼓动气血，不达四末则恶寒肢冷，阳虚寒凝，阻碍气血运行则胸痛发作，脉结代，大便不畅为气机逆乱、腑气不通的表现。脉弦为痛、为寒，细为虚。病为胸痹，证为胸阳痹阻，痰气阻络。

【**治则治法**】治以温通心阳，理气化痰通便。

【**处方思路**】胸痹一病，诊为胸阳痹阻，经方瓜蒌薤白半夏汤最好。患者一诊，急则治标，用瓜蒌薤白半夏汤。模块处方法思路和方法见表5-2-2：

表5-2-2 胸痹（胸阳痹阻，痰气阻络）模块处方法证治对应

证候	分证型	治法	模块	模块类型	药物组成	备注
胸闷心悸、恶寒、脉结代	胸阳痹阻	温通心阳、宽胸散结	瓜蒌薤白半夏汤	四元模块 经方模块 主模块	瓜蒌、薤白、半夏、白酒	本方共用5味药，急则治标
大便不畅	气滞痰阻	破气化痰	枳实	一元模块 辅助模块	枳实	

【**处方**】瓜蒌30g　　薤白20g　　清半夏12g　　枳实9g

5剂，水酒各半煎服，日1剂，早晚温服。

二诊：2013年4月11日。5日来未发作，恶寒肢冷减轻，大便通畅，脉无弦象，但虚脉、结代脉仍在，应加补益剂，标本同治。用桂枝温阳通痹，当归、白芍养血，人参、甘草补气，再加茶树根兴奋心脏、稳定心律，为标本兼治之法，此为经方运用的典型案例，其中参考复脉汤方义和黄文东先生经验。

茶树根治疗心律失常是黄文东先生的经验，用量在 15～30g；桂枝、当归、白芍三者从桂枝汤而来，调和营卫，人参、炙甘草补气，诸药共用有复脉汤之义，二诊方可以理解为瓜蒌薤白白酒汤与复脉汤的复方。可见加减要有的放矢，既要保证原方的主要作用，又要有协同和促进作用，才是合理的。处方如下：

瓜蒌 30g	薤白 20g	清半夏 12g	枳实 9g
桂枝 12g	茶树根 30g	当归 10g	白芍 12g
人参 10g	炙甘草 6g		

7 剂，水酒各半煎服，日 1 剂，早晚温服。

三诊：2013 年 4 月 18 日。脉象较虚，无结代，胸痛、肢冷等症状全无，为巩固疗效，上方继服 15 剂。回访 2 年，胸痛、心悸无复发。

三、不寐（睡眠障碍）

王某，女，68 岁，干部。**初诊**：2015 年 6 月 12 日。

失眠 3 月余，加重 1 周。3 个月前患者由于家庭事情繁多，思虑偏多，导致夜不能眠，精神差，服用安眠药物后可入睡 4～5 小时。近 1 周，劳累后出现失眠加重，服用安眠药物也效果甚微，为求中医诊治，来我院就诊。现症见：精神差，少气无力，食欲差，二便正常，舌淡红苔薄白，脉细。

【辨证分析】患者思虑伤脾，脾不健运，则血无所生，致心血不足，出现气阴两亏的表现，气虚则短气、乏力、纳差。血虚，血不养心则心悸失眠，舌淡，苔白，脉细，为气血两亏之征。病为不寐，证为心脾两亏。

【治则治法】治以补益心脾，养心安神。

【处方思路】此病在四君子汤，当归补血方以及安眠方模块的基础上进行加减。四君子汤加黄芪补气，用北沙参不用党参恐助热伤阴，用茯神不用茯苓提高安神作用；当归补血方加白芍补心血益肝阴，收浮阳；安眠方养心益肝，解郁安神；佐麦冬润肺安魂，夏枯草凉肝抑火，交泰丸交通心肾。模块处方法思路和方法见表5-2-3：

表 5-2-3 不寐(心脾两亏)模块处方法证治对应

证候	分证型	治法	模块	模块类型	药物组成	备注
少气无力、纳差脉细	脾气虚弱	益气健脾	四君子汤	四元模块 成方模块 主模块	白术、茯神、炙甘草、北沙参	加黄芪补气,白芍、麦冬养阴,夏枯草疏肝凉肝;北沙参、黄芪为君药
心悸失眠、舌淡脉细	心血不足	补心血、益肝阴	当归补血方	三元模块 主模块	当归、制首乌、鸡血藤	
夜不能眠	心神不安	养心益肝、解郁安神	安眠方	三元模块 主模块	首乌藤、合欢花、炒酸枣仁	
心悸短气、乏力	水火不济	交通心肾	交泰丸	二元模块 经方模块 辅助模块	黄连、肉桂	

【处方】北沙参30g　　黄芪30g　　　白术20g　　　茯神30g

当归10g　　　制首乌15g　　鸡血藤15g　　白芍12g

首乌藤30g　　合欢花18g　　炒酸枣仁20g　夏枯草18g

麦冬10g　　　黄连3g　　　　肉桂3g　　　　炙甘草6g

7剂,水煎,日1剂,早晚温服。

二诊:2015年6月19日。症状好转,心火已平,服用归脾丸1周,巩固疗效。随访1年,睡眠可以,不时自行服用归脾丸保持体力。

四、郁证(焦虑症)

王某,女,47岁。**初诊**:2018年7月14日。

患者病1年余,心烦不寐,近2个月病情加重,彻夜不能入睡,心烦自汗,手足灼热,大便秘结,曾用中西安神镇静之剂,现面色不荣,精神萎靡,自述不能入睡,至夜则烦躁难眠,舌光红少津无苔,脉弦数。

【辨证分析】郁证一病,首责心,再问肾与肝,所谓心肾不交。本例虚实夹杂,五志化火,心肝火旺,热扰神明,出现燥热、便秘。时邪盛的一方,热伤气阴,心脾气虚则面色少华,精神不振,心阴虚累及肾水,则血不养心,彻夜难眠,是虚的一面,涉及心、肝、脾、肾四脏以及邪火病因。病为郁证,证为心火上炎,肾阴不济。

【治则治法】治以清心除烦,滋阴潜阳。

【处方思路】本例不寐症状严重,除对证用药外,尚需镇心安神,以解郁消症,故用安眠汤、交泰丸、增液汤、除烦汤四个模块,分别针对肝郁血虚、心肾不交、阴虚内热、热扰心神。加白术、茯神健脾安神,加龙牡,既养阴又重镇安神,成为滋阴潜阳、清火除烦的复方,栀子、生地为君,一清气分,一清血分,攻补兼施,标本同治。模块处方法思路和方法见表5-2-4:

表5-2-4　郁证(心火上炎,肾阴不济)模块处方法证治对应

证候	分证型	治法	模块	模块类型	药物组成	备注
心烦不寐、舌红少津、脉弦数	肝郁血虚、心神不安	养心益肝、解郁安神	安眠方	三元模块主模块	首乌藤、合欢花、炒酸枣仁	本方以安眠方、交泰丸、增液汤、除烦汤为主模块;以栀子、生地为君药
心烦不寐、舌红脉数	水火不济	清相火、交通心肾	交泰丸	成方模块主模块	黄连、肉桂	
手足灼热、大便秘结	阴虚内热	滋阴润燥	增液汤	三元模块主模块	麦冬、生地、玄参	
心烦自汗、手足灼热	三焦郁火、热扰心神	清心养血、除烦	除烦汤	三元模块主模块	栀子、白芍、淡豆豉	
面色不荣、精神萎靡	脾胃虚弱	健脾安神	白术、茯神	相须配伍健脾模块	白术、茯神	
烦躁难眠	心神不安	重镇安神	龙骨、牡蛎	相须配伍辅助模块	龙骨、牡蛎	

【处方】夜交藤30g　　合欢花18g　　炒酸枣仁20g　肉桂3g
　　　　黄连10g　　　茯神15g　　　生地黄20g　　玄参20g
　　　　麦冬10g　　　白术20g　　　栀子15g　　　白芍12g
　　　　淡豆豉15g　　生牡蛎24g　　生龙骨24g

　　　　　　　　　　　　　　　　7剂,水煎,日1剂,早晚温服。

二诊:2018年7月21日。患者服7剂后心烦不寐收效,夜间能安稳入睡3小时左右,但仍大便秘结,遂原方加大黄5g,嘱继服12剂。

三诊:2018年7月28日。患者便畅,症减,又开10剂。3个月后回访,经治疗睡眠6～7小时,诸症消失而愈,未来就诊。

五、痫证（癫痫）

王某，女，14岁。**初诊**：1996年5月20日。

1992年春，感冒高热39.2℃，继而抽搐，热退后恢复正常，后不定时突发不省人事，口吐白沫，四肢抽搐，喉中痰鸣，似羊马牛之声，4年来发作七八次，脑电波显示异常，诊为癫痫，中医称"羊羔风"，追问无家族遗传史。其间不间断中西医治疗，今晨再次发作，持续15分钟，醒后全身无力，伴恶心，胸闷，不能言语，舌淡苔白，脉弦细。

【辨证分析】本病属痫证范畴，最初由感冒发热诱发，失治误治后使寒邪凝结胸中，阻塞气机，痰浊内生，一遇风邪，寒痰上涌，蒙蔽清窍则神昏不语。胸闷恶心为胸阳不振，乏力，舌淡苔白，脉弦细，均为阳虚寒证。病为痫证，证为胸阳不振，痰迷心窍。

【治则治法】治以温阳益气，化痰降逆。

【处方思路】痫证因突发昏仆，世人皆知是痰迷心窍，然病因病机尚需深究。傅青主"治痫方"在《串雅内编》和《石室秘录》中均有收录，显然是个良方。其少时胸中感寒，因寒而成，感寒而发的病因病机理论，经得起实践检验，特别适合无家族史的痫证，本例符合傅青主的思想，果断用"治痫方"，不忌附子、半夏十八反。模块处方法思路和方法见表5-2-5：

表5-2-5　痫证（胸阳不振，痰迷心窍）模块处方法证治对应

证候	分证型	治法	模块	模块类型	药物组成	备注
抽搐、不省人事、口吐白沫、喉中痰鸣、胸闷乏力、脉弦细	胸阳不振、痰迷心窍、感寒而发	温阳益气、化痰降逆	治痫方	八元模块成方模块傅青主方	人参、白术、茯神、山药、薏苡仁、肉桂、附子、半夏	傅青主治痫方，附子、半夏相反药同用

【处方】人参^(先)9g　　　白术27g　　　茯神15g　　　　生山药9g

　　　　薏苡仁15g　　　肉桂3g　　　炮附子^(先40分钟)3g　　清半夏9g

　　　　　　　　　　　　　　　　5剂，水煎，日1剂，早晚温服。

二诊：1996年5月26日。患者如常人，无不适，舌淡苔白，脉细无弦象。药已中病，用枳壳代替半夏，以防"十八反"的毒副作用，从而巩固疗

效。不用枳实，恐与人参不和，取得良效，既是一个成方应用的典范，也是"治病求因"的典型病例，其中以补药为主，化痰药为辅，不治痫而痫痊。用枳壳9g，继服7剂。

三诊：1996年6月4日。舌淡苔薄白，脉平。嘱停药观察。回访5年，未发作，感冒次数也很少，即使感冒也无发热。

第三节　脾胃病证

一、胃痛（急性胃炎）

李某，男，21岁，学生。**初诊**：2017年6月24日。

胃脘部嘈杂伴反酸3天。患者3天前与朋友聚餐食火锅后出现胃脘部嘈杂不适，伴反酸，未予治疗。现症状加重，前来就诊，症见胃脘部胀满疼痛，拒按，嘈杂反酸，进食后加重，口干欲饮，纳差，精神尚可，梦多，小便黄，舌红苔黄腻，脉滑数。

【辨证分析】本证以胃脘部不适为主症，属胃痛范畴，患者为年轻男性，因饮食不节，急性发作，虽病精神尚可，说明正气尚存；口干多饮，小便黄，舌红，苔黄腻，脉滑数，一派湿热象，胃热伤及络脉，胃失和降，故吞酸、嘈杂，不思饮食。辨病为胃痛，证为胃热津伤证。

【治则治法】治以滋阴清热和胃。

【处方思路】阳明多气多血，变化无常，因此胃病有寒有热，并无定性，一个人不同阶段寒热迥异，需临证辨析。胃热则口干、易饥、苔黄、脉数，治宜清降，不宜大苦大寒。竹茹清胃饮（芦根、蒲公英、竹茹），针对胃热病机。用麦冬、丹参，养阴活血，既清降胃热，和胃络，还不甚滋腻。砂半理中汤，理气散寒，和胃止痛，主治寒凝气滞，经云"通则不痛""不通则痛"，胃痛一病，气行则止，气滞则痛，然气滞胃痛涉及颇多，与心、肝、脾、肺、肾五脏皆有关联，不独胃也。宋孝廉老先生用此方调和五脏，疏理气机，治疗脉沉迟或弦紧为特点的寒性胃痛。但本证为热证，故不用热药高良姜，仅取理气止痛之意。白术、茯苓、炙甘草健脾燥湿，固护胃气。乌贝散为治胃溃疡之方，有制酸止痛、清热愈合创面之功，本证无黑便等出血表现，故去白及。五个

模块合用,针对不同病机,取其利而避其害,证药对应,因此取得速效。模块处方法思路和方法见表5-3-1:

表 5-3-1 胃痛(胃热津伤)模块处方法证治对应

证候	分证型	治法	模块	模块类型	药物组成	备注
胃痛、舌红、苔黄腻	胃热津伤	清热和胃、除烦止呕	竹茹清胃饮	三元模块 主模块 清热模块	芦根、蒲公英、竹茹	本方共用14味药,因为热证不用高良姜;新病气虚不甚,不用人参;无出血表现,去白及
口干欲饮	胃阴不足	益胃生津	麦冬	一元模块 辅助模块	麦冬	
梦多、舌红	血热血虚	养血凉血活血	丹参	一元模块 辅助模块	丹参	
胃脘痛胀满	气机阻滞	理气和胃止痛	砂半理中汤	五元模块 理气模块	略	
纳差	脾胃气虚	益气健脾	四君子汤	四元模块 补益模块	略	
嘈杂反酸	胃失和降	清热和胃、制酸止痛	乌贝散	三元模块 成方模块 主症模块	海螵蛸、浙贝母	

【处方】芦根 30g　　　蒲公英 15g　　　竹茹 12g　　　麦冬 10g
　　　　丹参 30g　　　清半夏 12g　　　枳实 9g　　　香附 12g
　　　　砂仁 9g^(后)　　白术 20g　　　茯苓 10g　　　炙甘草 6g
　　　　海螵蛸 30g^(先)　浙贝母 9g

7剂,水煎,日1剂,早晚温服。

二诊:2017年7月1日。患者胃痛消失,精神饱满,舌淡红,苔薄白,脉平,嘱停药观察。回访2年未复发。

二、胃痛(慢性胃炎)

卜某,男,38岁。**初诊**:2018年4月12日。

患者胃痛5～6年,时发时止,或轻或重。此次发作持续2周不已,上腹脘部疼痛,痛势烧灼如辣,有压痛,自觉痞闷胀重,纳食不多,食后撑胀不适,口干欲饮,头昏,舌质光红中裂,无苔,脉细。胃镜示:慢性浅表性胃炎伴糜烂。

【辨证分析】胃为水谷之海，多气多血，气有余便为火，胃热日久，伤阴，胃失濡润故痛势烧灼如辣，胃津不能上承，则口干欲饮。胃失和降，故纳少，脘胀，胃痛反复发作，头晕为气血不足所致。舌红无苔、脉细为阴虚内热，胃气阴不足之征。病为胃痛，证为气阴两亏，余热未清。

【治则治法】治以养阴清热益胃。

【处方思路】胃喜润恶燥，胃阴不足以增液汤补之，胃失和降，以砂半理中汤去高良姜理气；胃中有热，以芦根、蒲公英、竹茹清之，再合北沙参、白芍、丹参补气养阴，海螵蛸制酸止痛，五个模块合而为一，甘平凉润，酸甘养阴。模块处方法思路和方法见表5-3-2：

表5-3-2　胃痛(气阴两亏，余热未清)模块处方法证治对应

证候	分证型	治法	模块	模块类型	药物组成	备注
胃热痛、舌红无苔脉细	胃阴不足	养阴益胃	增液汤	三元模块 经方模块 主模块	生地、玄参、麦冬	去高良姜防助热，加白芍、丹参养血，沙参、甘草补气阴；生地为君药
胃痞闷胀重	胃失和降	理气散寒、和胃止痛	砂半理中汤	五元模块 主模块	略	
口干舌红	胃热伤津	养阴清热	竹茹清胃饮	三元模块 主模块	芦根、竹茹、蒲公英	
胃烧灼痛	胃络受损	制酸止痛	海螵蛸	一元模块 辅助模块	海螵蛸	

【处方】生地12g　玄参10g　麦冬10g　半夏9g　枳实9g　砂仁9g　香附12g　芦根30g　蒲公英15g　竹茹12g　白芍18g　丹参30g　北沙参30g　海螵蛸30g(先)　炙甘草6g

7剂，水煎，日1剂，早晚温服。

二诊：2018年4月19日。患者胃脘痛好转，灼热腹胀等症稍减，继服7剂。

三诊：2018年4月28日。患者胃脘痛、灼热、腹胀等症基本消失，再服7剂巩固。随访半年，未复发。

三、胃痛（十二指肠球部溃疡）

王某，男，34岁，司机。**初诊**：2018年4月6日。

患者自述间断性胃脘隐痛8年余，每于春秋季节疼痛加剧。现胃脘隐痛，饥饿时痛甚，得食痛减，痛处喜温喜按，腹胀嗳气，不时泛吐清水，无反酸嘈杂，身倦乏力，手足欠温，大便如柏油状，日行2～3次。面色萎黄，形体消瘦，呃逆嗳气，舌质淡暗，苔薄白，脉沉细。胃镜提示十二指肠球部溃疡。

【**辨证分析**】本证以胃脘隐痛为主症，水谷入胃，首先犯胃，当饭后胃痛，然本证食后得减，反饥饿时痛甚，说明痛位在胃之下。近血鲜红，远血如油，柏油样便，证明出血处在大肠之上。面色萎黄，形体消瘦，胃气久虚，痛处喜温，泛吐清水，寒证自明。脾胃虚寒，胃气上逆，故呕逆、嗳气，春秋寒热交替，正气不足，不耐寒热气滞更甚，故胃痛加重，舌质淡暗、脉沉细为久病入络，气滞血瘀，脉细为气阴不足之征。病为胃痛，证为脾胃虚寒，气滞血瘀。

【**治则治法**】治以温中健脾，理气活血。

【**处方思路**】本例脾胃虚寒，气滞血瘀，故以四君子汤补脾，砂半理中汤理气祛寒为主，丹参、白及养血活血，凉血收敛，桂枝、白芍祛寒和血，四个模块组成复方。模块处方法思路和方法见表5-3-3：

表5-3-3 胃痛（脾胃虚寒，气滞血瘀）模块处方法证治对应

证候	分证型	治法	模块	模块类型	药物组成	备注
面色萎黄、身倦乏力	脾胃虚弱	益气健脾	四君子汤	四元模块 经方模块 主模块	略	本方共用13味药，以四君子汤、砂半理中汤为主模块；以党参为君药
胃脘隐痛、腹胀嗳气	寒凝气滞	理气散寒止痛	砂半理中汤	五元模块 主模块	略	
舌淡暗、大便如油	血虚血瘀	养血活血、凉血止血	丹参、白及	一元模块 相须模块 辅助模块	丹参、白及	
手足欠温、脉沉细	寒邪阻络	祛寒和血	桂枝、白芍	一元模块 相须模块 辅助模块	桂枝、白芍	

【处方】党参 15g　　　白术 15g　　　茯苓 10g　　　炙甘草 6g

姜半夏 9g　　　枳实 9g　　　香附 9g　　　砂仁^(后)9g

高良姜 12g　　　丹参 30g　　　白及 12g　　　桂枝 6g

白芍 12g

7 剂，水煎，日 1 剂，早晚温服。

二诊：2018 年 4 月 13 日。患者胃痛明显减轻，柏油样便消失，食后仍腹胀嗳气、呃逆，加丁香、柿蒂止呃逆。用丁香 5g、柿蒂 15g，继服 7 剂。

三诊：2018 年 4 月 20 日。患者胃痛、腹胀、嗳气、泛吐清水等症状消失，大便正常。此时症状虽得控制，但仍应继续服药，以强健脾胃，作为善后治疗。患者又服二诊方 1 月余，精神、饮食均好，无明显不适，胃镜：十二指肠球部溃疡愈合。2 年后随访未再发。

四、**胃痛**（慢性萎缩性胃炎）

路某，男，54 岁，野外工作者。**初诊**：2018 年 3 月 15 日。

患胃病 30 余年，加重 3 年。屡经治疗，时好时坏，近来疼痛频作，遂住院治疗。胃脘胀痛，纳食衰少，每餐不足 50g，食则脘胀嗳气，胃中灼热，自觉有干燥感，口干少津，大便干结，倦怠无力，舌淡少苔，脉虚细数。胃镜及病理诊断：慢性萎缩性胃炎伴肠化。

【辨证分析】胃病多年，脾胃后天之本受损，脾虚运化失司故脘腹胀满，纳少神疲；脾虚气滞、肝胃不和则胃痛，嗳气；胃中灼热，口干少津，大便干结为胃阴不足的内热表现，舌淡少苔、脉虚细数均为气阴不足之象。病为胃痛，证为气阴两亏，气滞络阻。

【治则治法】治以补气养阴，理气活血。

【处方思路】沙参、玉竹、麦冬、白芍、炙甘草五药酸甘养阴，甘平益气，针对气阴两亏的本虚；香附疏肝止痛，合陈皮、苏梗、荷梗和胃降逆，针对肝胃不和标证；半枝莲清热解毒通便；丹参、三七活血和血，共为标本兼顾、甘润清和的和解剂。模块处方法思路和方法见表 5-3-4：

表 5-3-4　胃痛(气阴两亏 , 气滞络阻)模块处方法证治对应

证候	分证型	治法	模块	模块类型	药物组成	备注
胃中灼热、倦怠无力、脉虚细数	气阴两虚	益气养阴、缓急止痛	沙参、玉竹、麦冬、白芍、炙甘草	一元模块相须配伍扶正模块	沙参、玉竹、麦冬、白芍、炙甘草	气阴双补，疏肝和胃组成扶正祛邪的和解剂；以沙参、玉竹为君药
胃脘胀痛、嗳气	肝胃不和	疏肝和胃、宽中理气	香附、陈皮、苏梗、荷梗	一元模块辅助模块祛邪模块	香附、陈皮、苏梗、荷梗	
口干少津、大便干结	内热燥结	清热解毒、通便	半枝莲	一元模块兼症模块	半枝莲	
胃痛日久	血瘀络阻	活血和血	丹参、三七	一元模块祛邪模块	丹参、三七	

【处方】沙参 30g　　玉竹 20g　　麦冬 10g　　白芍 30g

　　　　香附 6g　　　陈皮 6g　　　苏梗 10g　　荷梗 10g

　　　　半枝莲 20g　丹参 15g　　三七粉 3g^(冲)　炙甘草 6g

7 剂, 水煎, 日 1 剂, 早晚温服。

二诊: 2018 年 3 月 23 日。患者胃痛明显缓解，口干灼热均减，大便通畅，纳增，每日可食 1 斤主食。舌脉未变，药已中病，原方续进 7 剂。

三诊: 2018 年 3 月 30 日。患者胃痛止，精神体力转佳，饮食正常，唯稍有口干。胃镜复查: 原胃窦部米粒大小之隆起及点状糜烂已全部消除。仍按原方，2 日 1 剂，调养 1 月。半年后回访，胃镜示: 萎缩性胃炎转为非萎缩性胃炎，身体无不适。

五、胃痛(胃下垂)

刘某, 女, 61 岁, 退休工人。**初诊**: 2019 年 8 月 12 日。

患者消瘦，胃脘部胀满、疼痛 5 年，涉及左上腹，有重坠感，喜温喜按，伴食欲不振、厌食，大便秘结，餐后、站立、劳累后症状加重，休息、平卧时症状可明显缓解，间断服用治疗胃痛的药物，效果不佳。现症见: 胃脘部压痛，目涩，口干口渴，精神差，饮食差，睡眠尚可，小便正常，大便秘结，舌淡红，苔薄白，脉弦细。胃肠造影示胃下垂。

【辨证分析】患者消瘦，胃脘痛，有重坠感，餐后、站立、劳累后加重，平卧时缓解，胃下垂无疑。病已 5 年，胃痛喜按，食欲不振，虚象明显，胃脘重

坠,虚极下陷,现兼目涩口干、便秘,为虚中夹实,脉弦为肝病,久病肝郁,结合脉细可知为肝火灼津。病为胃痛,证为中气下陷,肝郁化火。

【治则治法】治以补中益气,升阳举陷兼养阴清热。

【处方思路】中气不足,气虚下陷,补中益气汤为主方,又兼肝火灼津,故选夏枯草、菊花,轻清宣散肝火,沙参、麦冬,养阴润燥,使气机升已而降,下陷、便秘兼顾。模块处方法思路和方法见表5-3-5:

表5-3-5　胃痛(中气下陷,肝郁化火)模块处方法证治对应

证候	分证型	治法	模块	模块类型	药物组成	备注
胃痛重坠、消瘦、精神差	中气不足、气虚下陷	补中益气、升阳举陷	补中益气汤	八元模块 经方模块 主模块	略	本方以补中益气汤为主模块;黄芪为君药
目涩口干、脉弦	肝火灼津	宣散肝火	夏枯草、菊花	一元模块 相须配伍 辅助模块	夏枯草、菊花	
便秘口干、脉细	阴虚燥热	养阴润燥	麦冬	一元模块 辅助模块	麦冬	

【处方】黄芪 30g　　当归 10g　　白术 20g　　升麻 12g
　　　　柴胡 6g　　陈皮 9g　　炙甘草 6g　　夏枯草 12g
　　　　菊花 12g　　北沙参 30g　　麦冬 10g

7剂,水煎,日1剂,早晚温服。

二诊:2019年8月19日。患者重坠感明显缓解,餐后、站立、劳累后不适感减轻,渐有食欲,口干便秘症状有所缓解,原方继服2月。随访2年,胃痛未作。

六、腹痛(慢性阑尾炎)

李某,女,30岁,干部。初诊:2015年8月10日。

患者常腹部隐痛,与月经无明显关联,暴饮暴食后疼痛加剧,曾诊为慢性阑尾炎,近2天,与朋友聚餐后,腹痛再次发作,遂就诊于我科门诊,现右下腹痛,拒按,腹满不实,有振水音。精神差,睡眠一般,纳差,二便尚可,舌淡苔白腻,脉弦细数。

【辨证分析】本症属腹痛范畴,慢性腹痛,饮食不节,急性发作。右下

腹属大肠部位,湿热阻遏肠道气机,不通则痛,拒按为实证。满而不实,大便可,排除阳明腑实证。精神差,纳差,说明脾气不足,苔腻为湿邪,脉弦为痛,细为气阴不足之征,数为热。辨病为腹痛,证为脾虚湿热。

【治则治法】治以补脾燥湿,理气止痛。

【处方思路】慢性腹痛急性发作,因湿热气滞,选香连汤合小承气汤清热导滞去标证,用升陷汤补脾升清治本,三个模块合用,加白术、茯苓、炙甘草以健脾除湿,治气分;加丹皮凉血活血,治血分。全方攻补兼施,升降气机,气血同治,使邪祛正安,腹痛得止。模块处方法思路和方法见表5-3-6:

表 5-3-6 腹痛(脾虚湿热)模块处方法证治对应

证候	分证型	治法	模块	模块类型	药物组成	备注
腹痛拒按、苔腻脉弦	湿热气滞	理气止痛、泻火除湿	香连汤	三元模块主症模块	木香、香附、黄连	以香连汤、小承气汤、升陷汤治气分,丹皮治血分;木香、黄连为君药
腹满不实、有振水音	湿热阻滞	泻热消滞	小承气汤	三元模块经方模块病机模块	大黄、枳实、厚朴	
神差纳差、脉细	脾虚气陷	补脾升清	升陷汤	三元模块扶正模块	黄芪、升麻、柴胡	
纳差、苔白腻、脉弦细数	脾虚湿滞	健脾除湿	白术、茯苓、炙甘草	一元模块相须配伍	白术、茯苓、炙甘草	
久痛	血热血瘀	凉血活血	丹皮	一元模块	丹皮	

【处方】木香6g　　黄连9g　　香附12g　　大黄(后)6g
　　　　枳实9g　　厚朴9g　　黄芪30g　　升麻6g
　　　　柴胡3g　　生白术20g　炙甘草6g　　丹皮12g
　　　　茯苓10g

7剂,水煎,日1剂,早晚温服。

二诊:2015年8月20日。电话回访,自述病愈。

七、痢疾(慢性结肠炎)

万某,男,32岁。初诊:2020年4月5日。

患者腹痛腹泻,便赤白黏液,时或便血半年余。多方医治乏效,乙状结肠镜检查发现18～20cm处充血、糜烂,有出血点。见其面容憔悴,形体清癯,畏寒肢冷,四末不温,口干唇红,腹痛隐隐,按之不减,大便溏薄夹赤白黏液,日三四次,近几日以赤冻为多,舌淡暗有浅细裂纹,苔薄微黄,两脉虚濡且细。

【辨证分析】腹痛便脓血,肠络受损,不是湿热,便是寒湿凝滞,影响肠道传输功能,气滞而痛,日久伤气伤血,肠道不营,脉络受损而便脓血,赤痢为热,白痢为寒。本证年轻男性,发病半年余,赤白相间,先为热痢,日久气血亏虚,由热转寒,或寒热错杂证。腹痛隐隐,按之不减,气不足以争。面色憔悴,肢体消瘦,便溏,脉虚濡,为脾气虚。形寒肢冷,脾肾阳虚。而口干、唇红、脉细为营血不足之象,舌暗而便脓血,为气血瘀滞。病为痢疾,证为阴阳两虚,寒热气血壅遏。

【治则治法】治当标本兼顾,寒温并用,缓调为要。

【处方思路】本例属中医下痢范畴,且日久阴阳两亏,气血不足,寒热错杂,气血瘀阻,千头万绪。但抓住腹痛便脓血主症,调和气血阴阳即可,不能峻补,以免留邪,也不可峻泻损伤根本,只可缓图,故综合白头翁汤、芍药汤、黄连阿胶汤、厚肠汤四方,取其主药组合而成,白术健脾燥湿,阿胶补血止血,一气一血共为君药;白头翁、鸦胆子、黄连、地榆四药清气血分热毒;干姜、肉桂、厚朴、木香祛肠道冷积;当归、白芍助阿胶养血和营;荆芥穗疏风止血,炙甘草助白术补气。三诊邪祛正虚,以丸药缓补而全功。模块处方法思路和方法见表5-3-7:

表5-3-7 痢疾(阴阳两虚,寒热气血壅遏)模块处方法证治对应

证候	分证型	治法	模块	模块类型	药物组成	备注
大便夹赤白黏液、口干唇红	热毒痢疾	清热解毒、凉血止痢	白头翁、鸦胆子、黄连、地榆	相须配伍主症模块寒凉模块	白头翁、鸦胆子、黄连、地榆	攻补兼施,寒温并用,调和阴阳;白术、阿胶扶正,一气一血共为君药
腹痛隐隐、畏寒肢冷、脉虚濡	虚寒痢疾	健脾祛寒、厚肠止痢	白术、干姜、肉桂、炙甘草	一元模块相须配伍扶阳模块	白术、干姜、肉桂、炙甘草	
舌淡暗有裂纹、脉细	阴虚络损	养血滋阴、和络止痢	当归、白芍、阿胶	一元模块益阴模块	当归、白芍、阿胶	
腹痛腹泻	气滞腹痛	理气止痛	木香、厚朴、荆芥穗	相须配伍理气模块	木香、厚朴、荆芥穗	

【处方】

白术 30g	阿胶 10g	白头翁 9g	鸦胆子 30 粒^(装胶囊吞服)
黄连 6g	地榆 10g	干姜 3g	肉桂 3g
厚朴 6g	木香 6g	当归 10g	白芍 9g
荆芥穗 6g	炙甘草 6g		

7 剂,水煎,日 1 剂,早晚温服。

二诊:2020 年 4 月 13 日。患者诸症减,大便成形,只后段略稀。镜检:患处已无糜烂,仅见出血点。继服上方去地榆、鸦胆子,加乌梅 20g 养阴。

10 剂,水煎,日 1 剂,早晚温服。

三诊:2020 年 4 月 20 日。患者临床症状基本好转,纳增便调,形体气色恢复正常。镜检:已无出血点,溃疡已愈合,嘱服补脾益肠丸 12 天巩固疗效,回访 3 年未复发。

八、泄泻(小儿腹泻)

患儿刘某,男性,1 岁半。**初诊**:2018 年 9 月 21 日。

患儿由于喂养失调,致消化功能紊乱,出生后 15 天开始吐泻,少者 4~5 次,多至 10 余次,经服西药吐止,但仍泄泻,初泻水样便,后有乳块,曾在某医院住院治疗月余未效。遂来我科就诊,望患儿眼窝下陷,呈严重脱水状,双目无光、精神不振、表情淡漠,但手足心热,舌红苔光嫩,舌尖尤赤,指纹紫红色。其母诉患儿近来每日大便 10 余次,泻下物如豆瓣,有时精神萎靡,有时烦躁不安,口渴欲饮,乳食不香。

【辨证分析】患儿脾胃失和,致腹泻 1 年余,初发为喂养失调,吐泻,后吐止而泻不止,反复不愈,正虚而邪未尽。正虚表现在脾气虚和脾阴虚两方面,气虚则精神不振,完谷不化,阴虚则有脱水貌,手足心热,口渴欲饮。邪气方面主要是热和食,心火旺,热扰心神则烦躁不安,舌尖红,指纹紫红,胃肠食热互结则水谷不化,传导失司,出现湿热下注的腹泻并夹豆瓣样食物。舌苔光嫩,证明邪热不深,尚在气分。综合分析,本证涉及心、脾、胃、肠,多脏腑,正虚而邪盛,有食、有热、有湿,多种邪气并存。病为泄泻,证为食积化热,脾阴受损。

【治则治法】治宜标本兼施,以清热利湿化滞为主,育阴健脾为辅。

【处方思路】本证虚实夹杂,虽虚象明显,但热滞为因,是邪盛正衰,只有邪祛才能正复,故清热消导为主,固护气阴为辅,方中用四君子汤加焦三仙健脾消食导滞、黄连、马齿苋苦酸清热利湿,陈皮、桔梗升清降浊,石榴皮酸收涩肠,白芍育阴,共为清热化滞利湿为主的止泻方。模块处方法思路和方法见表5-3-8:

表5-3-8　泄泻(食积化热,脾阴受损)模块处方法证治对应

证候	分证型	治法	模块	模块类型	药物组成	备注
精神不振、表情淡漠	脾气虚弱	补脾益气	四君子汤	四元模块 成方模块 补脾模块	略	本方共12味药,攻补兼施,甘苦酸配伍; 太子参为君,黄连、白术为臣
腹泻夹乳块	食积不化	消食导滞	焦三仙	三元模块 消导模块	焦三仙	
手足心热、舌红、指纹紫红	湿热内蕴	清热利湿	黄连、马齿苋	一元模块 相使配伍 祛邪模块	黄连、马齿苋	
吐泻	气机不升	升清、降浊	桔梗、陈皮	一元模块 相使配伍	桔梗、陈皮	
泄泻、脱水状	阴津虚脱	收涩止泻、养阴	石榴皮、白芍	一元模块 相须配伍	石榴皮、白芍	

【处方】白术6g　　茯苓10g　　甘草10g　　太子参9g
　　　　焦三仙^各10g　陈皮5g　　黄连3g　　马齿苋10g
　　　　桔梗3g　　石榴皮6g　　白芍6g

3剂,水煎频服,1日5次,2日1剂。

二诊:2018年9月25日。患儿泄泻明显好转,每日4~5次,精神好转,乳食香,手足心热大减,舌质淡红,指纹变淡,原方继服3剂。

三诊:2018年9月28日。患儿腹泻止,每日大便1次,一切恢复正常。以参苓白术散善后,后随访8个月,患儿健康无恙。

九、便秘(胃肠功能紊乱)

李某,男,38岁,公务员。初诊:2019年3月2日。

患者排便不畅3月余,伴全身乏力,精神差,睡眠差,纳尚可,大便质软。2~3日/次,舌红苔薄白,脉细。

【辨证分析】本证以排便不畅为主症，属便秘范畴，但并非大便干结的腑实证。大便质软而2～3日/次，显为传导无力，结合乏力、精神差、眠差的全身症状，虚秘无疑，脉细为气阴不足的表现，然毕竟年轻，虽大便不畅，但胃纳尚可，为虚中夹实。病为便秘，证为气阴两亏，腑气不通。

【治则治法】治以益气养阴、理气通便。

【处方思路】便秘有虚证，有实证。虚有两方面，一为气虚，腑气不降，要塞因塞用，一为血亏，肠燥不润，临证往往气血两亏，无非气虚和血虚的程度不同而已，治宜气血双补，以补开塞。实证多为阳明腑实，治以承气汤之属。本方在"虚秘方"模块的基础上进行加减，因气虚明显，加黄芪，峻补脾气，黄芪桂枝五物汤去姜枣加麦冬、炙甘草以养阴通便而不助热，使气阴充足。金银花清脏腑热，佐威灵仙清热通经，再加半夏、枳实、厚朴降气通腑，威灵仙上下行，理气通腑，大便不畅之症可除。也可理解为赵恩俭"老年便秘方"加减。模块处方法思路和方法见表5-3-9：

表5-3-9 便秘（气阴两亏，腑气不通）模块处方法证治对应

证候	分证型	治法	模块	模块类型	药物组成	备注
乏力、便软不畅	气虚不运	补气通便	虚秘方	三元模块主症模块	当归、白术、肉苁蓉	去姜枣加麦冬、甘草以养阴通便；白术、当归为君药
乏力、精神差、苔薄白	气阴两虚	益气通阳、调和阴阳	黄芪桂枝五物汤	五元模块主症模块补益模块	略	
排便不畅、舌红	腑热不通	清脏腑热、行气通经	金银花、威灵仙	一元模块相使配伍祛邪模块	金银花、威灵仙	
排便不畅	腑气不通	理气通腑	半夏、枳实、厚朴	一元模块理气模块	半夏、枳实、厚朴	

【处方】
黄芪30g	白术30g	当归20g	肉苁蓉20g
金银花20g	桂枝12g	白芍30g	麦冬10g
清半夏12g	枳实9g	厚朴12g	威灵仙18g
炙甘草6g			

7剂，水煎，日1剂，早晚温服。

二诊：2019年3月9日。便秘已愈。回访1年无复发。

十、便秘（胃肠功能紊乱）

张某，男，81岁。**初诊**：2018年4月4日。

患者患糖尿病及冠心病、房颤多年，现病情均较稳定，但苦于大便干燥不畅，数日一行，腹满而痛，先时用麻仁润肠丸等尚有效，近数月亦不起作用。如用泻药则引发便泻不止，虚惫气短，痛苦万状。诊脉弦大，涩而少力，舌嫩而赤，苔黄浊不匀。

【辨证分析】本证患者年事已高，基础病多，本应气血衰少，脉反弦大，有脉症不符之嫌，细切之下，又涩而少力，结合用药经历，可知本虚标实；气血运行无力，传导失司；阴虚肠燥津枯，大便干结；湿热瘀积，逆气上行。虽久病而舌嫩，苔黄浊不匀，邪未深入，尚在气分。病为虚秘，证属气血阴液俱不足，燥热蕴蓄肠腑。

【治则治法】宜标本兼治，于补气养血益阴药中，辅以清降之品。

【处方思路】本例用老年便秘方，加白术以补开塞，加玄明粉咸寒软坚，加秦皮清热。方中威灵仙上下行，通十二经脉，虽无泻下之能，但配合金银花，清脏腑之热，达气行便通之功。模块处方法思路和方法见表5-3-10：

表5-3-10 虚秘（气血阴液俱不足，燥热蕴蓄肠腑）模块处方法证治对应

证候	分证型	治法	模块	模块类型	药物组成	备注
便秘腹痛、虚惫气短、舌嫩而赤、苔黄浊、脉涩少力	气阴两虚、燥热内结	益气养液、润肠导滞	老年便秘方	九元模块赵恩俭方成方模块主模块	黄芪、白芍、厚朴、当归、大黄、金银花、威灵仙、肉苁蓉	本方以老年便秘方为主，以黄芪、当归为君；大黄不后下，佐玄明粉、秦皮咸寒软坚
乏力、脉弦大少力	脾虚气滞	补气健脾	白术	一元模块君药模块扶正模块	白术	
大便干结、苔黄浊	燥屎内结	软坚散结	玄明粉	一元模块辅助模块	玄明粉	
腹痛、舌红苔黄	湿热内盛	清热燥湿	秦皮	一元模块清热模块	秦皮	

【处方】黄芪 30g　　　白术 30g　　　当归 20g　　　肉苁蓉 20g
　　　　白芍 20g　　　金银花 20g　　　威灵仙 15g　　　大黄 6g
　　　　秦皮 6g　　　　厚朴 6g　　　　玄明粉(冲)3g

7 剂，水煎，日 1 剂，早晚温服。

二诊：2018 年 4 月 11 日。患者服药后大便得下，且下后腹中舒服，气力精神转佳。去玄明粉连服此方 7 剂。

三诊：2018 年 4 月 18 日。患者大便每 1～2 日 1 次，精神转好，糖尿病及心脏病较前好转，诊脉弦细，但已较前柔和有力，舌苔亦渐趋正常。继服 10 剂，用以巩固疗效。随访 3 月无便秘之苦，基础疾病也有改善。

第四节　肝胆系病证

一、胁痛（胆囊炎）

何某，女，51 岁。**初诊：**2018 年 11 月 10 日。

患者 3 年来，阵发性右上腹部疼痛，并向右肩背放射，曾多次用西药治疗，时好时犯，常因食油腻食物后诱发。近日来疼痛加剧难忍，症见右上腹部疼痛，可向右肩背放射，发热 37.6℃，身热、身重，心烦口渴，纳呆不欲食，皮肤微黄，尿黄浊、大便干，舌红苔黄、脉滑数。B 超示：胆囊壁欠光滑，提示胆囊炎性改变。

【**辨证分析**】本证归胁痛范畴，肝胆湿热为病因，枢机不利为病机。湿热壅滞肝胆，疏泄功能失司，气滞则循经上行胸胁部，胀满疼痛，向右肩背放射；影响中焦，故纳呆、胀痛。湿热下行则影响溲便致尿黄，便干。发热 37.6℃，身重为湿热瘀滞、表里不和的表证。舌红，苔黄，脉滑数，一派湿重热重的表现。综合分析，湿热充斥三焦，气机逆乱为本证特点。病为胁痛，证为肝胆湿热。

【**治则治法**】治以疏肝利胆，清热利湿。

【**处方思路**】女性患者，以阵发性右上腹痛为主症，属胁痛范畴，观临床表现肝郁湿热病机突出，处方时针对肝郁用柴胡、郁金、延胡索、川楝子四药，针对湿邪用滑石、通草、茵陈、陈皮，针对热邪用金银花、马齿苋，是一个自拟方。方中大队寒凉药，发表清里，邪重剂重，仅以甘草一味和中护胃。模块处方法思路和方法见表5-4-1：

表5-4-1 胁痛（肝胆湿热）模块处方法证治对应

证候	分证型	治法	模块	模块类型	药物组成	备注
胁痛纳呆、舌红苔黄、脉数	肝郁气滞	疏肝清热、理气活血止痛	柴胡、郁金、延胡索、川楝子	相须配伍疏肝模块主模块	柴胡、郁金、延胡索、川楝子	本方共11味药，分4组，以柴胡、茵陈为君，甘草为佐使
身重心烦、尿黄、脉滑数	湿热内扰	清热利湿、利小便	滑石、通草茵陈	相须配伍祛湿模块主模块	滑石、通草茵陈	
身热	表里不和	解表热、清里热	金银花、马齿苋	一元模块辅助模块	金银花、马齿苋	
纳呆	脾胃不和	和中护胃、理气燥湿	甘草、陈皮	一元模块护正模块	甘草、陈皮	

【处方】柴胡15g 茵陈（后）30g 金银花15g 马齿苋15g
延胡索15g 川楝子10g 郁金10g 滑石15g
通草6g 陈皮15g 甘草6g

10剂，水煎，日1剂，早晚温服。

二诊：2018年11月21日。患者症状明显改善，无发热、身重、胁痛等症状，舌淡苔薄黄，脉滑。B超未见异常，再服6剂。

三诊：2018年11月28日。患者诸症皆除，停药观察，随访1年未见复发。

二、胁痛（胆石症）

梁某，女，46岁，公司职员。**初诊**：2013年11月8日。

患者诉半年前吃火锅后突然出现右上腹剧烈绞痛，阵发性加剧，可放射至右肩背部，伴发热畏冷及呕吐，当时无腹泻、尿频尿痛等症，B超示胆总管及左肝内胆管，左肝管多发结石；胆囊炎。西医予以消炎镇痛等输液治疗（具体不详）腹痛可缓解。此后，上述症状反复发作，为求中医诊疗，就诊于我科门诊，现见：胁肋隐痛，口干咽燥，心中烦热，头晕目眩，小便调，大便干结，不思饮食。舌淡红，苔黄腻，脉弦滑。

【辨证分析】本病属胁痛范畴，病位涉及肝、胆、脾、肾。肝胆火旺，火性炎上则口苦、咽干、目眩。热伤津液，故大便干结；夹湿，湿热扰乱气机则胁肋隐痛，不思饮食，湿热凝结日久，化津为石，则胆结石形成。结合舌苔黄腻，脉弦滑，湿热病无疑。病为胁痛，证为肝胆湿热，精气凝结。

【治则治法】治以清热利湿，理气开结。

【处方思路】本方集融石、消石、排石为一炉，以排石方、消石方为主模块，四君子汤、大承气汤、香附、郁金疏肝解郁为辅助模块。其中金钱草、海金沙清利湿热以祛因，白术、茯苓、炙甘草健脾补气以固本，香附、郁金、半夏、枳实、厚朴、大黄、芒硝、鸡内金理气开结以消痞化石，使湿热从中焦化，二便出，不仅气机不利的胁痛得止，还使湿热凝结的胆结石缩小，病根渐除，日后只要注意饮食、调节情志则可保无恙。模块处方法思路和方法见表5-4-2：

表5-4-2 胁痛（肝胆湿热，精气凝结）模块处方法证治对应

证候	分证型	治法	模块	模块类型	药物组成	备注
胁肋隐痛、放射肩背	湿热凝结	清热利湿、泻下排石	排石方	三元模块主模块祛邪模块	金钱草、海金沙、大黄	本方集融石、消石、排石为一炉，攻补兼施，使湿热从中焦化二便出，气虚不甚去人参；金钱草、海金沙为君
苔黄腻、脉弦滑	湿热结石	溶石消石	消石方	三元模块主模块祛邪模块	芒硝、鸡内金、海金沙	
大便干结	阳明热结	峻下热结	大承气汤	四元模块经方模块祛邪模块	大黄、芒硝、枳实、厚朴	
头晕目眩、不思饮食	脾胃虚弱	益气健脾	四君子汤	四元模块补脾模块扶正模块	略	
胁痛、脉弦	肝郁气滞	疏肝解郁	香附、郁金	一元模块相须配伍	香附、郁金	
苔腻、脉滑	痰浊滞气	理气燥湿	半夏	一元模块辅助模块	半夏	

【处方】金钱草30g　　海金沙15g　　大黄6g^(后)　　半夏12g
　　　　枳实9g　　　　厚朴9g　　　　白术20g　　　茯苓10g

| 香附 12g | 郁金 10g | 鸡内金 12g | 芒硝 10g^(冲) |

炙甘草 6g

14 剂，水煎，日 1 剂，早晚温服。

二诊：2013 年 11 月 22 日。14 剂后患者诉症状减轻，继服原方 14 剂。

三诊：2013 年 12 月 20 日。患者复查 B 超胆结石明显缩小，不影响日常生活，停药观察。

三、黄疸（胆管阻塞性黄疸）

韦某，男，2 个月。**初诊**：2018 年 9 月 12 日。

患儿出生后 7 天全身发黄，腹部隆起，小便黄少。经医院检查，诊断为胆管阻塞性黄疸，住院治疗后，未见好转，几欲放弃。现发病 50 余天，见全身发黄，腹胀如鼓，纳呆项强、溲黄赤少，舌苔白腻、指纹紫淡红，越过气关。

【辨证分析】黄疸、腹胀 50 余天，西医诊断为胆管阻塞性黄疸，本应手术，但新生婴儿手术风险太大，西医保守治疗无效才转投中医。黄疸责之肝胆湿热，胆管阻塞与中医的气滞血瘀相对应。本例病因肝胆湿热，湿热熏蒸，扰乱清净之府，迫精华外泄于表，则全身发黄；湿热凝滞，阻遏气机，导致气滞血瘀，有形之物阻塞胆管使胆管狭窄，又加重黄疸；湿热中阻，故腹胀如鼓，纳呆；湿热下注膀胱，故小便赤黄而少；湿热伤阴，筋脉不柔故项强。舌苔白腻为湿，纹紫暗红为热，为久病，越过气关说明病重。综合分析，患儿肝胆湿热，阻遏三焦，病情危重。病为黄疸，证为肝胆湿热、气滞血瘀。

【治则治法】治以清热利胆，行气祛瘀。

【处方思路】患儿全身发黄，腹胀如鼓，纳呆颈强，已属危急重症，非猛将不足以平叛，当用峻剂。常规退黄采用仲景发汗利小便之法，但本例中下焦为主，宜利小便，使邪从中下焦而出，不宜发汗伤阴。全方清热利湿的同时，兼清利关窍，活血理气，使阻塞的胆管得通而愈。方中金钱草、车前草清热利湿为君，茵陈、栀子、黄连、香附为臣，余为佐使。模块处方法思路和方法见表 5-4-3：

表 5-4-3 黄疸（肝胆湿热，气滞血瘀）模块处方法证治对应

证候	分证型	治法	模块	模块类型	药物组成	备注
黄疸腹胀，指纹紫、越过气关，舌苔白腻	肝胆湿热	清热利湿	金钱草、车前草、茵陈、栀子、黄连、滑石	一元模块相须模块主模块	金钱草、车前草、茵陈、栀子、黄连、滑石	清热利湿兼清利关窍，活血理气使胆管通；金钱草、车前草为君
鼓胀，指纹色紫	气滞血瘀	理气燥湿、活血通络	香附、郁金、白豆蔻、紫苏梗	一元模块相须配伍主模块	香附、郁金、白豆蔻、紫苏梗	
纳呆项强	脾气虚弱	健脾消食和中	鸡内金、甘草	一元模块护正模块	鸡内金、甘草	

【处方】金钱草 30g　　车前草 10g　　茵陈(后) 15g　　栀子 6g

　　　　黄连 3g　　　　香附 15g　　　郁金 12g　　　白豆蔻 6g

　　　　紫苏梗 9g　　　滑石 15g　　　鸡内金 10g　　甘草 3g

3 剂，水煎，日 1 剂，当水频服。

二诊：2018 年 9 月 15 日。患儿经服上方后，黄疸退去大半，小便增多微黄，颈强减轻，腹胀消退。后恐伤脾，佐谷芽、麦芽，加姜黄温热，通经活血。用炒麦芽 30g、炒谷芽 30g、姜黄 6g，继服 7 剂。

三诊：2018 年 9 月 22 日。患儿精神好转，无黄疸、腹胀，饮食增加，舌脉如常。经有关医院复查，患儿恢复正常。

四、乳癖（乳腺增生症）

李某，女，30 岁，文职人员。**初诊**：2013 年 10 月 8 日。

患者瘦弱，发现双侧乳腺增生 3 个月余，有数个大小不一的包块，表面光滑，推之可移，月经前疼痛稍加重，月经后缓解，现正值经期，右乳房胀痛剧烈，局部红肿，皮肤发热，睡眠差，纳少，二便尚可，舌淡苔白，脉虚数。

【辨证分析】患者素有乳腺增生症，现乳房剧痛，局部红肿，有合并乳痈的趋势，乳房为肝经所过之处，肝火上犯，阻遏气机，则乳房胀痛，日久凝结成块；热伤气阴，络脉受损，故乳房红肿热痛。经期正气越虚，故症状加重。脉虚为气阴两亏，数为肝火之征。病为乳癖，证为气阴两亏，肝火犯乳。

【治则治法】治以益气养阴，清热解毒，理气止痛。

【处方思路】本病为本虚标实证,虽实热明显,但脉仅现虚数。用四君子汤加麦冬、玄参以补气阴,五味消毒饮去野菊花、紫背天葵清热解毒,肝痛方泻肝止痛,佐半夏、陈皮理中气,当归、川芎理血气合而成方,运用了外科托里排脓的思路。模块处方法思路和方法见表5-4-4:

表5-4-4 乳癖(气阴两亏,肝火犯乳)模块处方法证治对应

证候	分证型	治法	模块	模块类型	药物组成	备注
纳少、舌淡脉虚	脾胃虚弱	益气健脾	四君子汤	四元模块主模块	略	本方运用了外科托里排脓的思路;人参、金银花为君
红肿热痛、脉数	热毒内盛	清热解毒	五味消毒饮	五元模块主模块	略	
乳痛、脉数	肝火上炎	泻肝止痛	肝痛方	三元模块主模块	香附、延胡索、川楝子	
经期疼痛加重、脉虚	阴血不足	滋阴养血	麦冬、玄参、当归、川芎	相须配伍辅助模块	麦冬、玄参、当归、川芎	
纳眠差	脾虚气滞	理气健脾	半夏、陈皮	二元模块	半夏、陈皮	

【处方】人参20g^(先) 白术20g 茯苓10g 麦冬10g
玄参10g 金银花20g 蒲公英15g 紫花地丁12g
香附12g 延胡索10g 川楝子6g 清半夏12g
陈皮9g 当归10g 川芎6g 炙甘草6g

7剂,水煎,日1剂,早晚温服。

二诊:2013年10月15日。患者乳痛减轻,睡眠改善,精神食欲如常,效不更方,继服15剂。

五、癥瘕(乳腺纤维瘤)

刘某,女,28岁,银行职工。初诊:2018年8月13日。

两乳房结块已4年多。开始较小,后逐渐长大,月经来前胀痛,肿块变硬,经净则软。量多色紫,且伴有轻度少腹痛,有时胸闷胁痛,胃纳不香,大便干。现正值经期,人体偏瘦,面白微红、双乳房均有结块,大小不等,连成串状,大者约4mm×5mm,边界较清,质地不硬,尚光滑,与周围组织不粘连,推之可以活动,苔薄舌红,脉弦细数。

【辨证分析】年轻女性，肝郁不舒，气血运行不畅，气火循经上行乳房，则局部气滞血瘀，乳房包块凝结而成；气火下行子宫，则冲任失调，月经量多，血紫，痛经；气火中阻则胸腹气机不畅，致胸胁满闷，胃脘不适，纳呆。经前气血欲行而不得行，瘀滞更甚，故乳房结块变大。胀痛、便干、舌红、脉数为火热之象，脉弦为肝郁痛证，细为肝血不足之征。病为癥瘕，证为肝郁气滞，痰瘀凝滞。

【治则治法】治以疏肝解郁，活血化痰。

【处方思路】本证为自拟方，初诊用柴胡、香附、郁金疏肝通络，瓜蒌、半夏、浙贝母化痰软坚，当归、白芍、天花粉养血，赤芍、山楂、红花活血。全方针对肝郁气滞、痰瘀凝滞的病机而设，使肝郁得疏，月经顺畅。模块处方法思路和方法见表5-4-5：

表5-4-5 癥瘕（肝郁气滞，痰瘀凝滞）模块处方法证治对应

证候	分证型	治法	模块	模块类型	药物组成	备注
乳胀、胸闷胁痛、脉弦	肝郁络阻	疏肝通络	柴胡、香附、郁金	相须配伍理气模块	柴胡、香附、郁金	疏肝通络、化痰软坚、养血、活血四模块组成；柴胡、瓜蒌为君
乳房结节、便干	痰热互结	化痰软坚	瓜蒌、半夏、浙贝母	相须配伍化痰模块	瓜蒌、半夏、浙贝母	
舌红脉细	肝阴不足	滋阴养血	当归、白芍、天花粉	相须配伍养血模块	当归、白芍、天花粉	
经血量多色紫、痛经	瘀血阻滞	活血化瘀	赤芍、山楂、红花	相须配伍活血模块	赤芍、山楂、红花	

【处方】柴胡 10g　　香附 10g　　郁金 10g　　瓜蒌 30g

　　　　清半夏 12g　浙贝母 9g　　当归 10g　　白芍 10g

　　　　天花粉 12g　赤芍 10g　　生山楂 12g　红花 6g

5剂，水煎，日1剂，早晚温服。

二诊：2018年8月18日。患者服药后胀痛减轻，经行也畅，乳房硬块变软，唯腰酸肢软，神疲乏力，苔薄舌红，脉濡细，邪退正衰，脉无弦数，属肝郁脾虚，酌加健脾益气药。前方去瓜蒌，加党参12g、白术10g，5剂。

三诊：2018年8月23日。两乳结块依然，已不胀痛，但腰部酸楚，白带

多，体倦思睡，苔薄舌淡，脉细。经后越虚，属肝脾两亏，冲任失调，予健脾补肾，调理冲任。

柴胡 10g	当归 10g	赤芍 10g	白芍 10g
党参 12g	白术 10g	淫羊藿 15g	菟丝子 15g
女贞子 10g	旱莲草 10g	鸡血藤 20g	首乌藤 20g
桔梗 10g	天花粉 12g		

7剂，水煎，日1剂，早晚温服。

嘱患者服完7剂后间断用药，经期服初诊方，经后二诊方和三诊方交替服用。5个多月结块消失，月经正常，身体亦健壮。本例分期设方为治疗乳腺纤维瘤心得。

第五节 肾 系 病 证

一、淋证（尿路感染）

陈某，男，54岁，干部。**初诊**：2019年4月12日。

患者尿频，白日尚好，夜间1～2小时1次，影响睡眠，半年来苦不堪言。现伴腰困，尿量少，起夜4～6次，精神差，失眠，食欲不佳，大便正常。舌淡苔薄白，脉虚细。

【辨证分析】膀胱湿热导致夜尿次数多，而每次尿量少，影响睡眠，日久湿热损伤气阴，反过来加重尿频症状，成为恶性循环。本证尿频日久，由实转虚，出现精神差、失眠、食欲不佳的气阴两亏表现，肾与膀胱相表里，肾气虚则腰困，舌淡、苔白为寒证，脉虚细为脾肾气阴不足。病为淋证，证为气阴两亏。

【治则治法】拟补肾缩泉，活血安神。

【处方思路】本例用六味地黄汤补肾气，缩泉方温阳制水，安眠方养心安神，三个模块联合应用，再加当归活血，白术、炙甘草健脾，成为补肾消症的复方。模块处方法思路和方法见表5-5-1：

表 5-5-1 淋证(气阴两亏)模块处方法证治对应

证候	分证型	治法	模块	模块类型	药物组成	备注
腰困、夜尿多、脉虚细	肝肾阴虚	滋阴补肾	六味地黄汤	六元模块主模块补肾模块	略	补肾温阳、制水、养心安神三模块,加当归活血,白术、甘草健脾,成为复方;熟地为君
尿频尿少	阳虚湿盛	温阳制水	缩泉方	三元模块主症模块	萆薢、乌药、益智仁	
精神差、失眠、脉虚细	肝郁血虚、心神不宁	养心益肝、解郁安神	安眠方	三元模块辅助模块	夜交藤、合欢花、炒酸枣仁	
小便不利、脉细	血虚血瘀	活血养血	当归	一元模块辅助模块	当归	
纳差、脉虚	脾虚	健脾燥湿	白术、炙甘草	一元模块相须配伍	白术、炙甘草	

【处方】熟地 30g　　生山药 30g　　山萸肉 24g　　丹皮 12g

　　　　泽泻 10g　　茯苓 10g　　白术 20g　　炙甘草 6g

　　　　益智仁 9g　　乌药 9g　　夜交藤 30g　　合欢花 10g

　　　　炒酸枣仁 20g　当归 20g　　萆薢 9g

7 剂,水煎,日 1 剂,早晚温服。

二诊:2019 年 4 月 19 日。患者服用药物 1 周后,症状得到缓解,夜尿 3 次。上方继服 3 周,随访 1 年,再无尿频之苦。

二、耳鸣(神经性耳鸣)

王某,女,34 岁,幼教。**初诊:**2019 年 4 月 13 日。

患者左耳持续耳鸣 2 个月,声如蝉鸣,伴腰膝酸软,食欲不振,纳少便溏,其间服用活血抗炎药物治疗,具体不详,未见明显效果,来我科就诊。现症见:左耳持续蝉鸣,听力下降,乏力腰困精神差,饮食差,小便尚可,大便稀溏,舌淡,苔白,脉沉细。

【辨证分析】肾开窍于耳,肾气不平,不平则鸣。肾为水脏,阴气上行,阳气内敛为常,若精不上承,虚火上引则扰乱清窍,耳鸣发作。然肾精需脾气输布,故耳鸣与脾肾相关联不独肾也。本例腰膝酸软为肾虚,食欲不振、纳少便溏、乏力为脾虚，舌淡苔白、脉沉细为里虚。病为耳鸣，证为脾肾两亏，耳窍不通。

【治则治法】治以滋补脾肾，填精益髓，兼通耳窍。

【处方思路】本例脾肾两亏，故选六味地黄丸，三补三泻，以滋补脾肾，填精益髓，加黄芪、白术以增强补脾益气、输布精气之功；配麦冬 10g、天冬 20g 以滋阴清虚热；配川芎、当归以补血活血；配香附、远志、节菖蒲以行气通经络开窍。全方补脾肾，行气血，清虚热，通耳窍，补而不滞，使肾气得平，耳鸣自愈。模块处方法思路和方法见表 5-5-2：

表 5-5-2　耳鸣（脾肾两亏，耳窍不通）模块处方法证治对应

证候	分证型	治法	模块	模块类型	药物组成	备注
耳鸣、腰膝酸软、脉沉细	肾气不足	滋阴补肾	六味地黄丸	六元模块 经方模块 主模块	略	全方补脾肾行气血、清虚热通耳窍，补而不滞，使肾气得平，耳鸣自愈；以熟地为君
乏力精神差、纳差便溏	脾气虚弱	补脾益气	黄芪、白术	一元模块 相须配伍 补脾模块	黄芪、白术	
耳鸣、脉细	阴液不足	滋阴、清虚热	麦冬、天冬	一元模块 相须配伍	麦冬、天冬	
舌淡、脉沉细	气血不足	补血活血	川芎、当归	一元模块 相使配伍	川芎、当归	
耳鸣、听力下降	气滞阻窍	行气通络开窍	香附、远志、节菖蒲	一元模块 相须配伍 祛邪模块	香附、远志、节菖蒲	

【处方】
熟地 18g	生山药 30g	山萸肉 24g	丹皮 12g
茯苓 10g	泽泻 10g	黄芪 30g	白术 20g
麦冬 10g	天冬 20g	当归 10g	川芎 6g
香附 12g	远志 9g	节菖蒲 9g	

7 剂，水煎，日 1 剂，早晚温服。

二诊：2019 年 4 月 20 日。患者服药后日间不再耳鸣，夜间耳鸣持续时间缩短，精神好转，大便接近成形，舌淡苔白，脉细不沉，症状明显好转，上方继服 2 周，嘱注意观察口干等上火表现，及时沟通。

三诊：2019 年 5 月 6 日。患者自诉已无耳鸣，也无上火表现。现精神饱满，听力正常，全身无不适，舌淡苔薄白，脉浮有力，评为痊愈，停药观察。

三、水肿（急性肾炎）

王某，男，16 岁，学生。**初诊**：2018 年 8 月 20 日。

患者幼年患急性肾炎，西医诊治半年痊愈，近因发热 5 天，服感冒药无效，继发水肿、眩晕前来就诊。视患者面色眼周晦暗，呈满月脸，精神萎靡不振，全身高度水肿，阴囊肿，光亮，脐凸，背平，足心平，腹部及下肢肌肤有多处水泡隆起。小便色黄短少，大便 2～3 日一行，纳呆食少，有时恶心，倦怠短气，卧床不起，有胸水腹水征；实验室检查：24 小时尿量不足 500ml。尿比重：1.009，尿中蛋白（++++），红细胞 3～5 个 /L，白细胞 1～2 个 /L，颗粒管型 1～2 个 /L，血浆总蛋白 4.0g，白蛋白 30g/L，球蛋白 18g/L，血中肌酐 71.6μmol/L，尿素氮 16mmol/L，二氧化碳结合力 31.6mmol/L；血压 160/92mmHg，体温 37.9℃。舌质淡红胖大，边有瘀点，苔白嫩，舌下络脉淡紫细长，脉象沉涩。

【辨证分析】外感发热诱发旧疾，继发严重水肿，外有肤腠水肿，内有胸腹积水，呈阳不制水之势。肾阳不足，不能蒸腾气化，水湿泛滥肌肤，故体表浮肿；阳虚气化不利，水道不通，故小便短赤，饮停胸腹；水气犯脾，脾失健运，气机不利，则脘腹胀满，倦怠乏力，有时恶心；水寒射肺，肺失宣降，故短气。舌淡胖大，边有瘀点，舌下脉络淡紫细长，苔白嫩，脉沉而涩，为阳虚水泛、气血瘀滞之征。病为水肿，证系脾肾阳虚，水气泛溢，气血瘀滞。

【治则治法】治以温阳化气，淡渗泄水，行气活血。

【处方思路】患者幼年有肾炎病史，近来因感冒诱发旧病，呈阳虚水泛之势，用真武汤加黄芪、党参、桂枝以温阳利水，消胸腹之水；用五皮饮加通草利水消肿，祛肌肤之水，再佐当归、丹参，活血能助利水，养血能防伤阴，共为攻补兼施的复方。模块处方法思路和方法见表 5-5-3：

【处方】制附子 9g^{（先）}　白芍 12g　茯苓皮 30g　白术 20g

生姜皮 15g　黄芪 60g　党参 30g　桂枝 6g

桑白皮 15g　大腹皮 30g　陈皮 9g　通草 3g

当归 10g　丹参 30g　甘草 3g

7 剂，水煎，日 1 剂，早晚温服。

表5-5-3　水肿（脾肾阳虚，水气泛溢，气血瘀滞）模块处方法证治对应

证候	分证型	治法	模块	模块类型	药物组成	备注
水肿、舌淡胖大、脉沉涩	阳虚水泛	温阳利水	真武汤	五元模块 经方模块 主模块	略	全方温阳利水消肿，黄芪、党参、桂枝助阳，通草利尿，当归、丹参活血养血；附子为君
全身浮肿	水湿泛表	利水消肿	五皮饮	五元模块 主症模块	略	
倦怠短气、纳呆恶心	气化不利	温阳补气	黄芪、党参、桂枝、甘草	一元模块 相须配伍 气分模块	黄芪、党参、桂枝、甘草	
舌下络脉淡紫、脉沉涩	血虚血瘀	养血活血	当归、丹参	一元模块 相须配伍 血分模块	当归、丹参	
水肿、小便少	水饮内停	利尿消肿	通草	一元模块 辅助模块	通草	

二诊： 2018年8月27日。患者服7剂后，小便渐利，水肿渐消，饮食少增，眩晕大减，仍乏力，脉沉涩，原方继服1个月。

三诊： 2018年9月28日。水肿全消，面转红润，食欲增加。实验室检查各项指标均转正常，血压100/70mmHg，脉象虚浮，舌质淡红，瘀点消失，舌下络脉淡红细短，湿祛瘀消，正气渐复，改小剂，间断服药，共3个月。随访3年未见复发。

第六节　气血津液病证

一、眩晕（梅尼埃病）

赵某，女，56岁，退休。**初诊：** 2018年5月11日。

患者间断头晕1年余，加重1周。1年前，患者情绪激动后出现头晕、头痛，未经系统治疗，后每次劳累或情绪激动后上述症状加剧，卧床休息数日后症状减轻。近1周以来，因受凉后上述症状明显加剧，口服活血止晕药效果不佳，为求中药治疗于门诊就诊。现症见：头晕、头痛，不能下地，无胸

憋、胸闷，精神差，眠差，纳食一般，舌淡苔白，脉细弱。

【辨证分析】患者以眩晕为主症，眩晕有无风不作眩、无虚不作眩、无痰不作眩、无火不作眩、无瘀不作眩五种类型，常互相掺杂。本证初期情绪激动后发作，故素有肝经风火，后劳累后也发作，说明正气不足。近日受凉后发作，为外风诱发，风寒束表故头痛，精神差、眠差、脉细弱为气血两亏，综合分析为风、火、痰、虚致病。病为眩晕，证为气血两亏，风火痰作祟。

【治则治法】治以补气养血，祛风化痰。

【处方思路】本证气血两亏，风火痰作祟，故以祛内外风方补气活血祛风为主模块，合半夏白术天麻汤祛风痰止眩晕，加生地、麦冬养血清虚热，川芎引经，炙甘草和中，共为攻补兼施、稍偏凉的奇方。模块处方法思路和方法见表5-6-1：

表5-6-1　眩晕(气血两亏，风火痰作祟)模块处方法证治对应

证候	分证型	治法	模块	模块类型	药物组成	备注
头晕、精神差、脉细弱	气血两亏、风邪上扰	补气活血、祛内外风	祛内外风方	四元模块病机模块主模块	黄芪、当归、赤芍、防风	全方攻补兼施，加生地、麦冬养血清虚热，川芎引经；黄芪、当归为君
头晕、头痛	风痰阻络	祛风痰、止眩晕	半夏白术天麻汤	三元模块主症模块	半夏、白术、天麻	
眠差、脉细	阴虚内热	养血清虚热	生地黄、麦冬	一元模块相须配伍	生地黄、麦冬	
头晕、头痛	风瘀阻络	活血祛风	川芎	一元模块引经模块	川芎	
苔白、脉弱	脾胃不和	健脾和中	炙甘草	一元模块使药模块	炙甘草	

【处方】黄芪30g　　当归10g　　赤芍12g　　防风12g

清半夏12g　　白术20g　　天麻12g　　生地黄18g

川芎3g　　麦冬10g　　炙甘草6g

7剂，水煎，日1剂，早晚温服。

二诊：2019年2月16日。患者自觉精神好转，下地活动时间增长，但仍稍需间断休息，睡眠无好转，纳仍较差，舌淡苔白，脉细。因失眠加安眠汤

模块,仍以补为主,成为偶方。处方如下:

黄芪 30g	当归 10g	赤芍 12g	防风 12g
清半夏 12g	白术 20g	天麻 12g	熟地黄 18g
川芎 3g	麦冬 10g	炙甘草 6g	夜交藤 30g
合欢花 18g	炒酸枣仁 20g		

7剂,水煎,日1剂,早晚分服。

三诊: 2019 年 2 月 23 日。体倦神疲明显好转,睡眠改善,面色红润,舌淡苔薄白,脉虚,二诊方继服 2 周。随访 2 年,每次出现这种情况,服二诊方 5 剂便好转。近半年眩晕再未发作。

二、眩晕(后循环缺血)

王某,男,50 岁,工人。**初诊:** 2019 年 10 月 10 日。

头晕,伴前额及后脑涨痛,不能左顾右盼,晕则欲呕,不能起坐。近来腹中满胀,食少乏力,便溏,足膝冷痛。舌淡苔白,脉沉迟。经颅多普勒超声示后循环缺血。

【辨证分析】 本例眩晕伴头痛,内有腹胀、食少、乏力、便溏的脾虚寒证,外有头痛、足膝冷痛的经证,舌淡、苔白、脉沉迟为里虚寒之证。病为眩晕,证为风寒入络,湿阻中焦,为厥阴、阳明证。

【治则治法】 治以祛风散寒,和中活络。

【处方思路】 本例用半夏白术天麻汤解厥阴经风痰,芎芷蜈蚣汤祛阳明经风瘀,再佐桂枝,温通经脉。泽兰、佩兰、厚朴芳香化浊,健脾燥湿。数个模块合用,成为祛风、寒、湿、瘀的复方,天麻、白芷为君,半夏、白术、川芎、桂枝为臣,余为佐使,使邪祛而正安。模块处方法思路和方法见表5-6-2:

【处方】 清半夏 12g	白术 15g	天麻 9g	白芷 30g
川芎 30g	当归 20g	蜈蚣 2 条	桂枝 12g
泽兰^(后)15g	佩兰^(后)15g	厚朴 9g	炙甘草 6g

7剂,水煎,日1剂,早晚分服。

二诊: 2019 年 10 月 17 日。精神好转,眩晕减轻,头痛改善,加健脾消食的焦山楂、炒薏苡仁以改善腹部胀满不适症状。用焦山楂 12g,炒薏苡仁 12g。

表 5-6-2　眩晕（风寒入络，湿阻中焦）模块处方法证治对应

证候	分证型	治法	模块	模块类型	药物组成	备注
眩晕、头痛	风痰上扰	祛风化痰、止眩晕	半夏白术天麻汤	三元模块病机模块	半夏、白术、天麻	全方为祛风寒湿瘀的复方，祛邪扶正；以天麻、白芷为君
前额痛、脉沉迟	风寒闭阻	祛风活血、通络止痛	芎芷蜈蚣汤	四元模块主症模块祛邪模块	白芷、川芎、当归、蜈蚣	
足膝冷痛	风寒阻络	温通经脉	桂枝、炙甘草	一元模块扶正模块	桂枝、炙甘草	
腹胀便溏、食少	脾虚湿困	芳香化浊、健脾燥湿	泽兰、佩兰、厚朴	一元模块相须配伍兼症模块	泽兰、佩兰、厚朴	

三诊：2019 年 10 月 24 日。头晕、头痛明显好转，脉象沉而不迟，病已中的，上方继服 5 剂，巩固疗效。回访 1 年，未复发。

三、眩晕（耳石症）

刘某，女，55 岁，中学老师。**初诊**：2017 年 6 月 20 日。

患者头晕 2 年，伴头痛，未影响正常生活，近 3 天因外出受风后头晕症状加重，不定时发作后平卧休息不能缓解，现症见：头重脚轻不敢动作，不能凝视，否则天旋地转。伴恶寒，胃脘不适，乏力，腰困，双下肢肿胀，有凹陷性水肿。精神差，睡眠差，饮食尚可，小便减少，大便正常，舌淡苔薄黄，脉浮无力。

【辨证分析】本病属眩晕范畴，与风、火、痰、虚有关，恶寒、苔薄黄、脉浮为表征未解，风热犯肺；胃脘不适、乏力腰困、双下肢浮肿为脾肾阳虚，水湿不化，结合精神差、眠差、脉浮无力诸症，综合分析为里虚表实证。病为眩晕，证为阳虚水停夹外风。

【治则治法】治以温阳利水，疏风解表。

【处方思路】本证里虚而表实，呈上有风热、下有阳虚的虚实夹杂证，当先解表后补虚，但考虑眩晕已有 2 年，里虚是眩晕的根本，而风火为诱因，两者必须兼顾，用药需活泼灵动，补而不滞，辛散为主，故选真武汤温阳利水以治本；金银花、菊花配紫苏叶、防风温凉并用，疏散风热；加杏仁降气利

水,恢复水之上源的升降功能,五药合而治标。模块处方法思路和方法见表5-6-3:

表5-6-3　眩晕(阳虚水停夹外风)模块处方法证治对应

证候	分证型	治法	模块	模块类型	药物组成	备注
下肢水肿、乏力腰困	阳虚水泛	温阳利水	真武汤	五元模块 经方模块 里证模块	略	全方解表补里兼顾,补而不滞,加杏仁降气利水;以附子、金银花为君
眩晕恶寒、苔薄黄、脉浮	风邪袭表	疏散风热	金银花、菊花、紫苏叶、防风	一元模块 相使配伍 表证模块	金银花、菊花、紫苏叶、防风	
恶寒、浮肿	肺气不利	降气利水	杏仁	一元模块 佐药模块	杏仁	
胃脘不适	脾胃不和	健脾和中	炙甘草	一元模块 使药模块	炙甘草	

【处方】制附子9g(先)　白芍12g　茯苓10g　白术30g
　　　　生姜3片　炙甘草6g　金银花20g　菊花12g
　　　　紫苏叶10g　防风12g　杏仁10g

7剂,水煎,日1剂,早晚分服。

二诊:2017年6月27日。服药后不再出现眩晕症状,舌象脉象如常,嘱停药观察。回访半年头晕、头痛、浮肿无复发,精神、睡眠、饮食、二便均可。

四、眩晕(中风后遗症)

陈某,女,73岁,退休教师。**初诊**:2012年4月15日。

患者中风后1年,遗留经脉不畅、言语不利的症状,现头晕、头闷5天,面容憔悴,精神不振,口齿不清,勉强能说三个字的句子,左侧肢体轻度活动受限,与之前变化不大。睡眠差,纳尚可,二便调,舌淡暗,苔薄白,脉虚细涩。

【辨证分析】患者旧有中风病,新患眩晕,首先考虑是否有新的脑梗发生。发病5天来,言语不利,活动障碍,症状并无加重,仍以眩晕诊断。中风病偏左为血虚,可知患者素有血虚、血瘀。气血不足,不能上承脑部,故眩晕,头闷不适;血不养心,故眠差。面容憔悴、精神不振均示气血亏损,舌暗、脉涩,气血瘀滞之证,脉虚细为气血两亏。综合分析为虚中夹实,血虚重于气虚,与风、痰、瘀三邪有关。病为眩晕(中风后遗症),证为血虚血瘀,风痰阻络。

【治则治法】治以补血活血,祛风化痰。

【处方思路】本病为脑梗死后遗症,患者眩晕发作,病情复杂,当在治眩晕时考虑脑络不通,脑供血不足的问题,所谓"无瘀不作眩"。根据脉症用玉竹四物汤补气养血,通脑方剔除脑络瘀血,半夏白术天麻汤祛肝经风痰,平内外风,三方为主模块,再加补气养血祛风药成为复方。以玉竹、水蛭为君。模块处方法思路和方法见表5-6-4:

表5-6-4　眩晕(血虚血瘀,风痰阻络)模块处方法证治对应

证候	分证型	治法	模块	模块类型	药物组成	备注
头晕头闷、精神不振、脉虚细	气血虚弱	补气养血、祛风定眩	玉竹四物汤	四元模块补虚模块主症模块	玉竹、生地、当归、川芎	前三个模块合用,再加补气养血祛风药,成为复方;以玉竹、水蛭为君
眩晕、脉涩	瘀阻脑络	活血祛瘀	通脑方	三元模块祛邪模块主症模块	水蛭、鹿角、通天草	
眩晕、语言不利	风痰上扰	平肝息风化痰	半夏白术天麻汤	三元模块主症模块	半夏、白术、天麻	
精神不振、活动不利、脉虚细	气虚不充	益气健脾	黄芪、茯苓、炙甘草	一元模块补气模块辅助玉竹	黄芪、茯苓、炙甘草	
头晕、脉虚细	风邪上扰	养血柔肝、祛风解表	白芍、防风	一元模块相使配伍	白芍、防风	

【处方】
玉竹62g	生地30g	当归20g	川芎6g
白芍12g	半夏12g	白术20g	天麻12g
水蛭9g^(后)	鹿角片18g^(先)	通天草12g	黄芪30g
茯苓10g	防风12g	炙甘草6g	

7剂,水煎,日1剂,早晚分服。

二诊:2012 年 4 月 22 日。左侧肢体较前有力、灵活,吐字清晰,仍不能说五字以上句子,舌淡苔薄白,脉虚细,未见涩象,血虚血瘀有所改善,继服

上方1月。回访1年，无眩晕，言语不利症状明显改善，左侧肢体仍乏力，嘱常服脑心通胶囊。

五、虚劳（白细胞减少症）

郭某，女，68岁，退休。**初诊：** 2019年2月9日。

患者体倦乏力1月余，加重3天。1个月以来，劳累后乏力加剧，休息后稍有缓解，未特别关注。3天前，无明显诱因出现轻微活动后体倦乏力，自汗频频，伴睡眠差，纳差，精神不振。舌淡苔白，脉虚细，休息不得缓解，血常规化验示：白细胞低。

【辨证分析】老年女性，正气不足，肾为做强之官，脾主肌肉，脾肾两亏则不耐劳作，故体倦乏力，发病月余仍未休息治疗，虚损更重，卫阳不固则自汗频频，脾虚不运则纳差，心血不足，心肾不交，故眠差，结合舌淡苔薄白、脉虚细的虚象，可知五脏皆亏，元气不充。病为虚劳，证为脾肾两亏，气血生化失司。

【治则治法】治以固本培元，补益气血。

【处方思路】本证五脏皆虚，气血两亏，根本受损，急需峻补复元，针对气血两亏，以八珍汤为主模块，合培气方补元气，合当归补血方以充血活血，合川续断、骨碎补对药以强筋健骨，数个模块综合成一个复方偶剂。模块处方法思路和方法见表5-6-5：

表5-6-5 虚劳（脾肾两亏，气血生化失司）模块处方法证治对应

证候	分证型	治法	模块	模块类型	药物组成	备注
乏力自汗、脉虚细	气血两亏	益气补血	八珍汤	八元模块主模块	略	三个补益模块加川续断、骨碎补合成复方偶剂；人参、熟地为君
精神不振、自汗纳差	元气不充	培补元气	培气方	三元模块补气模块	人参、麦冬、半夏	
睡眠差、舌淡脉细	血虚血瘀	补血活血	当归补血方	三元模块补血模块辅助模块	当归、制首乌、鸡血藤	
体倦、脉虚	肾阳不充	补肾健骨	川续断、骨碎补	对药模块辅助模块	川续断、骨碎补	

【处方】人参20g^(先)　白术20g　　茯苓10g　　炙甘草6g

熟地黄30g　　当归10g　　白芍12g　　川芎6g

麦冬10g　　　清半夏12g　制首乌15g　鸡血藤15g

川续断18g　　骨碎补18g

7剂，水煎，日1剂，早晚分服。

二诊: 2019年2月16日。患者自觉精神好转，活动时间增长，但仍稍需间断休息，睡眠好转，纳仍较差，舌淡苔白，脉细。病情虽有改善，但纳差，气血生化之源尚差，考虑气虚有所改善，血虚改善不明显，故酌加炒酸枣仁20g，酸甘养阴开胃口，以强化补气血作用，复方奇剂以加快补益进度。

三诊: 2019年2月23日。体倦神疲明显好转，睡眠好，纳食正常，面色转红，舌淡苔薄白，脉细，胃气已复，服二诊方，巩固2周。复查白细胞已达标，嘱间断服二诊方维持，随访1年状况良好。

六、乏力（糖尿病）

李某，女，51岁，公务员。**初诊:** 2019年6月22日。

患者自觉四肢乏力月余，活动后加剧，休息后可缓解，平素痰多，频频吐痰，近日天气阴雨绵绵，头痛恶寒，身重疼痛，面色淡黄，总想取坐位或者卧位，为寻中医诊治，来我科就诊。现症见：精神差，饮食一般，小便频数，大便稀溏，舌淡，苔白腻，脉濡弱。查糖化血红蛋白8.2%，空腹血糖11.3mmol/L。

【辨证分析】本例以乏力为主症，平素脾虚，清阳不充，故四肢乏力，运化失司故痰多，湿气下行则小便频数，便溏，再加阴雨天湿气入体，脾气受困，则乏力加重，出现恶寒、头身痛的表湿证，苔白腻而脉濡弱，为脾虚湿盛的表现。病为乏力，证为脾虚湿盛。

【治则治法】治以益气行气，利湿活血，攻补兼施，表里同治。

【处方思路】本证脾虚而湿盛，既有表湿，又有里湿，因而攻补兼施，选方以三仁汤加四君子汤加减治疗，一以开通三焦，淡渗利湿，一以健脾而燥湿，配陈皮、泽兰、佩兰以行气、活血、利水，芳香化浊醒脾，解表里湿邪，配桑寄生、炒杜仲以补益肝肾，使湿邪无从生，无所遁，痰湿得祛，而乏力自愈。模块处方法思路和方法见表5-6-6：

表 5-6-6 乏力（脾虚湿盛）模块处方法证治对应

证候	分证型	治法	模块	模块类型	药物组成	备注
四肢乏力、身重疼痛	三焦湿盛	开通三焦、淡渗利湿	三仁汤	八元模块 成方模块 主模块	略	补剂和燥剂的联合运用，以薏苡仁、党参为君，探索治疗糖尿病的又一方法
痰多便溏、脉弱	脾虚不运	健脾燥湿	四君子汤	四元模块 经方模块 主模块	略	
身重、阴天加重	湿阻表里	芳香化浊、行气活血	陈皮、泽兰、佩兰	一元模块 相须配伍 辅助模块	陈皮、泽兰、佩兰	
喜坐卧、精神差、脉弱	肝肾不足	补肝肾、强筋骨	桑寄生、炒杜仲	一元模块 相须配伍 辅助模块	桑寄生、炒杜仲	

【处方】杏仁10g 薏苡仁30g 白蔻仁12g 滑石10g
竹叶10g 通草3g 姜半夏12g 厚朴9g
陈皮9g 白术20g 茯苓10g 党参20g
桑寄生20g 炒杜仲10g 甘草3g 泽兰（后）20g
佩兰（后）20g

7剂，水煎，日1剂，早晚分服。

二诊：2019年6月29日。患者服用后，乏力症状消失。无恶寒身重现象，小便次数减到正常，尿量增多，大便仍不成形，舌淡苔白不腻，脉濡较前有力。二诊之后，虽无表湿，但仍需醒脾利湿、活血化瘀，故泽兰、佩兰对药运用到底。效不更方，上方剂服1月，回访1年无不适。

全方燥湿而不伤阴，为补剂和燥剂的联合运用，不用西药降糖，而糖尿病得愈，为治糖尿病又开一路，充分证明糖尿病不唯火证，也有湿证，醒脾也是一途。

七、盗汗（自主神经功能紊乱）

王某，男，19岁，学生。**初诊**：2019年3月12日。

夜间汗出3天。患者3天前无明显诱因出现夜间汗多，睡后汗出不觉，醒后汗少，全身乏力，伴腰背困痛，精神可，纳可，大便调，小便色黄有泡沫，舌红苔黄厚腻,脉滑。

【辨证分析】汗为心液,阴虚当无汗可出,但夜间阴气来复,与阳气交争,所谓阳入于阴,阳迫阴出,故盗汗多责之阴虚火旺。本证盗汗,全身乏力,腰背困痛,显为肾阴虚,又脾气虚。小便色黄,舌红苔黄,脉滑,一派阴虚有热之象,苔现厚腻,尚有湿邪,为气阴虚湿热证。病为盗汗,证为肾虚湿热。

【治则治法】治以补肾滋阴,清热燥湿。

【处方思路】阴虚与湿热结合,处理起来非常棘手,养阴会增湿,祛湿会伤阴,分寸之间,不好拿捏。好在李杲《兰室秘藏》中当归六黄汤为我们提供了思路。此例在当归六黄汤模块的基础上进行加减,去熟地加山萸肉酸收敛汗,加白术、山药健脾利湿,加丹皮、茯苓、泽泻,泻肝脾肾三脏之邪,加知母养阴清热,虽汗多仍加防风,柔肝疏风和卫使全方活泼灵动,也可以理解为知柏地黄汤合玉屏风散加减。模块处方法思路和方法见表5-6-7:

表5-6-7　盗汗(肾虚湿热)模块处方法证治对应

证候	分证型	治法	模块	模块类型	药物组成	备注
盗汗、舌红苔黄腻、脉滑	阴虚火旺	滋阴泄火、固表止汗	当归六黄汤	七元模块成方模块主模块	略	滋阴与清热燥湿、补卫阳三者结合;以黄芪、生地为君
腰背困痛、小便黄	肝肾阴虚	滋肾阴、清虚热	知柏地黄汤	八元模块经方模块辅助模块	略	
乏力汗出、苔厚腻	卫气不固	柔肝疏风、健脾益卫	防风、白术、炙甘草	一元模块辅助模块	防风、白术、炙甘草	

【处方】当归 10g　　黄芪 30g　　生地 30g　　黄柏 12g
　　　　黄连 9g　　　黄芩 12g　　白术 20g　　山萸萸 24g
　　　　知母 10g　　丹皮 12g　　茯苓 10g　　泽泻 15g
　　　　山药 30g　　防风 12g　　炙甘草 6g

　　　　　　　　　　　　　　　　7剂,水煎,日1剂,早晚分服。

二诊:2019年3月19日。患者已无盗汗症状,舌苔黄而不腻,脉稍滑,上方继服5剂。12剂后痊愈。

八、盗汗（自主神经功能紊乱）

张某，女，63岁，退休干部。**初诊：**2018年7月14日。

患者夜间常大汗淋漓，浸湿衣物，白天尚可，平素口服降糖、降脂药物，血糖、血脂控制一般，昨日外出旅行，饮水少，走路过多，当晚出汗加重，影响睡眠，口渴欲饮，为寻中医诊治来我科就诊。现见精神一般，饮食尚可，二便皆可，舌质红，舌苔薄黄少津，脉细数。

【辨证分析】入睡后出汗称为盗汗。夜间营强卫弱，汗应收敛，但患者阴气不足，不能固守，再加阴虚生内热，阳入于阴，迫阴外泄则盗汗。本例老年女性，素有基础病，气阴本虚，劳累后虚损加重，邪热内生，故盗汗严重。舌红、苔黄、脉虚为热，口渴少津、脉细为阴虚。病为盗汗，证为阴虚火旺。

【治则治法】治以滋阴泻火，固表止汗。

【处方思路】盗汗为阴虚，又有口渴欲饮、舌质红、舌苔薄黄少津、脉细数的热象，诊为阴虚火旺证，采用当归六黄汤以滋阴泄火，固表止汗；配以生白术、防风、五味子加大补脾止汗作用，丹参、葛根养血活血，从气血两方面加减，达到扶正祛邪的作用，药证相符。模块处方法思路和方法见表5-6-8：

表5-6-8　盗汗（阴虚火旺证）模块处方法证治对应

证候	分证型	治法	模块	模块类型	药物组成	备注
夜间大汗、舌红苔黄	阴虚火旺	滋阴泄火、固表止汗	当归六黄汤	成方模块主模块	略	全方气血同调，扶正祛邪；地黄、黄芪为君
大汗淋漓、脉细数	体虚不固	补脾柔肝、酸甘养阴	白术、防风、五味子、甘草	一元模块气分模块辅助模块	白术、防风、五味子、甘草	
口渴盗汗、脉细	血热血瘀	凉血活血	丹参、葛根	对药模块血分模块	丹参、葛根	

【处方】

当归 10g	黄芪 30g	黄芩 12g	黄连 9g
黄柏 9g	生地黄 30g	甘草 3g	生白术 20g
防风 12g	五味子 12g	丹参 30g	葛根 15g

7剂，水煎，日1剂，早晚温服。

二诊：2018 年 7 月 21 日。7 日后未来就诊，电话中诉盗汗已止，自服六味地黄丸巩固，嘱不适就诊。后回访再无盗汗之苦。

九、自汗（自主神经功能紊乱）

张某，女，58 岁，退休人员。**初诊**：2022 年 7 月 20 日。

患者半月前因劳作当风出现恶风、自汗、手抖症状，为求进一步中医诊疗，就诊于我科门诊。现症见：微恶风，自汗，动则上半身大汗淋漓，伴前额头痛，偶手抖，精神差，睡眠不佳，纳食可，小便清长，大便调。舌淡苔白，脉浮虚。自述 5 年前患甲状腺功能减退症。

【辨证分析】本证恶风、自汗、头痛、脉浮，表证无疑，而精神差、失眠、手抖、脉虚又为里证，是气血两虚，偏于气虚。综合分析表里俱虚。病为自汗，证为表里两虚，卫阳不固。

【治则治法】治以固表止汗，调和营卫。

【处方思路】本病以自汗为主症，故选玉屏风散为主模块。用桂枝龙骨牡蛎汤调和阴阳、潜镇摄纳；恶风寒、脉虚为有表证，又选祛内外风方，为加大敛汗效果，用五味子酸收；鹿衔草涩收；佐麦冬以制热和营。模块处方法思路和方法见表 5-6-9：

表 5-6-9 自汗（表里两虚，卫阳不固）模块处方法证治对应

证候	分证型	治法	模块	模块类型	药物组成	备注
自汗恶风、脉浮虚	气虚不固	益气固表	玉屏风散	三元模块成方模块主模块	黄芪、防风、白术	内收外敛表里兼顾，加五味子、鹿衔草敛汗，麦冬制热和营；黄芪为君
大汗淋漓、眠差	阴阳不和	调和阴阳、潜镇摄纳	桂枝龙骨牡蛎汤	经方模块辅助模块	略	
恶风神疲	风在表里	扶正祛风	祛内外风方	四元模块祛风模块	略	
汗多手抖、小便清长	阴阳不固	补阴益阳、收敛止汗	五味子、鹿衔草	一元模块相须配伍	五味子、鹿衔草	
自汗脉虚	肺热阴虚	制热和营	麦冬	一元模块	麦冬	

【处方】 黄芪 30g　　当归 10g　　赤芍 12g　　防风 12g

　　　　白术 20g　　桂枝 9g　　龙骨 30g^(先)　　牡蛎 30g^(先)

　　　　白芍 12g　　炙甘草 6g　　生姜 3 片　　大枣 3 枚

　　　　五味子 12g　　鹿衔草 30g　　麦冬 10g

　　　　　　　　　　　　　　　　7 剂，水煎，日 1 剂，早晚温服。

二诊：2022 年 7 月 27 日。7 剂而愈，再无复发。

十、消渴（糖尿病）

韩某，女，48 岁，公务员。**初诊：**2018 年 6 月 8 日。

患者近 6 个月来，多饮、多尿、多食，本人不愿服降糖药，曾吃数名中医大夫的中药效果不佳。现形体消瘦，腰酸膝软，咽干舌燥，手足心热，时有乏力气短，畏寒肢冷，舌质红绛，苔黄干，脉沉细而数。查空腹血糖 14mmol/L，餐后 2 小时血糖 19mmol/L，糖化血红蛋白 7.8%。

【辨证分析】多饮、多食、多尿，身体消瘦，三多一少，上中下三消齐具。肺胃阴虚，则口干舌燥，脾阴虚有热，故消谷善饥，肾阴虚，故腰膝酸软，手足心热。气阴两亏，则短气乏力，卫外不固，畏寒肢冷。舌红绛，苔黄干少津，脉沉细而数，一派阴虚内热之象。病为消渴，证为气阴两虚。

【治则治法】治以补气养阴，清热止渴，兼活血化瘀。

【处方思路】本例用祝谌予老先生的"降糖方"加人参白虎汤加减而成，再加天花粉增强止渴作用，加山药增强补气阴作用。方中用到补气、养阴、清热、活血四类药，盖阴依气生，热依气化，血依气行，气机活泼则邪祛正复，扶正祛邪的同时，不忘调理气机。模块处方法思路和方法见表 5-6-10：

【处方】 黄芪 30g　　苍术 15g　　生地 30g　　玄参 30g

　　　　葛根 15g　　丹参 30g　　人参^(先)10g　　石膏^(先)30g

　　　　知母 10g　　山药 10g　　天花粉 12g　　麦冬 10g

　　　　　　　　　　　　　　　　7 剂，水煎，日 1 剂，早晚分服。

二诊：2018 年 6 月 15 日。患者诸症较前好转，舌上有津，脉转细数，原方继服 1 周。

表 5-6-10　消渴(气阴两虚)模块处方法证治对应

证候	分证型	治法	模块	模块类型	药物组成	备注
多饮多尿多食、消瘦	气阴两虚	益气养阴、活血化瘀	降糖方	六元模块主模块祝谌予方	黄芪、苍术、生地、玄参、葛根、丹参	补气养阴、清热活血药共用，去粳米防滋腻；黄芪、生地为君
舌红绛、苔黄干	阴虚火旺	清热生津	人参白虎汤	五元模块经方模块辅助模块	人参、石膏、知母、粳米、炙甘草	
咽干舌燥、脉数	热灼津伤	止渴生津	天花粉、麦冬	一元模块相须配伍	天花粉、麦冬	
乏力气短、脉细	气阴两虚	补气滋阴	山药	一元模块辅助模块	山药	

三诊：2018 年 6 月 23 日。患者症状、体征消失，查尿糖阴性。空腹血糖正常，舌脉均正常。嘱其服用知柏地黄丸 1 个月，以巩固疗效。

十一、消渴（糖尿病）

张某，43 岁，男，干部。**初诊**：2016 年 5 月 6 日。

口渴善饥 3 个月，未经治疗。今患者口干欲饮，喝水不解，饭后 2 小时就饥饿，必须补充食物，否则全身乏力汗出，伴双腿困痛，受凉后加重。精神可，纳多，二便调，舌红苔少，脉虚细。化验血糖为：餐前 8.2mmol/L，餐后 2 小时 11.2mmol/L。

【**辨证分析**】口渴善饥，血糖高，消渴病无疑。肺胃热盛，灼烧津液，津不上承，故口渴，饮水不解，邪火消谷故善饥。壮火食气，则气伤，结合乏力、汗出、舌红苔少、脉虚细的全身症状，标本皆病，本为气阴两亏，标为肺胃热盛。病为消渴，证为气阴两亏，胃热炽盛。

【**治则治法**】治以补气养阴，清肺胃热。

【**处方思路**】本例用降糖方和人参白虎汤为主模块，因腿部不适加木瓜、伸筋草舒筋通络，为降胃气、防滋腻加半夏、陈皮，不用粳米、甘草以利降糖。本方中用活血化瘀药为祝老经验。模块处方法思路和方法见表 5-6-11：

表 5-6-11　消渴(气阴两亏,胃热炽盛)模块处方法证治对应

证候	分证型	治法	模块	模块类型	药物组成	备注
口干多饮、舌红苔少、脉虚细	气阴两亏	益气养阴降糖	降糖方	成方模块主模块祝谌予方	黄芪、苍术、生地、玄参、葛根、丹参	用木瓜、伸筋草舒筋,加半夏、陈皮防滋腻;黄芪、生地为君
口渴善饥	肺胃热盛、灼伤阴液	清热生津	人参白虎汤	经方模块主模块	人参、石膏、知母、粳米	
消谷善饥、多饮多食	胃热阴亏	滋阴清热	芦根、麦冬	相须配伍辅助模块	芦根、麦冬	
乏力、双腿困痛	阴亏筋缩	舒筋活络	木瓜、伸筋草	相须配伍兼症模块	木瓜、伸筋草	

【处方】黄芪 30g　　苍术 15g　　生地 30g　　玄参 30g

　　　　葛根 15g　　丹参 30g　　人参(先)20g　　石膏(先)60g

　　　　知母 10g　　麦冬 10g　　芦根 30g　　木瓜 20g

　　　　伸筋草 20g　陈皮 9g　　半夏 12g

　　　　　　　　　　　　　　7 剂,水煎,日 1 剂,早晚分服。

二诊:2016 年 5 月 13 日。多饮多食症状改善,原方继服 15 剂。1 个月后回访,血糖正常,无不适,遵医嘱控制饮食,适量运动。1 年后回访,其间多次查血糖正常,身体健康。

十二、月经不调(经期紊乱)

韩某,女,28 岁,银行工作。**初诊**:2019 年 6 月 26 日。

患者月经不调 3 年余,或提早或推后,量少,色暗,迁延 10 余日,为寻中医诊治,来我科就诊。现症见:月经量少,色暗,提前 10 日,口干,乏力,消瘦,精神可,饮食可,二便正常,舌红少津,苔薄白,脉细数。

【辨证分析】月经不定期,当从气血论,气虚不足以行经则经期退后(甚则闭经),经行不畅则淋漓不尽;血虚则月经量少;气血虚损,瘀血暗生则经色暗;血热,热迫血行则月经提前,出血量多,色鲜红。舌红少津,脉细数,为阴虚火旺之证。病为月经不调,证为气血两亏,阴虚火旺。

【治则治法】治以补益气血,滋阴降火,选方以四物汤加知柏地黄汤加减。

【处方思路】本证因气血两亏，故选四物汤补血，黄芪、白术以补气；因阴虚火旺用知柏地黄丸，加麦冬滋阴降火。全方补气养血，滋阴降火，使气血充足，瘀热得去，则月水正常，14剂而愈。模块处方法思路和方法见表5-6-12：

表5-6-12　月经不调(气血两亏，阴虚火旺证)模块处方法证治对应

证候	分证型	治法	模块	模块类型	药物组成	备注
月经不调、量少、脉细	血虚	补血调经	四物汤	四元模块 成方模块 主模块	略	补气养血、滋阴降火并用，去熟地用生地助滋阴清热；以黄芪、生地为君
月经提前、舌红少津	阴虚火旺	滋阴降火	知柏地黄丸	八元模块 成方模块 主模块	略	
乏力、经色暗	气虚	益气固本	黄芪、白术、炙甘草	一元模块 相须配伍 扶正模块	黄芪、白术、炙甘草	
口干、脉细数	肺胃阴虚	滋阴降火、益金生水	麦冬	一元模块 辅助模块	麦冬	

【处方】生地18g　　当归10g　　白芍12g　　川芎6g

黄柏9g　　知母10g　　生山药30g　　山萸肉24g

丹皮12g　　茯苓10g　　泽泻10g　　黄芪30g

白术20g　　炙甘草6g　　麦冬10g

7剂，水煎，日1剂，早晚分服。

二诊：2019年7月3日。药后2天月水增加，昨日干净。无口干乏力表现，舌脉正常，嘱继服原方7剂后停药。观察回访2年无复发，评为痊愈。

十三、月经不调(功能性子宫出血)

李某，29岁，营业员。初诊：2018年9月6日。

患者月经先期，经量过多，且经前两胁胀痛心烦，口苦干，素嗜辛辣，舌红，脉弦数，刮宫病理报告为子宫内膜增殖。

【辨证分析】素嗜辛辣，肝旺化火，热迫血行，故月经先期，经量过多；气火扰乱气机，循经攻窜，故两胁胀痛；热扰心神，则心烦，热伤津液故口干。舌红，脉弦数为肝火血热之征。病为月经不调，证属肝燥血热，冲任失调。

【治则治法】治当清热凉血，疏肝调经。

【处方思路】经量过多有两种病机，一为虚证：气虚不摄，二为实证：热迫血行，有时还可虚实夹杂。本证为实证，槐花、大小蓟、白茅根、地榆、地骨皮、茜草凉血止血治标，柴胡、香附疏肝解郁祛因，佐女贞子、旱莲草二至丸模块加麦冬、白芍补阴血，以防出血伤本。本例为自拟方，模块处方法思路和方法见表5-6-13：

表5-6-13　月经不调(肝燥血热，冲任失调)模块处方法证治对应

证候	分证型	治法	模块	模块类型	药物组成	备注
月经先期量多、心烦、舌红、脉弦数	热迫血行	凉血止血	槐花、大蓟、小蓟、地榆、白茅根、地骨皮、茜草	一元模块相须配伍主症模块	槐花、大蓟、小蓟、地榆、白茅根、地骨皮、茜草	全方用凉血止血治标，疏肝解郁去因，佐以补阴血固本，标本同治；以槐花为君
两胁胀痛、口苦、舌红脉弦	肝郁化火	疏肝解郁	柴胡、香附	一元模块相须配伍病因模块	柴胡、香附	
经量多	阴血亏虚	滋阴补血	二至丸	二元模块成方模块扶正模块	女贞子、旱莲草	
心烦、口干	阴虚火旺	养阴柔肝	麦冬、白芍	相须配伍辅助模块	麦冬、白芍	

【处方】槐花20g　　　大蓟12g　　　小蓟12g　　　白茅根12g
　　　　地榆10g　　　地骨皮10g　　茜草10g　　　柴胡6g
　　　　香附10g　　　女贞子12g　　旱莲草10g　　麦冬10g
　　　　白芍12g

7剂，水煎，日1剂，早晚分服。

二诊：2018年9月14日。患者服上方后诸症悉平，遂嘱其忌辛辣，以丸药调理，早晨阳旺，以加味逍遥丸凉肝疏肝，晚上阴旺，以六味地黄丸顺势调补冲任。调理2个月余，随访2年未复发。

十四、血枯(闭经)

许某，女，37岁，干部。初诊：2016年5月12日。

身材瘦弱，月经初潮晚（15 岁又 9 月），平素易感冒，月经量偏少，3～5 天干净，头两天量中等，后几天量少，经期腰困，乏力。春节后至今，月经未至，每月有几日腰困，似来非来，现疲乏，下腹部无不适，饮食、睡眠尚可，大小便正常。舌淡苔薄白，脉虚。血常规、妇科彩超、性激素水平、甲状腺功能未见异常。

【辨证分析】患者消瘦，乏力，平素易感冒，一派虚弱表现，再加月经量少甚至数月未至，为气血不充、无血可走之象，结合舌象、脉象，气血两亏为主证，然年轻女性，每月尚有欲来之势，遵"瘦人多火"之旨，考虑尚有瘀热，为虚实夹杂证，虚多实少。病为血枯，证为气血两亏夹瘀热。

【治则治法】治以补气养血，凉血活血。

【处方思路】本例是根据对应关系，选择四君子汤合四物汤的模块，加黄芪补气，加益母草凉血活血的自拟处方，或理解为八珍益母汤加黄芪亦可。模块处方法思路和方法见表 5-6-14：

表 5-6-14　血枯（气血两亏夹瘀热）模块处方法证治对应

证候	分证型	治法	模块	模块类型	药物组成	备注
素虚乏力、闭经、舌淡脉虚	气血两亏	益气补血	八珍汤	八元模块 成方模块 主模块	略	加黄芪助四君子汤，加益母草祛瘀热；党参、地黄为君
乏力舌淡、易感冒	气虚不固	补气升阳	黄芪	一元模块 辅助模块	黄芪	
腰困、体瘦	血枯瘀热	凉血活血	益母草	一元模块 辅助模块 祛瘀模块	益母草	

【处方】党参 20g　　白术 15g　　茯苓 10g　　炙甘草 6g

　　　　当归 10g　　熟地 18g　　白芍 12g　　川芎 6g

　　　　益母草 30g　　黄芪 30g

7 剂，水煎，日 1 剂，早晚分服。

二诊：2016 年 5 月 18 日。精神好转，服药 5 天后月经便来，量适中，夹少许瘀块，上方继服，5 剂。

三诊：2016 年 5 月 25 日。经行 5 天干净，无不适，脉仍虚，予八珍益母丸,早晚各 1 丸,服 20 天,巩固疗效。回访 1 年,月经正常,体重增加,精力充沛。

十五、痛经(经期腹痛)

杨某,女,19 岁,学生。**初诊:**2018 年 9 月 9 日。

暑月经行,不忌生冷瓜果,致经行腹痛,连及脘腹,泛哕干呕,现已 10 日仍无改善,月经量少,淋漓不净,挟有紫黑血块,舌质淡,苔白滑,舌边尖紫暗瘀黑,脉沉弦。

【辨证分析】经期嗜食寒凉,寒湿伤中,凝滞胞脉,故经行腹痛;中焦气滞,则脘腹胀痛,干呕,呕逆。寒主收引,气滞而后血瘀故月经量少,有紫黑血块。舌淡苔白滑,寒湿阻遏,舌边尖紫暗,脉沉弦,为寒瘀里证,痛证。病为痛经,证为中焦寒湿,影响胞脉所致的经迟痛经。

【治则治法】治以温经散寒,活血止痛。

【处方思路】胞宫虚寒有现成的经方温经汤,但本例年轻女性,无虚象,除寒证外还有湿证、瘀证,故不用人参、麦冬、阿胶、生姜,恐留邪,不用丹皮活血,而用失笑散加香附温性理气活血止痛药。再加白术合小茴香、艾叶健脾理气,祛寒湿。模块处方法思路和方法见表 5-6-15:

表 5-6-15 痛经(中焦寒湿)模块处方法证治对应

证候	分证型	治法	模块	模块类型	药物组成	备注
嗜食寒凉、经行腹痛	寒凝胞宫	温经散寒、养血祛瘀	温经汤	经方模块主模块	略	全方祛寒活血止痛,去参、麦、胶恐留邪,去丹皮加白术健脾,茴、艾散寒湿;吴茱萸为君
腹痛、经色紫暗、舌紫暗瘀黑	瘀血内停	理气活血止痛	失笑散	二元模块经方祛瘀模块	五灵脂、蒲黄	
痛经、泛哕干呕、脉沉弦	肝郁气滞	理气活血	香附	一元模块理气模块辅助模块	香附	
少腹疼痛、苔白滑	寒凝胞宫	理气、散寒止痛	小茴香、艾叶	一元模块相须配伍辅助模块	小茴香、艾叶	
脘腹疼痛、泛哕干呕	寒湿中阻	健脾燥湿	白术	一元模块辅助模块	白术	

【处方】吴茱萸 3g　　　当归 10g　　　川芎 10g　　　白芍 12g

桂枝 12g　　　姜半夏 9g　　　炙甘草 6g　　　生姜 5片

五灵脂^(包)12g　　蒲黄^(包)6g　　　香附 12g　　　白术 20g

小茴香 6g　　　艾叶 6g

5剂，水煎，日1剂，早晚分服。

二诊：2018年9月16日。患者服5剂后，疼痛大减，经色转红，血块消失，再服5剂。

三诊：2018年9月21日。患者服药后月经净，精神好转，食欲渐增，舌象转正，脉平，嘱停药，保暖节食，回访2年未复发。

十六、崩漏（功能性子宫出血）

孙某，女，23岁，售货员。**初诊**：2018年10月6日。

患者未婚，中等体型，不规则阴道出血2年。此次阴道出血1个月，开始量多，以后淋漓不止。现自述出血深红，伴头晕、汗出、潮热、心烦、眠差、口干欲饮。舌质红，苔黄，脉滑数。

【辨证分析】心肝火旺，热迫血行则月经量多，色深红，肝络失和则经期已过，仍点滴出血。火犯神府则头晕，热扰心神，故心烦不寐。汗多、潮热、口干欲饮，均为火邪作祟。舌红，苔黄，脉滑数，为气血两燔之征。病为崩漏，证为气血两燔，血热妄行。

【治则治法】治以清热凉血。

【处方思路】本例年轻女性，热证明显，既有气分热，又有血分热，当气血双清，故用栀子芩连汤清气分热，生地、丹皮、地骨皮清血分热，地榆、茜草凉血止血，生地、麦冬、玄参养阴而清热。全方虽无收涩止血药而全止血之功。模块处方法思路和方法见表5-6-16：

【处方】栀子 9g　　　黄芩 9g　　　黄连 6g　　　炙甘草 6g

生地 15g　　　丹皮 9g　　　地骨皮 9g　　　麦冬 9g

玄参 9g　　　地榆 20g　　　茜草 9g

7剂，水煎，日1剂，早晚分服。

二诊：2018年10月13日。患者阴道出血止，月经来潮，行经已3日，量稍多。按上方续服7剂，回访1年月经正常，崩漏亦未复发。

表 5-6-16　崩漏(气血两燔、血热妄行)模块处方法证治对应

证候	分证型	治法	模块	模块类型	药物组成	备注
汗出心烦、口干舌红、苔黄脉数	气分热盛	清气分热	栀子芩连汤	四元模块成方模块主模块	栀子、黄芩、黄连、炙甘草	全方气血两清,无收涩止血药而全止血之功;以栀子、生地为君
心烦潮热、舌红、脉滑数	血分热盛	清血分热	生地、丹皮、地骨皮	一元模块相须配伍主模块	生地、丹皮、地骨皮	
心烦眠差、口干脉数	热盛伤阴	养阴清热	增液汤	三元模块经方模块辅助模块	生地、玄参、麦冬	
阴道出血深红	迫血妄行	凉血止血	地榆、茜草	相须配伍止血模块	地榆、茜草	

第七节　肢体经络病证

一、中风(脑梗死)

李某,56岁,男,公务员。**初诊**:2014年5月16日。

面部右侧口眼㖞斜1天。患者1天前无明显诱因出现口眼㖞斜,现言语不利、口角流涎,伴四肢无力,右腿活动不利,精神可,纳差,二便调,舌紫苔白,脉浮。CT示左额叶脑梗死,既往有糖尿病史。

【辨证分析】口眼㖞斜,有类中风、中风之分。本证伴言语不利,四肢无力,右腿活动不利,中风无疑。脾气虚,运化失司,故纳差,气虚血瘀,脑络不通则神气失司,出现口僵、肢体活动不利。舌紫为瘀滞,苔白脉浮,新感外邪。综合分析既有外风又有内风。病为中风,证为气虚风瘀。

【治则治法】治以祛风补气,活血化瘀。

【处方思路】此例在"补阳还五汤"模块的基础上进行加减,加生地、丹皮凉血活血,威灵仙祛风通络,与防风共祛外风,加苍术、玄参补气养阴兼顾糖尿病。全方攻补兼施,补气活血祛风,养阴通络并用。模块处方法思路和方法见表5-7-1:

表 5-7-1 中风(气虚风瘀证)模块处方法证治对应

证候	分证型	治法	模块	模块类型	药物组成	备注
四肢无力、右腿活动不利、舌紫苔白脉浮	气虚血瘀	补气活血通络	补阳还五汤	成方模块七元模块主模块	黄芪、当归、川芎、赤芍、桃仁、红花、地龙	全方攻补兼施,补气活血、祛风通络、养阴并用;以黄芪为君
舌紫、肢体不利	血热血瘀	凉血活血	生地、丹皮	相须配伍辅助模块	生地、丹皮	
活动不利、苔白脉浮	风邪阻络	祛风通络	威灵仙、防风	相须配伍外感模块	威灵仙、防风	
四肢无力、纳差、糖尿病	气阴亏虚	补气养阴、降血糖	苍术、玄参	相使模块辅助模块祝谌予方	苍术、玄参	

【处方】黄芪 120g　　当归 10g　　赤芍 12g　　桃仁 10g

　　　　红花 12g　　地龙 30g　　川芎 6g　　生地 30g

　　　　丹皮 12g　　防风 12g　　威灵仙 12g　　苍术 15g

　　　　玄参 30g

7 剂,水煎,日 1 剂,早晚分服。

二诊:2014 年 5 月 23 日。患者眼睑已能闭合,口㖞明显减轻,右侧额纹显现,症状大有改善,舌仍紫,脉转虚,继服 7 剂,1 个月后回访患者痊愈,言语活动如常人,故未来就诊。

二、头痛(血管紧张性头痛)

王某,男,21 岁,学生。**初诊**:2015 年 7 月 12 日。

患者间断头痛 2 年余,昨日因外出受热后出现头痛剧烈伴汗出、咳嗽、咽痛,精神可,纳可,眠可,二便调,舌淡苔薄白,脉浮数。

【辨证分析】时值夏季,外感风热,侵袭头部,脉络不通则头痛,风热犯表腠理开泄则自汗,犯肺则咳嗽、咽痛,舌淡苔白、脉浮数,为表热之证,头痛 2 年,久病入络,为旧病复发。虽为外感表证,但无发热,而以头痛为主症,故辨病为头痛,不是感冒。病为头痛,证为风热阻络。

【治则治法】治以清热解毒,疏风活络。

【处方思路】本例旧有头疾，又因感受风热发病，故在抗病毒方和芎芷蜈蚣汤模块的基础上进行加减。抗病毒方清热解毒，疏散风热；芎芷蜈蚣汤祛风活血通络，用蔓荆子不用白芷，加防风为热证的原因，加二陈化痰浊。模块处方法思路和方法见表5-7-2：

表5-7-2　头痛（风热阻络）模块处方法证治对应

证候	分证型	治法	模块	模块类型	药物组成	备注
头痛汗出、舌淡苔薄白、脉浮数	风热犯表	清热解毒、疏散风热	抗病毒方	三元模块 主模块 外感模块	金银花、菊花、板蓝根	本方用蔓荆子不用白芷，加防风为祛风热；以金银花、当归为君
间断头痛2年	风瘀阻络	祛风活血通络	芎芷蜈蚣汤	四元模块 主模块 主症模块	当归、川芎、蔓荆子、蜈蚣	
头痛、咳嗽	痰浊阻络	燥湿化痰	二陈汤	二元模块 化痰模块	略	
外感风热	风邪袭表	祛风解表	防风	一元模块 辅助模块	防风	

【处方】金银花20g　　菊花12g　　　板蓝根30g　　当归20g
　　　　川芎30g　　　蔓荆子30g　　蜈蚣4g　　　　防风12g
　　　　半夏12g　　　陈皮9g　　　　甘草3g

7剂，水煎，日1剂，早晚分服。

二诊：2015年7月19日。7剂而愈。1年后回访无复发。

三、头痛（偏头痛）

徐某，男，30岁，干部。**初诊**：2010年4月25日。

头痛偏左已1年，发作时痛甚，为针刺样痛感或痉挛痛，时发时止，舌淡苔薄白，脉弦紧。此次连续作痛已有月余，脑部检查未见异常，服盐酸氟桂利嗪胶囊加头痛粉可暂缓。

【辨证分析】头为阳，易受风寒侵袭，本例头痛1年，风寒由表入络，络脉瘀滞，故为针刺样痛；正邪交争，正胜邪，瘀滞稍通则痛减，又呈阵发性痉挛性疼痛。舌淡，苔薄白，脉弦紧为风寒痛证。综合分析，风寒为因，脉络瘀阻为果,头痛为表象。病为头痛,证为风寒入络,阻滞经脉。

【治则治法】治以祛风散寒,活血通络。

【处方思路】此病与芎芷蜈蚣汤模块颇合,直接应用,无须变更,唯剂量要足,否则不足以祛风通络止痛。蜈蚣不煎,用散剂,宣通祛寒之用更强。模块处方法思路和方法见表5-7-3:

表5-7-3 头痛(风寒入络,阻滞经脉)模块处方法证治对应

证候	证型	治法	模块	模块类型	药物组成	备注
头痛为针刺样痛感或痉挛痛	风寒入络、阻滞经脉	祛风散寒、活血通络	芎芷蜈蚣汤	四元模块主模块	当归、川芎、白芷、蜈蚣	一个模块组成方剂

【处方】当归20g　　　川芎30g　　　白芷30g　　　蜈蚣（研）2条

5剂,水煎,日1剂,早晚分服。

二诊:2010年5月2日。脉症皆平,5剂而愈,不再用药,嘱停药观察。随访2年,后无复发。

四、面痛(三叉神经痛)

李某,女,42岁,干部。**初诊**:2010年5月12日。

中等身材,体健,纳少,性子急,2周前吃冰淇淋后觉牙痛未处置,3日后疼痛加重,有烧灼感,牵涉头面部,不能碰触。在西医院诊断为三叉神经痛,予卡马西平镇痛,初每日2片,渐加大剂量,到每日6片仍坐卧不安。现面部轻微肿胀,过电样、烧灼样疼痛交替发作,几乎24小时不间断,服用止痛药稍轻。神疲,食少,便秘,舌淡苔薄白,脉弦数。

【辨证分析】本例平素性急暴躁,五志化火,致阳明经郁热,食冷气逆,寒火凝结,阻滞面部经脉,不通则痛,疼痛发作。因痛而神疲,食少,便秘。脉弦为寒、为痛,数为热,综合分析为本热标寒,寒热错杂。病为面痛,证为阳明经痹阻。

【治则治法】治宜寒温并用,通络止痛。

【处方思路】白虎汤原为治阳明经证的主方,又为后世温病学家治气分热盛的代表方剂,凡伤寒化热内传阳明之经,或温邪由卫及气,或内伤杂病

胃热伤津,皆可应用。阳明证,里热炽盛,故壮热不恶寒;胃热津伤,乃见烦渴引饮;里热蒸腾,逼津外泄则汗出;脉洪大有力为热盛于经所致。气分热盛,但未致阳明腑实,不能泻下伤阴,又不能苦寒直折,唯清热生津法最宜。本例既有阳明经证,又有寒凝阻络表现,故需加减白虎汤针对病因以治本,但三叉神经痛以疼痛为主症,络阻明显,尚需通络止痛,合通络固齿汤模板针对主症以治标,两个模板再加半夏、陈皮祛胃中寒痰组成复方,石膏、川椒为君,使因祛症解,取得良效。模块处方法思路和方法见表5-7-4:

表5-7-4　面痛(阳明经痹阻)模块处方法证治对应

证候	分证型	治法	模块	模块类型	药物组成	备注
食少便秘、脉弦数	气分热盛	清热生津	白虎汤	病因模块主模块	石膏、知母、粳米、甘草	清热生津、通络止痛并重,寒温并用为泄剂、通剂;石膏为君
面痛、牵涉头面	寒凝络阻	祛风散寒、通络止痛	通络固齿汤	五元模块主症模块	川椒、川芎、细辛、白芷、高良姜	
食少便秘	寒痰阻络	燥湿化痰	半夏、陈皮	二元模块辅助模块	半夏、陈皮	
面痛、烧灼样伴肿胀	经络阻滞	清热通络	地龙	一元模块辅助模块	地龙	

【处方】石膏^(先)60g　知母10g　甘草3g　川椒10g
　　　　细辛3g　白芷9g　荜茇6g　高良姜6g
　　　　半夏12g　陈皮9g　地龙12g

7剂,水煎,日1剂,早晚分服。

二诊:2010年5月20日。自觉疼痛减轻,舌脉如前,效不更方,上方继服7剂。

三诊:2020年5月30日。面部无痛感,无压痛,舌淡苔薄白,脉平,嘱停药观察。回访5年,未发作。

五、尪痹(类风湿关节炎)

石某,女,70岁。**初诊**:2014年10月23日。

患类风湿关节炎30余年,双手指双节变形,发作性肿胀疼痛,长年服激素和止痛药。近日从肘以下红肿，皮温高，食拇指疼痛，不能握拳，不敢碰触，身体消瘦，食少神疲，心烦，大便 3 日 1 次，偏干，舌红无苔，脉虚弦细。

【辨证分析】局部红肿为热，心烦为热，食少神疲、便多为虚寒，脉虚弦细为虚、为寒、为痛，故寒热错杂，阴阳俱虚，与桂枝芍药知母汤的主治"肢节疼痛，素体尪羸"病机一致。病为尪痹，证为阴阳两亏，经脉痹阻。

【治则治法】治以调整阴阳，通络止痛。

【处方思路】患类风湿关节炎 30 余年，中西药长期服用，虚实夹杂，寒热错杂，一诊时消瘦、神疲、食少，舌红无苔，脉虚弦细，已到虚脱危象，给予经方桂枝芍药知母汤，调整阴阳，加当归、茯苓、威灵仙以增强补益通络作用，扶正祛邪，渐转危为安。模块处方法思路和方法见表 5-7-5：

表 5-7-5　尪痹（阴阳两亏，经脉痹阻）模块处方法证治对应

证候	分证型	治法	模块	模块类型	药物组成	备注
消瘦、食少神疲、舌红无苔、脉细	阴阳两亏、风寒痹阻	调整阴阳、祛风通络	桂枝芍药知母汤	九元模块 经方模块 主症模块	略	扶正祛邪、调整阴阳；以附子、桂枝为君
指节变形、脉弦	风寒阻络	祛风通络止痛	威灵仙	一元模块 辅助模块	威灵仙	
食少神疲、脉细	气血不足	养血健脾	当归、茯苓	一元模块 相使配伍	当归、茯苓	

【处方】桂枝 12g　　芍药 24g　　炮附子^(先40min)9g　　知母 18g
　　　　白术 20g　　麻黄 6g　　炙甘草 6g　　　　生姜 3 片
　　　　防风 12g　　当归 20g　　茯苓 10g　　　　威灵仙 12g

7 剂，水煎，日 1 剂，早晚分服。

二诊：2014 年 10 月 30 日。肿胀疼痛明显减轻，舌红少苔，脉虚细弦。一诊旗开得胜，二诊加大剂量，守正攻伐，使邪祛，但伤敌一千，自损八百；炮附子改用 12g，知母改 24g，继服 10 剂。嘱患者渐减激素，停用止痛药。

三诊：2014 年 11 月 9 日。患者手指关节轻微不适，晨僵，活动后减轻，仍不能接触凉水，舌红苔少，脉虚细弦，邪退正虚，守二诊方继服 2 周（14 剂）。

四诊：2014 年 11 月 19 日。精神、食欲大好，舌淡红苔少，脉虚细，无弦象，邪祛正虚，适加玉竹、黄精补后天之本。四诊虽重在补虚，也少佐祛邪，

以防死灰复燃，整个过程起伏跌宕。

原方去威灵仙，加玉竹30g、黄精30g，开10剂，以补正气。

五诊：2014年11月30日。患者关节无不适，激素已停，舌淡红，有薄白苔，脉虚，胃气来复，阴阳有根，仍需培补脾肾，调整前方剂量，以补为主，并加陈皮、神曲以助运化，防滋腻。再进14剂，回访3年，未复发，变形的指关节改善，骨节缩小，手指基本能伸展，评为痊愈。

张仲景言"知犯何逆，随证治之"为处方之要义，此为守经方，随正邪的不断进退随证加减的典范。一诊旗开得胜，二、三诊加大剂量，守正攻伐，使邪祛，但伤敌一千，自损八百；四、五诊虽重在补虚，也少佐祛邪，以防死灰复燃，整个过程起伏跌宕。

六、项痹（颈椎病）

周某，女，68岁，干部。**初诊**：2021年3月12日。

颈部不适，肩部疼痛2个月，加重伴右手小指麻木1周，舌淡苔白，脉虚细。颈椎CT片示：C4—C6椎间盘突出。

【**辨证分析**】患者干部，伏案工作，易致颈部慢性劳损，再加风寒入络，日久痹阻经脉，成项痹病，出现颈部不适、肩部疼痛症状。气虚血瘀，气血不达四末，故小指麻木，舌淡、苔白、脉虚细为气血不足之象。病为痹证，证为气虚风瘀。

【**治则治法**】治以补益气血，祛风化瘀，通经活络止痛。

【**处方思路**】本例属痹证范畴，针对气虚风瘀，用到祛内外风方、长灵痹痛方、丹葛活血汤、滑利椎脉方、二陈汤五个模块，加白术、炙甘草以健脾燥湿，加麦冬润肺。全方扶正祛邪，通经活络。模块处方法思路和方法见表5-7-6：

【**处方**】

黄芪30g	当归10g	赤芍12g	防风12g
徐长卿30g	威灵仙12g	葛根15g	丹参30g
牛蒡子9g	僵蚕9g	半夏12g	陈皮9g
白术20g	麦冬10g	炙甘草6g	

7剂，水煎，日1剂，早晚分服。

表 5-7-6　项痹(气虚风瘀)模块处方法证治对应

证候	分证型	治法	模块	模块类型	药物组成	备注
颈部不适	风中经络	补气祛风活血	祛内外风方	四元模块主模块	黄芪、当归、赤芍、防风	全方扶正祛邪，通经活络止痛，加白术、炙甘草健脾燥湿，麦冬润肺；以黄芪为君
小指麻木	风寒痹阻	祛风通络、散寒止痛	长灵痹痛方	三元模块主症模块	徐长卿、威灵仙、防风	
肩部疼痛	经络痹阻	活血通络	丹葛活血汤	二元模块活血模块	葛根、丹参	
肩痛、小指麻木	风痰痹阻	化痰通络	滑利椎脉方	二元模块风痰模块	牛蒡子、僵蚕	
舌淡苔白	痰湿内蕴	燥湿化痰	二陈汤	经方模块痰湿模块	半夏、陈皮、炙甘草	
疼痛2月、脉虚细	气阴亏虚	补气养阴	白术、麦冬、炙甘草	一元模块相须相使扶正模块	白术、麦冬、炙甘草	

二诊：2021 年 4 月 18 日。7 剂而愈，随访 1 年未复发。

七、上肢痹(颈肩综合征)

李某，男，56 岁，工人。**初诊**：2015 年 4 月 23 日。

患者瘦小，半年前受凉后，左肩臂疼痛，不能抬高、外展，西医诊断为颈肩综合征，经热敷、按摩、口服止痛药，效果不佳。现左肩臂疼痛，活动受限，喜温喜按，牵涉到颈部，精神差，饮食尚可，二便调，舌淡苔薄白，舌下脉络瘀滞，脉沉缓涩。

【辨证分析】"左右者，阴阳之道路也"，左侧疾患多与阴血有关。本证左肩臂疼痛，喜温喜按，为风寒痹阻经脉所致，舌淡，苔薄白，体内无火，脉沉为里证，脉缓脾虚、涩为气血瘀滞，舌下脉络瘀滞为血瘀。综合分析，外有风寒湿阻络，内有气虚血瘀，血分病为主。病为上肢痹，证为气虚风瘀阻络。

【治则治法】治以补气祛风，化瘀通络。

【处方思路】用祛内外风方为主模块补气养血祛风，针对肩臂痛用上肢痹痛方，针对颈部不适用滑利椎脉汤，配半夏、陈皮化痰，桃仁活血，加威灵仙加大通络止痛作用，麦冬与黄芪相使为用，炙甘草和中。全方为攻补兼施剂，补气尚能化痰，养血与活血并用，祛风、散寒、除湿三因皆除，血络通畅则左侧肩臂痹痛止。模块处方法思路和方法见表5-7-7：

表5-7-7　上肢痹(气虚风瘀阻络)模块处方法证治对应

证候	分证型	治法	模块	模块类型	药物组成	备注
肩臂疼痛、脉沉缓涩	风中经络	补气祛风活血	祛内外风方	四元模块主模块	当归、赤芍、黄芪、防风	全方为攻补兼施剂，能走血分；补气养血、祛风活血化痰并用，邪祛正安；以黄芪为君
肩臂受限、喜温喜按	上肢经络痹阻	祛风通络止痛	上肢痹痛方	三元模块主症模块	桑枝、桂枝、片姜黄	
疼痛牵及颈部	风痰痹阻	化痰通络	滑利椎脉汤	二元模块主症模块	牛蒡子、僵蚕	
脉沉缓	痰湿阻滞	理气燥湿化痰	姜半夏、陈皮	二元模块化痰模块	姜半夏、陈皮	
舌下脉络瘀滞、脉涩	瘀血闭阻	活血化瘀	桃仁	一元模块活血模块	桃仁	
左肩臂疼痛	经络闭阻	通络止痛	威灵仙	一元模块通络模块	威灵仙	
舌淡苔白、精神差	气阴亏虚	益气养阴	麦冬、炙甘草	一元模块扶正模块	麦冬、炙甘草	

【处方】黄芪30g　当归10g　赤芍12g　防风12g
桑枝30g　桂枝12g　片姜黄6g　牛蒡子9g
僵蚕9g　姜半夏12g　陈皮9g　桃仁12g
威灵仙12g　麦冬10g　炙甘草6g

7剂，水煎，日1剂，早晚分服。

二诊：2015年4月30日。脉症转平，已愈。随访2年未复发。

八、腰痛(腰椎骨性关节炎)

田某，男，48岁，工人。初诊：2016年11月5日。

患者平素久站、久坐，间断腰部疼痛2年，伴腿部牵扯痛，休息后缓解，劳累后加剧。3天前患者由于晨起受凉，腰痛加重，休息后仍未见明显改善，腰椎核磁示：骨质增生，椎间盘突出。现起坐困难，疼痛以右侧，以臀部、小腿外侧为主，喜温喜按，呈痛苦面容，精神差，睡眠差，纳尚可，二便调，舌淡暗,苔薄白,脉细涩。

【辨证分析】肾主骨,腰为肾府,本证属骨痹范畴。风、寒、湿三气杂合痹着腰部经脉,故出现循膀胱经、胆经走行的疼痛。膀胱经多气多血,痹证日久,由表及里损伤肾气,骨痹形成。喜温喜按为寒证。精神差,眠差,正气不足。舌质暗、脉涩为瘀,苔薄白、脉细为虚寒之证。病为腰痛,证为肾虚骨痹。

【治则治法】治以补肾健骨,祛风通络。

【处方思路】本病西医诊为腰椎间盘突出、骨质增生症,用"腰突方"消症,加补肾健骨祛风通络的杜仲、桑寄生、川牛膝为主模块。用羌独活,上下行加大祛风散寒通络作用,治表证;用生地、当归、丹皮、红花走血分,养血活血,通经活络;白术、茯苓、炙甘草走气分,健脾益气。全方攻补兼施,发表通里,气血分并治。以老鹳草为君。模块处方法思路和方法见表5-7-8:

表 5-7-8　腰痛(肾虚骨痹)模块处方法证治对应

证候	分证型	治法	模块	模块类型	药物组成	备注
腰部疼痛	风瘀阻络	祛风除湿、活血通络止痛	腰突方	四元模块主症模块主模块	老鹳草、威灵仙、桃仁、丹参	全方攻补兼施,发表通里,气血分并治;以老鹳草为君
腰痛喜温喜按	肾虚腰痛	补脾健骨、祛风通络	杜仲、桑寄生、川牛膝	相须配伍补肾模块主模块	杜仲、桑寄生、川牛膝	
受凉后痛剧	风寒入络	祛风散寒	羌活、独活	对药模块祛风模块	羌活、独活	
舌淡暗、脉细涩	瘀血阻络	活血养血、通经活络	当归、生地、丹皮、红花	相须配伍血分模块	当归、生地、丹皮、红花	
舌淡暗、苔薄白	脾气亏虚	健脾益气	白术、茯苓、炙甘草	相须配伍气分模块	白术、茯苓、炙甘草	

【处方】老鹳草30g　威灵仙12g　桃仁12g　丹参15g

炒杜仲20g　桑寄生20g　川牛膝20g　羌活9g

独活9g　当归10g　生地18g　丹皮12g

红花12g　白术20g　茯苓10g　炙甘草6g

7剂,水煎,日1剂,早晚分服。

二诊：2016 年 11 月 12 日。7 剂而痛止，舌脉平，嘱停药观察，注意保暖，避免劳累。回访 2 年，未复发。

九、腰腿痛（腰椎间盘突出）

王某，男，35 岁，电工。**初诊**：2018 年 4 月 3 日。

患者左腿痛伴左下肢麻木 1 个月，加剧 2 天。现见腰部酸痛，不能弯腰，行走困难，自述平卧尚好，不能翻身，喜温恶寒，下肢困重。痛苦面容，精神不佳，恶寒，无汗，二便尚可，舌苔淡白，脉沉细。CT 检查示：L4—L5、L5—S1 腰椎间盘突出症。

【辨证分析】患者青年男性，野外工作，素受风寒，日久入络，致腰痛下肢麻木，属寒痹范畴。腰为肾府，风寒先入膀胱经，后由表及里，渐入肾经，肾经虚寒，阻滞经脉，不通则腰痛，局部气血不畅，不营肢节故下肢麻木，苔白、脉沉细为里虚寒证。病为腰腿痛，证属劳伤于肾，风寒入络，阻滞气血。

【治则治法】治以祛风通络，活血散寒。

【处方思路】以麻黄附子细辛汤为主模块，加祛风通络、活血止痛药。附子、威灵仙、赤芍为主药，剂大力宏，代表三个用药方向，少佐寒凉药从治。模块处方法思路和方法见表 5-7-9：

表 5-7-9　腰腿痛（风寒入络，阻滞气血）模块处方法证治对应

证候	分证型	治法	模块	模块类型	药物组成	备注
腰腿痛、喜温恶寒、脉沉细	少阴寒痹	温阳散寒	麻黄附子细辛汤	经方模块四元模块主模块	麻黄、细辛、附子	大剂温阳活血通络少佐寒凉从治，川牛膝引经、炙甘草和中；以附子为君
腰部酸痛、不能弯腰	风寒入络、筋脉痹阻	祛风通络	威灵仙、木瓜	相须配伍主症模块	威灵仙、木瓜	
腰痛下肢麻木	血虚血瘀	活血养血	赤芍、当归	相使配伍血分模块	赤芍、当归	
麻木冷痛	气滞血瘀	理气活血止痛	制乳香、制没药	对药模块止痛模块	制乳香、制没药	
下肢困重	下肢络阻、寒热不调	清热通络、祛风除湿	地龙、防己	相使配伍从治模块	地龙、防己	

【处方】麻黄 3g　　制附子 45g^(久煎)　　细辛 3g　　威灵仙 45g

木瓜 4g　　赤芍 45g　　当归 9g　　制乳香 4g

制没药 4g　　地龙 6g　　防己 10g　　川牛膝 4g

炙甘草 6g

7 剂,水煎,日 1 剂,早晚分服。

二诊:2018 年 4 月 10 日。患者服药 1 周后疼痛大减,再予原方 7 剂。

三诊:2018 年 4 月 17 日。患者可以正常行走,直腿抬高试验阴性,评为痊愈。

回访半年,正常上班,无不适。

十、下肢痹(坐骨神经痛)

曹某,女,34 岁。**初诊**:2018 年 8 月 2 日。

患者自诉右腿疼痛 2 年余,加重 2 个月。疼痛自右臀部起,沿右腿外侧及后侧向下放射。症状常年不断,时重时轻,冬季为甚。近 2 个月来疼痛很明显。西医诊断为原发性坐骨神经痛。曾用中西药多种方法治疗,病情未见改善。诊得舌质淡、舌苔白、脉虚弦。

【辨证分析】臀部环跳穴为足少阳与足太阳交会穴,与外侧胆经、后侧膀胱经均有关。本例右腿疼痛从臀部始,沿足太阳、足少阳经放射痛,说明臀部痹阻,致足太阳、少阳经不通。舌淡,苔白,脉虚,证为虚寒,虚为肝、肾虚,因表里相通,故邪为风寒。综合分析为虚实夹杂证,邪盛而正已衰。病为痹证,证属寒凝血脉,足太阳、少阳经痹阻。

【治则治法】治以温通足太阳、少阳经脉。

【处方思路】选桂枝汤合长灵痹痛方为主模块,桂枝汤针对太阳经病,长灵痹痛方针对足少阳经病,两者合而消除主症。用苏木针对寒瘀,且入肝胆经,合当归养血活血;杜仲、牛膝祛风湿,补肝肾,照顾虚的一面。重用白芍,柔肝止痛,还可制辛燥之气,和血脉。其中桂枝为君。模块处方法思路和方法见表 5-7-10:

表5-7-10　下肢痹(寒凝血脉,足太阳、少阳经痹阻)模块处方法证治对应

证候	分证型	治法	模块	模块类型	药物组成	备注
疼痛沿腿后侧向下、舌淡苔白	足太阳经痹阻	温经通络	桂枝汤	五元模块太阳模块主模块	略	全方针对足太阳、足少阳经病,少佐养血补肾药护正;以桂枝为君
疼痛沿腿外侧向下、脉弦	足少阳经痹阻	祛风通络、消肿止痛	长灵痹痛方	三元模块少阳模块主模块	徐长卿、威灵仙、防风	
疼痛脉弦	血虚血瘀	养血活血	当归、苏木	相使配伍辅助模块	当归、苏木	
舌淡苔白、脉虚	肾虚风瘀	祛风湿、补肝肾	杜仲、牛膝	相须配伍辅助模块	杜仲、牛膝	

【处方】桂枝15g　　　白芍30g　　　生姜15g　　　大枣20g

炙甘草6g　　　徐长卿20g　　　威灵仙12g　　　防风12g

苏木15g　　　当归20g　　　杜仲20g　　　牛膝10g

7剂,水煎,日1剂,早晚分服。

二诊: 2018年8月9日。患者自诉疼痛缓解,继服7剂。

三诊: 2018年8月17日。患者可正常行走,不影响日常生活。回访1年未复发。

十一、膝痹(膝关节骨性关节炎)

赵某,男,73岁,退休干部。**初诊:** 2017年9月10日。

患者双膝关节疼痛20余年,活动不利,肌肉瘦削,腰膝酸软,畏寒肢冷,骨蒸劳热,心烦口干,曾间断进行针灸、贴敷等治疗,时而缓解,时而加重。从前天开始,双膝关节明显肿胀,疼痛加剧,站立困难,局部有压痛。精神一般,饮食尚可,睡眠差,大便干,小便尚可,舌淡边尖红,舌苔薄白少津,脉沉细弱。X线片示:双膝关节退行性变。

【辨证分析】脾主肌肉,肾主骨,肝主筋,膝痛与肝、脾、肾三脏关系密切。患者膝关节疼痛20余年,急性加重,结合肌肉消瘦、腰膝酸软、胃寒肢冷、心烦口干、大便干等症状,可见为本虚标实证。膝关节局部红肿热痛为实热,肌肉消瘦,腰膝酸软,畏寒肢冷,一派虚寒;骨蒸劳热,心烦口干,舌边

尖红，少津为虚热，而症状和舌脉象为肝、脾、肾三脏阴阳两亏之征，既有阳虚的寒象，又有阴虚的热象，为寒热错杂、虚实夹杂证。病为膝痹，证为肝肾亏虚、经脉痹阻。

【治则治法】治以补益肝肾，祛风化湿通络。

【处方思路】患者 73 岁，年老体虚，双膝关节疼痛 20 余年，日久成痹，证为肝肾亏虚，经脉痹阻，采用独活寄生汤合知柏地黄汤补益肝肾，祛风湿热，通络止痛，其中熟地为君。模块处方法思路和方法见表5-7-11：

表5-7-11 膝痹(肝肾亏虚、经脉痹阻)模块处方法证治对应

证候	分证型	治法	模块	模块类型	药物组成	备注
腰膝酸软 骨蒸劳热 便干脉细	肝肾亏虚 阴虚火旺	补益肝肾 滋阴清热	知柏地黄汤	成方模块 主模块 扶正模块	略	攻补兼施； 熟地为君
膝痛脉沉 畏寒肢冷	肝肾亏虚 经脉痹阻	祛风散寒 补气养血	独活寄生汤	成方模块 主症模块	略	

【处方】知母10g 黄柏9g 熟地黄30g 生山药30g

山萸肉12g 牡丹皮12g 茯苓10g 泽泻10g

独活9g 桑寄生20g 川牛膝20g 炒杜仲20g

防风12g 秦艽12g 当归10g 肉桂9g

太子参30g 甘草6g

7剂，水煎，日1剂，早晚分服。

二诊：2017 年 9 月 17 日。畏寒肢冷、潮热心烦减轻，膝关节肿已消，下蹲或下楼梯仍有痛感，平卧无不适，脉仍沉细，但无弱象，上方继服 7 剂。

三诊：2017 年 9 月 24 日。双膝肿痛均无，无不适，舌淡，苔薄白，脉细，自觉已愈，嘱服独活寄生丸加六味地黄丸 1 周巩固疗效。

十二、膝痹(膝关节退行性变)

王某，女，62 岁，退休干部。**初诊**：2015 年 7 月 13 日。

患者接送小孩上下学，走路爬楼梯较多，导致膝关节疼痛 2 年余，休息后可缓解。3 天前患者由于劳累，疼痛加重，休息后仍未见明显改善，为求

诊治,就诊于我科门诊,呈痛苦面容,精神差,睡眠尚可,纳尚可,二便调,舌淡红,苔薄黄,脉细数。

【辨证分析】本证膝关节疼痛 2 年余,初为寒证,日久寒郁化火,成为热证,故疼痛急性发作,有苔黄、脉数为证。年已 62 岁,仍劳作不止,一方面损伤全身正气,使气血不足,另一方面损伤筋骨,使膝关节局部老化,易受外邪侵袭,出现虚象,脉细为证。病为膝痹,证为肝肾亏虚,风湿热痹。

【治则治法】治以补肝肾、祛风湿热,通络止痛。

【处方思路】选用四妙散、长灵痹痛方、筋痹方三方为主模块,加炒杜仲、当归、熟地补肝肾,半夏、茯苓、炙甘草健脾燥湿,从而兼顾标本。其中苍术、熟地为君,余为佐使。模块处方法思路和方法见表5-7-12:

表5-7-12 膝痹(肝肾亏虚,风湿热痹)模块处方法证治对应

证候	分证型	治法	模块	模块类型	药物组成	备注
膝痛、苔黄、脉细数	湿热痹阻	清热燥湿、通经活血	四妙散	四元模块主模块	略	标本兼顾,苍术、熟地为君;恐助热伤阴,老鹳草代替徐长卿
膝关节痛	邪壅经络	祛风通络、消肿止痛	长灵痹痛方	三元模块主症模块	徐长卿、威灵仙、防风	
膝关节痛	筋脉痹阻	舒筋通络	筋痹方	二元模块主症模块	木瓜、伸筋草	
劳累后疼痛重、脉细	肝肾亏虚	补肝益肾	炒杜仲、当归、熟地	相须配伍补肾模块	炒杜仲、当归、熟地	
精神差、舌淡苔薄	脾虚湿蕴	健脾燥湿	姜半夏、茯苓、炙甘草	一元模块相使配伍健脾模块	姜半夏、茯苓、炙甘草	

【处方】

苍术 15g	薏苡仁 30g	川牛膝 20g	黄柏 9g
老鹳草 30g	威灵仙 12g	防风 12g	木瓜 20g
伸筋草 20g	炒杜仲 10g	当归 20g	熟地 18g
姜半夏 12g	茯苓 10g	炙甘草 6g	

7剂,水煎,日 1 剂,早晚分服。

二诊:2015 年 7 月 20 日。诸症皆除,舌苔转白,脉仍细数,继服 7 剂巩固。回访 1 年,未复发。

第八节 其他病证

一、眩晕（高血压病）

黄某，女，41岁，技术员。**初诊**：2018年2月13日。

患者有高血压病史19年，服中西药物不佳，重则眩晕，视物不清，伴心悸，时有一过性全身麻木及失聪，手足逆冷；轻则头闷不适。现：血压190/110mmHg，眩晕不能动作，精神萎靡，面红目赤，耳鸣，全身麻木，手足欠温，大便5日未解，小便短赤，舌质淡红，苔黄，脉弦细数。

【辨证分析】本证肝阳上亢，只升不降，气火上攻，扰乱清窍则头晕目眩、面红目赤、耳聋，气病及血，火热伤阴则心悸，小便短赤，大便干结；气荣血逆乱，不荣周身，故全身麻木，手足不温。苔黄、脉弦细数均为肝火阴虚的表现，综合分析已到邪盛正衰、阴阳离决的边缘。病为眩晕，证为肝阳上亢，经络失和。

【治则治法】急则治标，治以清热平肝，疏通经络。

【处方思路】本例已属高血压危象，有极大可能发生卒中，肝火极盛，伤及血络，虽本虚只用地龙、海蛤壳之阴气固护而不补，以免影响气机；用菊花、钩藤、忍冬藤开上，石决明、滑石重泻开下；竹茹、蒲公英清胃化痰，以利中州，川牛膝引血下行，五个部分合成开通上下的泻火剂。方中轻、重剂并用，所选药物均无苦燥伤阴之弊为其特点。模块处方法思路和方法见表5-8-1：

【处方】
地龙10g	海蛤壳18g	菊花10g	钩藤30g
忍冬藤18g	石决明24g	滑石18g	竹茹18g
蒲公英18g	甘草3g	川牛膝10g	

7剂，水煎，日1剂，早晚分服。

二诊：2018年2月20日。患者眩晕稍好转，耳鸣麻木症状缓解，手足微温。以上方为基础，加入远志9g、炒酸枣仁9g、首乌藤12g，继服7剂。

三诊：2018年2月27日。患者症状基本好转，血压稳定在150/90mmHg，恢复正常工作，脉无弦象，急症已解，嘱间断服杞菊地黄丸巩固疗效。随访5年，血压基本稳定，再无眩晕发作。

表5-8-1 眩晕(肝阳上亢,经络失和)模块处方法证治对应

证候	分证型	治法	模块	模块类型	药物组成	备注
眩晕耳鸣、脉细数	上焦热盛、火热伤阴	清热利水、抑木生金	地龙、海蛤壳	相须配伍清上模块	地龙、海蛤壳	全方轻重剂并用,合成开通上下的泻火剂,无苦燥伤阴之弊;以石决明、钩藤为君
眩晕失聪、麻木厥冷、苔黄脉弦	肝阳上亢	清肝透邪开上、火郁发之	菊花、钩藤、忍冬藤	一元模块相须配伍	菊花、钩藤、忍冬藤	
面红目赤、小便短赤	肝火亢盛	平肝重泻开下	石决明、滑石	一元模块	石决明、滑石	
便干、苔黄脉数	痰火壅滞、中焦不利	清胃化痰、开利中焦	竹茹、蒲公英、甘草	一元模块病机模块兼症模块	竹茹、蒲公英、甘草	
面红目赤、耳鸣	火热上行	引血下行	川牛膝	一元模块主症模块	川牛膝	

二、脂浊(高脂血症)

张某,男,52岁,干部。**初诊:** 2018年3月3日。

患高脂血症1年,身体健壮,平时无不适感觉,近2周来,手足心热,两目干涩,大便时干,舌红苔少,脉弦细数。化验甘油三酯5.8mmol/L。

【辨证分析】高脂血症标为浊邪内蕴,本则肝、脾、肾功能失司,精气不走血道,化精为浊入血脉而成。本证肝肾阴虚火旺,故手足心热,目干,便干,舌红少苔,脉细数。所以脉现弦象,是因为气机不利,肝经湿热入血脉而成。

【治则治法】治以补肝肾,去痰浊。

【处方思路】此患者高脂血症有实证(痰浊内蕴)、有虚证(肝肾阴虚),虚实夹杂,肝肾阴虚为本,肝火湿热为标。用熟地、泽泻一补一泄,熟地滋阴填精益髓,泽泻重用开水道、通络脉为泻热降脂猛药。枸杞子、菊花一补一泄,滋阴清热、平肝疏肝,兼能明目;制首乌、黑芝麻补益肝肾,益精养血,黑芝麻又有滑利作用;黄精、大黄一补脾一泻腑,四组药物共起补肝肾、健脾气、益精血、通腑化浊的作用。全方采用峻补峻泻法,补益肝肾又防滋腻,使湿浊随二便去。熟地为君。模块处方法思路和方法见表5-8-2:

表 5-8-2 脂浊(肝肾阴虚火旺)模块处方法证治对应

证候	分证型	治法	模块	模块类型	药物组成	备注
手足心热、舌红少苔、脉细数	肾脏亏虚、痰浊内蕴	补益肾气、利水化浊	熟地、泽泻	相使配伍调肾模块主模块	熟地、泽泻	峻补峻泻，补益肝肾，又使湿浊随二便去；熟地为君
两目干涩、脉弦数	肝经火旺、熏蒸头目	疏肝泻热、滋阴明目	枸杞子、菊花	相使配伍调肝模块	枸杞子、菊花	
舌红少苔、脉弦细数	肝肾亏虚、阴虚火旺	补益肝肾、益精养血	制首乌、黑芝麻	相须配伍补血模块	制首乌、黑芝麻	
大便时干、脉细数	营阴亏虚、精亏便秘	补益精血、泻热通便	黄精、大黄	相使配伍调脾模块	黄精、大黄	

【处方】熟地30g　　泽泻40g　　枸杞子15g　　菊花15g

制首乌30g　　黑芝麻30g　　黄精30g　　大黄6g^(后)

7剂，水煎，日1剂，早晚分服。

二诊：2018年3月10日。患者自诉手足心热、目涩症状稍微减轻，便溏，日解数次，药已起效，继服7剂。

三诊：2018年3月17日。患者不适症状基本好转。复查血脂处于正常范围，可停药，嘱少食肥甘厚味，早起早睡，适当运动。回访1年，血脂正常。

三、瘿气(甲状腺功能亢进)

陈某，女，26岁，研究生。**初诊**：2018年7月13日。

患者3个多月来心悸多汗，两手平伸颤抖，颈前结块渐大，两眼微突发胀，伴有大便溏泻。西医诊断为甲亢。来诊时，面红，小便短赤，大便先干后溏，次数多。舌红、苔薄白、脉数。

【辨证分析】患者年轻女性，心高气傲，但天不如人意，26岁研究生尚未毕业，渐肝郁化火，心肝火旺，气火上攻颈部，故甲状腺肿大，气火上攻面目，则面红眼突；心火旺，心阴耗损，故心悸自汗，小便短赤；心气阴不足，心神不宁，故手抖；肝郁伤脾，脾不健运，则大便先干后溏；热扰肠腑，湿热下注，故大便次数多。舌红，脉数，为气阴两亏、虚火上炎之征。综合分析病势上攻下窜。病为瘿气，证为气火痰瘀攻窜。

【治则治法】治以益气养阴，祛瘀化痰。

【处方思路】由年龄、学业而知病因，足见中医诊断需思维缜密，能见微知著，有司外揣内之功底。本例水不涵木，气火在上，湿热在下，气机逆乱，成上冲下窜之势，当务之急，当平顺气机，故以生地、玄参、麦冬、黄柏、知母、丹皮滋阴降火；炙黄芪、炒白术补脾气，平中焦；夏枯草、昆布、海藻软坚散结；柴胡、郁金凉肝解郁，解除病因，开通枢机。肝脾肾三脏同治，共为攻补兼施剂。方中夏枯草、生地为君，黄柏、知母、丹皮、郁金、黄芪、白术为臣。模块处方法思路和方法见表5-8-3：

表5-8-3　瘿气（气火痰瘀攻窜）模块处方法证治对应

证候	分证型	治法	模块	模块类型	药物组成	备注
面红心悸、小便短赤、舌红脉数	阴虚火旺、气血上冲	滋阴降火、滋水涵木	黄柏、知母、生地、玄参、麦冬、丹皮	相须配伍主模块滋阴模块	黄柏、知母、生地、玄参、麦冬、丹皮	攻补兼施，肝脾肾三脏同治，平顺枢机；以夏枯草、生地为君
大便先干后溏	脾气亏虚	补益脾气	黄芪、炒白术	相须配伍补气模块	黄芪、炒白术	
颈前结块渐大	气机郁滞	软坚散结	夏枯草、海藻、昆布	相须配伍主症模块祛邪模块	夏枯草、海藻、昆布	
眼突手抖、舌红脉数	肝气郁结	凉肝解郁	柴胡、郁金	相须配伍病因模块	柴胡、郁金	

【处方】黄柏9g　　知母10g　　生地30g　　玄参30g
　　　　麦冬10g　　丹皮10g　　黄芪30g　　炒白术20g
　　　　夏枯草30g　昆布10g　　海藻10g　　柴胡6g
　　　　郁金9g

7剂，水煎，日1剂，早晚分服。

二诊：2018年7月20日。患者心悸多汗、两手颤抖症状好转，去麦冬，改为天花粉12g，以免滑泄，继服7剂。

三诊：2018年7月27日。心悸汗出诸症基本好转，月经按期来潮，颈前结节有所减小，眼珠亦不觉发胀，舌仍红，苔薄白，脉沉细微数，继服1月。1月后患者局部结节消失，复查基础代谢率转为正常，无不适。随诊2年无复发。

四、口舌疮（口腔溃疡）

何某，男，56岁。**初诊**：2018年10月12日。

反复口腔溃疡10年余，少则数个，多则10余个，布于面颊、舌面、咽部黏膜，成批出现，一批未愈，又一批发生，异常痛苦。各种检查未见异常，排除白塞综合征，内服外用，各种办法都用过，仅能缓解疼痛。现见：10余个溃疡面，大者直径0.5cm，周围色红，中央苍白，开口、吞咽万分小心，酸甘苦辛咸五味入口则痛，消瘦倦怠，不敢言语，舌淡苔薄白，脉浮弦。

【辨证分析】脉弦为痛，浮为阳病，或表证或虚气上越。本病为口腔溃疡，反复发作10余年而无恶寒发热的表证，故浮为虚象。营卫不和，气血相争，不荣于口腔，则表面破溃，气血不充，故中央苍白；周围气血瘀滞，故红肿。一遇刺激，正气来复，邪正剧烈争斗，不通则痛。经言"诸痛痒疮皆属于火"，故本证虚火无疑。病为口舌疮，证为营卫不和，虚火上炎。

【治则治法】治以桂枝汤加减。

【处方思路】反复口腔溃疡归属自身免疫性病，中医讲营卫不和，首选桂枝汤，加生地清营热，玉竹补气养阴，共为扶正之品，补损伤之气阴。当归、白及、紫草补血和血，收敛生肌、愈合溃疡为对症用药。此为经方加减的处方思路，加减则按照对应关系的对症用药和对证用药原则而来。本方玉竹、生地为君，桂枝、白芍为臣，余为佐使。模块处方法思路和方法见表5-8-4：

表5-8-4　口舌疮（营卫不和，虚火上炎）模块处方法证治对应

证候	分证型	治法	模块	模块类型	药物组成	备注
溃疡成批、脉浮弦	营卫不和	调和营卫	桂枝汤	调和模块主模块	略	调和营卫，标本兼顾；玉竹、生地为君
消瘦倦怠、疮中苍白	气血两虚、口腔失养	补气养血、清营分热	生地、玉竹	相使配伍补益模块	生地、玉竹	
溃疡反复	血热血虚、不荣口腔	补血和血、收敛生肌	当归、白及、紫草	相须模块主症模块	当归、白及、紫草	

【处方】桂枝12g　　白芍12g　　生姜3片　　大枣3枚

　　　　炙甘草6g　　玉竹30g　　生地18g　　当归10g

白及 10g　　　　紫草 12g

　　　　　　　　　　　　7剂，水煎，日1剂，早晚分服。

二诊：2018年10月19日。口腔溃疡，大部分愈合，疼痛轻微，神清气爽，脉虚，效不更方，再服7剂。

三诊：2018年10月26日。1周来，溃疡全部愈合，未有新发，舌淡苔薄白，脉冲和有力，嘱原方备5剂，口腔溃疡再发时服用。半年后回访，前3个月发作2次，服上方很快愈合，后3个月未发作。

五、湿疮（湿疹）

张某，女，45岁，工人。**初诊**：2020年8月7日。

患者5年前去海南旅游，汗出受风后下肢外侧红肿瘙痒，诊为湿疹，治疗10余天，症状缓解，遗留点状丘疹，时隐时现，时轻时重，经年不愈。现见下肢外侧大片红丘疹、瘙痒难忍挠破结痂，个别地方有少量渗出。精神食欲尚好，二便正常，唯睡眠较差。舌淡，苔薄白，脉浮数。

【**辨证分析**】本例去海南感受湿热外邪导致皮肤病，红疹、瘙痒、脉浮数为风湿热所致，痒甚为风重，红肿为热，渗出为湿，呈风湿热胶结状态，风重于湿热。病为湿疮，证为风湿热犯表。

【**治则治法**】治以清热利湿，祛风止痒。

【**处方思路**】针对风、湿、热、虚选方，热疹方祛风除湿、清热止痒；祛内外风方扶正祛风；除癣方清热燥湿，三个模块虽有侧重，但都有祛风湿作用，合用凭药性和剂量决定偏重。用荆芥加大祛风作用，白术健脾燥湿，共为祛肌肤风湿热的湿疹方。模块处方法思路和方法见表5-8-5：

【**处方**】地肤子^(包)20g　　浮萍 15g　　防风 12g　　黄芪 30g

　　　　当归 10g　　　赤芍 12g　　荆芥 9g　　　白鲜皮 20g

　　　　苦参 20g　　　甘草 10g　　生白术 20g

　　　　　　　　　　　　7剂，水煎，日1剂，早晚分服。

二诊：2020年8月14日。服药7剂后，患病虽久，症消脉平，评为痊愈。随访1年未复发。

表 5-8-5 湿疮(风湿热犯表)模块处方法证治对应

证候	分证型	治法	模块	模块类型	药物组成	备注
红疹瘙痒、脉浮数	风湿犯表	祛风除湿、清热止痒	热疹方	主症模块 风湿模块	地肤子、浮萍、防风	祛风、除湿、清热、扶正，四法同用；以黄芪、苦参为君
久病瘙痒	虚风贼邪	扶正祛风	祛内外风方	四元模块 虚风模块	黄芪、当归、赤芍、防风	
皮损渗出、脉数	湿热蕴结	清热燥湿、杀虫解毒	除癣方	三元模块 湿热模块	白鲜皮、苦参、甘草	
湿疹经年不愈	脾虚湿蕴	健脾燥湿	生白术	一元模块 辅助模块	生白术	
脉浮	风邪犯表	祛风解表	荆芥	一元模块 辅助模块	荆芥	

六、湿疮(慢性湿疹)

赵某，男，年已八旬，退休工人。**初诊**：2018 年 10 月 28 日。

患者双膝下至足背泛起湿疹 6 年余，反复发作，皮肤呈暗褐色，表面粗糙，覆有干痂，下腿肿胀刺痒，瘙处糜烂渗水。某医诊为慢性湿疹，经中西药调治，疗效不显。初诊时，自述刺痒难忍，反复搔抓，糜烂渗水增加，结痂连片，此起彼伏，痛苦异常，伴有咽干口渴、大便干燥。舌红苔薄黄、脉滑。既往有糖尿病史 20 余年。

【辨证分析】老年人慢性湿疹，当考虑正虚。本证湿热与阴虚并存，湿热犯表，热则瘙痒，所谓"诸痛痒疮皆属于心"，湿则糜烂渗水。老年体衰又患湿疹多年，湿热伤阴，故出现咽干、口渴、大便干燥的津亏表现。舌红、苔黄为热，脉滑为痰热之证。病为湿疮，证为阴虚湿热，虚实相兼，然以湿热证较为突出。

【治则治法】治以养阴清热，利湿止痒，结合外治法凉血解毒。

【处方思路】本病为皮肤病，虽有口燥便干等阴虚表现，但养阴与祛湿相互矛盾，所以采用内服外用两种方法，内服以养阴清热的增液汤模块为主，合茯苓、泽泻、丹皮三泻以祛邪，地肤子、蛇床子寒温并用燥湿止痒，针对主症；外用黄柏、地榆清热解毒，共为养阴清热、燥湿止痒的内外并治方。模块处方法思路和方法见表 5-8-6：

表 5-8-6　湿疮(阴虚湿热,虚实相兼)模块处方法证治对应

证候	分证型	治法	模块	模块类型	药物组成	备注
咽干口渴、大便干燥	阴虚内热	养阴清热	增液汤	三元模块 内因模块	略	全方养阴清热为主,兼燥湿止痒;以生地、地肤子为君
舌红、苔薄黄、脉滑	湿热蕴结	化湿泻热	茯苓、泽泻、丹皮	一元模块 相须配伍 三泻模块	茯苓、泽泻、丹皮	
肿痒渗出	风湿郁表	燥湿止痒	地肤子、蛇床子	一元模块 主症模块	地肤子、蛇床子	
糜烂渗水	湿热犯表	外治法:清热解毒	黄柏、地榆	相须配伍 外治模块	黄柏、地榆	

【处方】生地 30g　　玄参 10g　　麦冬 10g　　地肤子^(包)20g

蛇床子 10g　　茯苓 10g　　泽泻 10g　　丹皮 12g

5 剂,水煎,日 1 剂,早晚分服。

外用地榆 30g、黄柏 60g 水煎温敷患处,日数次。

二诊:2018 年 11 月 4 日。患者症状同前,虑其湿热久羁,非数日所能清利,仍投原方内服外敷,继用 10 日。

三诊:2018 年 11 月 14 日。诸症仍有增无减,口燥便干,痂皮脱落更甚。湿敷则渗水止,停则水湿出,刺痒难忍,夜不能寐。利湿而湿不除,清热而热反甚,治不中的,必有因未审。细观察其形瘦体弱,肌肤干燥失润,虽口咽干燥但饮水不多,舌红绛少津,脉滑有力,辨证为阴虚于内,湿盛于外,邪盛为主,本虚标实之证无误。因清热利湿祛邪作用不强,疗效不佳。考虑养阴与清热燥湿,两者比例不合适,应加大清热燥湿作用。原方加三黄、白鲜皮,清热燥湿,苍术、甘草健脾和中,去蛇床子,恐助热。外用不变,内服处方如下:

生地 30g　　玄参 10g　　麦冬 10g　　地肤子^(包)20g

茯苓 10g　　泽泻 10g　　丹皮 12g　　黄芩 9g

黄连 9g　　黄柏 9g　　白鲜皮 20g　　苍术 15g

甘草 6g

7 剂,水煎服,每日 1 剂。

四诊:2018 年 11 月 22 日。患者咽干口燥好转,刺痒稍减,效不更方,

再服半月。四诊在初见成效后考虑久病入络，加红花、川牛膝活血化瘀并引药达病所；加砂仁醒脾；陈皮理气燥湿。

五诊：2018年12月6日。瘙痒明显减轻，夜卧转安，患处糜烂渐收、大片皮痂脱落，唯肤色变化较慢。遂在上方基础上加红花12g、牛膝20g，活血化瘀；酌配砂仁6g、陈皮9g，理气调胃，防生地、玄参久用滞脾碍胃。坚持治疗半年多，基本治愈：双下肢皮损恢复正常，唯色素沉着未去。

此例心得为养阴与清热燥湿的尺寸不好把握，前两诊明知邪盛，仍考虑患者年老体衰，且有糖尿病史，拟扶正为主的方，犯虚虚实实之戒。三诊接受教训，使方证对应，才取得效果。

七、肺风粉刺（痤疮合并脂溢性皮炎）

金某，女，27岁。**初诊**：2018年5月4日。

患者颜面部患痤疮已有4年余，额部、面颊部、下唇部有数个超0.5mm的炎性紫色丘疹，平时常发小红丘疹，挤压后有皮脂样物溢出，时轻时重，缠绵不断，屡治无效。经期不规律，量少色暗，经前丘疹加重，经后稍轻，自觉瘙痒并伴油性皮脂溢出。现舌质红，苔薄少津，脉濡细。

【**辨证分析**】痤疮与经期有关，且有脂样物溢出，说明内分泌失调、脂代谢紊乱；色红有热，瘙痒有风，经年不愈，显为热毒深重，影响营卫，脉濡细说明气阴不足，升发无力。病为肺风粉刺，证属肺胃热毒损伤气阴。

【**治则治法**】治拟养阴清热，和营活血。

【**处方思路**】本例营卫不和，代谢紊乱。针对内分泌失调，脂代谢紊乱，用调脂方模块（淫羊藿、白花蛇舌草、葛根、丹参），增液汤模块（生地、玄参、麦冬）为和营一方，再加黄芪、桔梗、天花粉、甘草升发卫阳，苦参泻热，地肤子祛风利湿，共为养阴清热、和营活血治痤方，黄芪、生地为君。模块处方法思路和方法见表5-8-7：

【**处方**】
淫羊藿20g	白花蛇舌草30g	山楂30g	丹参30g
生地30g	玄参12g	麦冬9g	黄芪60g
桔梗3g	天花粉15g	葛根15g	甘草6g
苦参12g	地肤子^(包)20g		

7剂，水煎，日1剂，早晚分服。

表 5-8-7　肺风粉刺(肺胃热毒损伤气阴)模块处方法证治对应

证候	分证型	治法	模块	模块类型	药物组成	备注
皮脂样物溢出、月经量少色暗	肾虚湿热、络脉瘀滞	补肾清热、活血化滞	调脂方	四元模块调脂模块	淫羊藿、白花蛇舌草、丹参、山楂	调脂和营,共为养阴清热、和营活血治痤方;以黄芪、生地为君
舌红苔薄少津	阴液亏虚	滋阴润燥	增液汤	三元模块养阴模块	生地、玄参、麦冬	
颜面丘疹脉濡细	卫阳不升营卫不和	升发卫阳调和营卫	黄芪、桔梗、天花粉、葛根、甘草	相使配伍固卫模块	黄芪、桔梗、天花粉、葛根、甘草	
丘疹瘙痒难愈	湿热犯表	清热利湿	苦参、地肤子	相须配伍祛邪模块	苦参、地肤子	

二诊:2018 年 5 月 11 日。患者服药 1 周,皮损如前,现月经来潮 2 天,经量少,舌苔薄,脉濡,无细象。虽主症未减,但脉已改善,二诊月经来潮,有冲任失调表现,前方加当归 12g、益母草 9g、肉苁蓉 9g 以补益冲任、调经活血。15 剂。

三诊:2018 年 5 月 26 日。2 周后,皮肤瘙痒已除,皮脂溢出亦少,散在小皮疹消失,炎性丘疹色淡,扁平。前方去苦参,再服 2 个月。3 个月后电话随访,皮损全消,仅剩凹坑,肤色如常,无不适。

八、手癣(湿疹)

陈某,女,32 岁,清洁工。**初诊**:2014 年 2 月 16 日。

患者双手皲裂疼痛瘙痒半年余。现见双手皮肤粗糙,手心及指腹处有多处裂口,瘙痒,无渗出,精神食欲尚可,二便调,舌红少苔,脉虚细。

【辨证分析】清洁工人,常年与冷水、洗漱用品接触,外邪从肌肤入体,首先闭塞手部毛孔,使双手皮肤失养,故皮肤粗糙,日久正气渐衰。邪气由腠及肌,损伤肌层,气血不荣,肌肤失去弹性,故活动后出现皲裂。本例无渗出,说明湿邪不重,舌红少苔,阴虚有热,脉虚细为气阴不足之征。综合分析,外有风热邪气,内有气阴不足,病位在肺,涉及心、脾。病为手癣,证为气阴两亏,风燥犯腠。

【治则治法】治以补气养阴，祛风清热，采用外治法。

【处方思路】皮肤病从脏腑论与肺（主皮毛）、脾（主肌肉）、心三脏关系密切，心火炽盛伤及肺金则皮肤不荣；心火与湿邪合则脾之运化失司，气机不利也不养肌肤，故治湿热型皮肤病从心入手，顾及脾肺。故用除癣方清热燥湿止痒，加黄芪、天冬补气养阴，当归活血养血，加大黄增加清热解毒作用，白芷祛风并增加渗透性。采用外治法直接作用于患处，病由哪来，从哪去。模块处方法思路和方法见表5-8-8：

表5-8-8　手癣（气阴两亏，风燥犯腠）模块处方法证治对应

证候	分证型	治法	模块	模块类型	药物组成	备注
双手皲裂、舌红	湿热犯表	清热燥湿、杀虫解毒	除癣方	三元模块主症模块	苦参、甘草、白鲜皮	采用外治法攻补兼施，从心入手，兼顾脾肺祛风解毒为主；苦参为君
舌红少苔、脉虚细	气阴不足	补气养阴	黄芪、天冬	一元模块相使模块	黄芪、天冬	
皲裂、舌红脉虚细	营血亏虚	活血养血	当归	一元模块活血模块	当归	
手痛无渗出、舌红	火毒犯表	清热解毒	大黄	一元模块清热模块	大黄	
皮肤粗糙瘙痒	风邪犯表	祛风	白芷	一元模块祛风模块	白芷	

【处方】苦参30g　　白鲜皮20g　　甘草10g　　黄芪30g
　　　　天冬20g　　当归20g　　大黄10g　　白芷9g

15剂，外用，趁热泡手半小时以上，日1～2次。

二诊：2014年2月23日。半月后复诊已治愈，随访1年未复发。

九、蛇盘疮（带状疱疹）

李某，女，23岁，学生。初诊：2018年6月3日。

患者5日前右侧下胸部开始疼痛，而后相继起红斑及水疱，成堆出现，从前胸延及后背，剧烈疼痛，夜不成眠，口干苦，思冷饮，大便秘结，已3日未解，尿黄而少。检查：右侧胸部，自第7、8、9前后肋间散在密集成簇的大小不等的水疱，基底为紫红斑，充血，周围轻度红色浸润，未见破溃及糜烂

面。舌质红,舌苔薄黄,脉滑数。

【辨证分析】年轻女性急性发作显为实证。本证病在胸背,属阳位,前后游走,符合风邪特点,疱疹色红,舌质红,苔薄黄,脉滑数,均为火热炽盛的表现,综合分析风火热毒犯表,损伤皮肤则疱疹发作;火毒入络,络脉瘀滞则疼痛,热伤营血,津亏则口干,便秘,小便短赤。辨病为蛇盘疮,证属风火热毒犯表,局部络脉不通。

【治则治法】治以清热解毒,通络止痛。

【处方思路】本方用五味消毒饮合龙胆泻肝汤加减而成,五味消毒饮,疏风解毒,引邪外出,龙胆泻肝汤内消湿热,使邪无依,防止热毒深陷,留下后遗症。加延胡索行气活血止痛,白芍缓急止痛。全方内外分消火毒,排除病因。通络止痛,针对皮损、疼痛主症。模块处方法思路和方法见表5-8-9:

表5-8-9 蛇盘疮(风火热毒犯表,局部络脉不通)模块处方法证治对应

证候	分证型	治法	模块	模块类型	药物组成	备注
突发红斑水疱	风火犯表	疏风清热、解毒消痈	五味消毒饮	五元模块主模块	略	内外分消火毒除病因,通络止痛消主症;金银花为君
胸痛及背、脉滑数	肝经湿热	清利湿热	龙胆泻肝汤	成方模块主模块	略	
水疱底紫红充血	络脉瘀滞	行气活血止痛	延胡索	一元模块辅助模块	延胡索	
剧痛口干、舌红脉数	阴血不足、筋脉失濡	缓急止痛	芍药甘草汤	二元模块止痛模块	白芍、炙甘草	

【处方】金银花 20g　野菊花 10g　蒲公英 15g　紫花地丁 12g
　　　　紫背天葵 10g　龙胆草 6g　栀子 15g　黄芩 9g
　　　　柴胡 6g　生地 30g　车前子 10g　泽泻 10g
　　　　木通 3g　当归 10g　炙甘草 6g　白芍 30g
　　　　延胡索 10g

7剂,水煎,日1剂,早晚分服。

二诊:2018年6月10日。患者局部水疱逐渐消退,疼痛减轻,大便已通,又继服7剂。

三诊：2018 年 6 月 17 日。患者局部疱疹已干燥结痂、脱屑，疼痛基本消失，大便通畅，其他症状消失，表面留有色素沉着，再服 5 剂，分 10 日小剂量服用。回访 1 年，未见异常。

第六章

模块处方法的运用与思考 ·········•

第一节　用模块理论重识成方

一、问题

学习方剂重在掌握处方思路和方法，具体来讲一要分析证候特点，二要掌握用药的针对性，三要理解方剂结构，目的是为以后的临证处方打好基础。本节用模块理论引导大家重新认识五个熟知的成方。可以试着从合理拆分证候入手，有针对性地划分模块，并详细分析方剂结构，以贯彻方证对应的处方思路。

成方一：六味地黄丸（《小儿药证直诀》）

成方二：定喘汤（《摄生众妙方》）

成方三：三仁汤（《温病条辨》）

成方四：防风通圣散（《宣明论方》）

成方五：镇肝熄风汤（《医学衷中参西录》）

二、解答

成方一：六味地黄丸

【拆分证候】肝肾阴虚可拆分为肝阴虚、肾阴虚，根据主治证候可以推测到还有脾阴虚和内热的表现，为虚实夹杂证。

【划分模块】根据证候可以有以下两种模块划分法：

1．熟地、山药、山萸肉——三补；丹皮、茯苓、泽泻——三泻。

2．熟地（补）、泽泻（泻）——肾；山药（补）、茯苓（泻）——脾；山萸肉（补）、丹皮（泻）——肝。

【方剂结构】平补肝脾肾三脏，以达补肾之功，为平调方，不是纯补方。熟地为君药，山药、山萸肉为臣药；丹皮、茯苓、泽泻为佐药。

成方二：定喘汤

【拆分证候】定喘汤主治证候可拆分为风寒外束、肺热、痰火三个证候。

【划分模块】根据证候可以划分为以下模块：

麻黄、杏仁——宣降肺气，解表；

桑白皮、黄芩——清肺热、降肺气，清里；

半夏、紫苏子、款冬花——化痰止咳；

炒白果仁——收涩肺气、止喘。

【方剂结构】麻黄、白果仁为君药；桑白皮、黄芩为佐药，余为臣药。

成方三：三仁汤

【拆分证候】主治证候邪在气分、湿重于热，可拆分为上中下三焦气分湿与热。

【划分模块】根据证候可以划分为以下模块：

1. 理三焦气机　杏仁——苦辛开上，以宣肺气；白蔻仁——辛芳畅中，以化湿醒脾；薏苡仁——甘淡导下，以渗利湿热。

2. 利三焦湿热　竹叶、滑石、通草——淡渗利湿，清热。

3. 消主症痞满　半夏、厚朴——除湿消痞。

【方剂结构】杏仁、白蔻仁、薏苡仁为君药；竹叶、滑石、通草、半夏、厚朴为臣药。

成方四：防风通圣散

【拆分证候】主治外感风邪，内有蕴热，表里皆实之证，可拆分为外感风寒、阳明腑实、热伤气阴证。

【划分模块】根据证候可以划分为以下模块：

1. 防风、荆芥、连翘、麻黄、薄荷——祛外感风寒。

2. 炒栀子、酒大黄、芒硝、石膏、黄芩、滑石、桔梗——泻阳明腑实。

3. 川芎、当归、炒白芍、白术、甘草——顾护气阴。

【方剂结构】麻黄、防风有解表的功效，大黄、芒硝有泻里之功，四味药共为君药；当归、白芍、川芎、白术为佐药，甘草为使药，余为臣药。

成方五：镇肝熄风汤

【拆分证候】阴虚阳亢，肝风内动证可拆分为肝肾阴虚、肝阳上亢、虚风内动证。

【划分模块】根据证候可以划分为以下模块：

1. 龟甲、白芍、玄参、天冬——补肝肾，清虚热。

2. 龙骨、牡蛎、代赭石——重镇潜阳。

3. 怀牛膝、龟甲——引火归原，息风止痉。

4. 川楝子、麦芽、茵陈——反佐。

【方剂结构】怀牛膝为君药，代赭石、龙骨、牡蛎、龟甲、白芍为臣药，余为佐使。

第二节 模块处方法临床运用

学习任何理论和方法的目的是解决实际问题，"叶公好龙"的话，只能沦为笑柄。读者们能读到此处，相信大家都有一种跃跃欲试的冲动，想亲自动手把模块处方法运用到临床实践中。下面就提供八个病例，让大家试试手，从辨证分析、证治、处方模块、处方思路、方剂结构五个方面演练处方过程。

一、问题

例一：李某，女，80 岁。2000 年 10 月 2 日初诊，患脑梗死 10 年，卧床不起 2 年，3 日前高热（39.2℃），咳嗽，不思饮食，家人给予阿莫西林消炎，复方对乙酰氨基酚退热，并用川贝止咳露化痰止咳，药后汗出而喘，体温最低降至 37.8℃，咳嗽不减，遂以"右下肺炎"收住院。入院时体温 39℃，神志清楚，急性热病面容，表情痛苦，呻吟不止，不时咳喘，痰多色黄，咳出不爽，胸闷而痛，口渴引饮，大便 6 日未行，小便短赤。舌质红，苔黄腻，脉滑数。听诊右下肺呼吸音减弱，可闻少许湿性啰音。腹软，可扪及硬结数个，有压痛，无反跳痛，手足燥热。化验血中白细胞 16×10^9/L，中性粒细胞百分比 80%。胸片示右下肺纹理增粗，成片状阴影，边缘模糊，为右下肺炎症改变。

例二：黄某，男，57 岁，农民。1994 年 6 月 5 日就诊，胃脘痛泛酸 5 年，胃镜诊断为十二指肠球部溃疡。现消瘦，面色萎黄，胃脘胀痛，喜温喜按，食寒凉饮食加剧,吞酸嘈杂,纳差,腹胀,便溏,四末不温,舌淡苔薄白,脉沉迟。

例三:胡某,男,51岁。1995年3月25日初诊,患者胸闷,如有物捆绑,时发胸痛,每次发作约一分钟至数分钟,伴左侧头痛,头晕,口苦,口干不欲饮,舌尖红,舌体胖,苔黄厚腻,脉缓。心电图检查 ST-T 有轻度改变,心电图运动试验呈阳性。

例四:韩某,女性,52岁,公务员。2004年6月22日就诊,2个月前小孩离婚,因此郁郁不欢,胸闷,善太息,时欲痛哭,失眠做噩梦,乏力,头晕,眼胀,两胁及脘腹胀痛,并牵引背脊,嗳气或矢气则舒,咽喉梗塞,口干而苦,喜饮,纳差,形体日渐消瘦,大便日2次,干结难出,小便黄赤,苔薄黄,舌中根部有裂纹,舌质偏红,脉弦细。

例五:佟某,30岁,护士。2019年3月21日就诊,婚后3年未孕,1年前诊断为子宫肌瘤,月经周期7~8/40天,经血量多,有血块,经期下腹疼痛,伴腰部困痛,曾用黄体酮调经无效。现月经半月未尽,量少,色暗,面黄,肢冷,乏力,纳少,二便调。舌红,苔薄白,脉沉细。

例六:刘某,男,59岁,干部。2008年10月21日初诊。10余年前,因饮食不节而致腹泻数日,未予介意,以后时作时止,间隔时间长短不一,近20多天又复发,且较前加重。现感四肢乏力,眠差,咽干,喉中似有痰,纳少,腹胀肠鸣,矢气则舒,腹泻每日3~5次,无红白黏液,无里急后重感,泻后则精神疲乏,舌质紫暗,苔黄白相兼,根部剥苔,脉弦有力。

例七:俞某,男性,22岁,2008年12月25日来门诊治疗。自幼患哮喘,反复发作,常因气候变化、寒温不节而发病,严重时使用激素、氨茶碱等不能控制症状。咳嗽喘息,喉中痰鸣,咳痰不畅,唇绀,两颧赤紫,持续刻余钟,继而两目直视,全身肌肉痉挛,四肢抽搐,数分钟后,面色苍白,双目紧闭,咳喘停止,身微汗出,呼吸微弱,四肢冰凉,前后约一小时,自行缓解,如同常人。此等情况反复发生,气候突变、情绪波动时一日二三发。脑电图、气管镜等多种检查,均属正常范围。西医诊断为过敏性哮喘。

例八:白某,男,36岁,干部,就诊于2012年10月8日。家属代诉,病者素健,这次发病与工作繁重有关,不慎摔跤昏倒,随之左半身失去知觉,伴有口眼㖞斜,舌謇难言,因而急诊入院。入院数日,左半身不遂,口眼向右㖞斜,虽舌謇难言,但神志尚清,健侧能以手势示意。面色㿠白,呼吸欠均匀,时而喉中痰鸣,无寒热。据家属诉进热食则健侧微微汗出,而患侧欠温,二便尚可。舌淡红,苔白厚,脉弦滑。

二、解答

例一:

【辨证分析】患者虽久病但目前以急性热病为主。发热汗出,不恶寒,没有表证,咳嗽气促,痰多色黄,胸闷而痛为痰热壅肺,热伤津液,故口渴引饮。大便六日未行,腹部可扪及硬结数个,已有阳明腑实证。舌红,苔黄腻,脉滑数,为痰热内蕴之征,综合分析痰热壅盛,累及肺胃,有阴津虚脱危象。

【证治】病为咳嗽,证为痰热壅肺,腑气不通,治以清热化痰、宣肺通腑。

【处方模块】1. 麻黄 6g　　杏仁 10g　石膏 60g　　甘草 6g

2. 枳实 9g　　厚朴 9g　　大黄^(后)6g　芒硝^(冲)10g

3. 沙参 30g　麦冬 10g　桔梗 10g

4. 鱼腥草 20g　连翘 15g

5. 瓜蒌 15g　半夏 12g

【处方思路】1. 针对肺热用麻杏石甘汤,宣肺清热化痰。

2. 针对阳明腑实用大承气汤,急下存阴。

3. 针对年老体衰气阴不足,用润肺止咳汤。

4. 针对热甚,加鱼腥草、连翘。

5. 针对胸闷痰多加瓜蒌、半夏。

【方剂结构】以麻杏石甘汤和大承气汤为主模块,其中麻黄、石膏、大黄、芒硝为君药;沙参、麦冬为佐药;甘草为使药;余为臣药。

例二:

【辨证分析】本证虚实夹杂,寒凝气滞,故胃痛喜按,食冷加重,腹胀;脾虚则面色少华,便溏,肢末不温,舌淡苔薄白,脉沉迟,虚寒里证之征。

【证治】病为胃痛,证为脾虚寒凝,治以健脾理气祛寒。

【处方模块】1. 半夏 9g　　枳实 12g　香附 9g　　砂仁 9g　高良姜 9g

2. 党参 20g　白术 15g　茯苓 10g　炙甘草 6g

3. 桂枝 12g 白芍 12g

4. 黄芪 30g

【处方思路】1. 针对寒凝气滞的脾胃痛用砂半理中汤。

2. 针对脾虚用四君子汤。

3. 针对营卫不和,四末不温用桂枝汤。

4. 升脾阳、助脾气用黄芪。

【方剂结构】以砂半理中汤和四君子汤为主模块,其中枳实、党参为君药;白术、桂枝、黄芪为臣药;余为佐使。

例三:

【辨证分析】胸痛彻背,胸痹无疑。然胸痹有寒痰瘀阻的寒痹,也有痰热结胸的热痹。本证口苦、口干、舌尖红,苔黄厚腻,显为热痹。口渴不欲饮,瘀热在里,舌胖脉缓,脾虚痰湿之征。

【证治】病为胸痹,证为痰热结胸,胸阳痹阻,治以清热化痰开结,化瘀通络。

【处方模块】1. 瓜蒌 30g 薤白 20g 半夏 12g 枳实 9g

2. 香附 12g 黄连 6g

3. 葛根 15g 丹参 30g

4. 白术 20g 茯苓 15g 炙甘草 6g

5. 胆南星 9g 浙贝 9g

【处方思路】1. 针对胸痹用瓜蒌薤白半夏枳实汤。

2. 针对胸背满痛,心肝火旺用黄鹤丹。

3. 针对心脉瘀阻用丹葛活血汤。

4. 针对脾虚用四君子去人参汤。

5. 针对痰热用胆南星和浙贝。

【方剂结构】本方以瓜蒌薤白半夏枳实汤为主模块,其中瓜蒌、薤白为君药;半夏、枳实、葛根、丹参为臣药;炙甘草为使药;余为佐药。

例四:

【辨证分析】本证属肝郁化火,伤及阴血,阴津亏耗,故口干喜饮,便秘,小便黄赤,形体消瘦,脉弦细,舌苔有裂纹。肝藏血,舍魂,肝火灼伤阴血,魂不守舍,故见失眠做噩梦、时时悲伤欲哭等精神症状。

【证治】病为郁证,证为肝郁化火,伤及阴血,治以疏肝解郁,清热滋阴。

【处方模块】1. 栀子15g　白芍12g　　淡豆豉20g

　　　　　　2. 香附12g　延胡索10g　川楝子10g

　　　　　　3. 柴胡6g　　黄芩10g　　半夏12g

　　　　　　4. 枳实9g　　厚朴9g　　　大黄3g

　　　　　　5. 当归10g　生地12g　　麦冬10g　丹皮9g

　　　　　　6. 白术20g　炙甘草6g

【处方思路】1. 针对五心烦热用除烦汤。

　　　　　　2. 针对肝郁络阻用肝痛方。

　　　　　　3. 针对湿热证用小柴胡汤。

　　　　　　4. 针对大便干结用小承气汤。

　　　　　　5. 针对血热血虚用当归、生地、麦冬、丹皮。

　　　　　　6. 针对脾胃虚弱用白术、炙甘草。

【方剂结构】栀子为君;白芍、香附、黄芩、大黄、当归、生地为臣;甘草为使,余为佐药。

例五:

【辨证分析】经血淋漓,或气虚不摄,或血热妄行,本证两者皆有。面黄、乏力、四肢不温,腰困,脉沉细,一派气血不足之象;平时月经量多,有血块,舌红,是瘀热在里的表现,综合分析虚实夹杂、瘀热积聚。

【证治】病为癥瘕,证为气血两亏,瘀热积聚。治以补气益血,活血化瘀,软坚散结,调理冲任。

【处方模块】1. 黄芪30g　　白术20g

　　　　　　2. 当归10g　　女贞子15g　旱莲草20g

　　　　　　3. 丹皮12g　　三棱9g　　　莪术9g

　　　　　　4. 清半夏12g　浙贝母9g　　夏枯草12g　昆布30g

　　　　　　5. 香附12g　　川芎6g

　　　　　　6. 川牛膝12g

【处方思路】1. 针对脾气虚用黄芪、白术。

　　　　　　2. 针对肾虚血亏用当归、女贞子、旱莲草。

　　　　　　3. 针对血热瘀滞用丹皮、三棱、莪术。

4. 软坚散结用半夏、浙贝母、夏枯草、昆布。

5. 疏肝理气活血用香附、川芎。

6. 引药下行用川牛膝。

【方剂结构】黄芪、当归、昆布为君；白术、女贞子、旱莲草、清半夏、香附为臣；丹皮、三棱、莪术、浙贝母、夏枯草、川芎为佐药；川牛膝为使。

例六：

【辨证分析】本例患者因脾胃虚弱运化无权，传化失常，气机壅滞而致腹痛肠鸣泄泻。泄泻者，脾虚则生湿而致泻，泻则脾气更虚，故乏力纳少。湿热者，湿邪久留，郁而化热，因湿热内蕴，导致脾胃升降失常则濡泻，腹胀，矢气则气机得开，故症减。舌质暗紫，气血瘀滞，苔黄白相间，寒热错杂。脉弦有力，与证不符，不是实象而是痛证，故舍脉从症。

【证治】病为泄泻，证为脾虚，寒湿热错杂，治宜调理中州，理气化滞。

【处方模块】1. 半夏12g　黄芩9g　黄连6g　干姜6g　大枣5枚

　　　　　　　炙甘草6g　党参20g

　　　　　　2. 苍术20g　茯苓15g

　　　　　　3. 厚朴10g　肉桂3g　阿胶^(烊)12g

　　　　　　4. 丹参30g

　　　　　　5. 柴胡3g　升麻6g　葛根6g

【处方思路】1. 针对脾胃不和的虚痞用半夏泻心汤。

　　　　　　2. 针对脾胃虚弱用四君子汤。

　　　　　　3. 针对腹泻腹痛肠道受损用厚肠方。

　　　　　　4. 针对血瘀血虚用丹参。

　　　　　　5. 针对清阳不升用升陷汤。

【方剂结构】半夏、黄连、党参为君；黄芩、干姜、苍术、厚朴、肉桂、阿胶、丹参为臣；茯苓、柴胡、升麻、葛根为佐药；大枣、炙甘草为使。

例七：

【辨证分析】患者以哮喘为主症，气血津液受阻，变生病害物质，痰饮与瘀血阻于心肺，气机不畅而致此疾。颜面晦暗黧黑，口唇发绀，脉涩为瘀血阻滞之征，痰多喉间痰鸣，脉沉为寒痰阻滞之象，脉细为气血虚损。

【证治】病为哮证，证为久病入络，痰瘀阻滞心肺。单祛痰饮而瘀血不去,若只活血化瘀则顽痰结聚,因而采用痰瘀并治之法,治以化痰逐瘀、止咳定喘。

【处方模块】1. 杏仁 10g　桃仁 10g　　地龙 30g

　　　　　　2. 黄芪 30g　当归 10g　　赤芍 12g　　防风 12g

　　　　　　3. 半夏 12g　川贝母 9g　　胆南星 9g　陈皮 9g

　　　　　　4. 红花 12g　土鳖虫 10g

　　　　　　5. 炙甘草 6g

【处方思路】1. 针对咳嗽喘息用平喘方。

　　　　　　2. 针对风邪用祛内外风方。

　　　　　　3. 针对痰浊用半夏、川贝母、胆南星、陈皮。

　　　　　　4. 针对血瘀用红花、土鳖虫。

　　　　　　5. 针对虚损用黄芪、当归、炙甘草。

【方剂结构】地龙、土鳖虫为君;黄芪、当归为佐药;炙甘草为使药,余为臣药。

例八:

【辨证分析】患者半身不遂,口眼㖞斜,舌謇难言,谓之中风。面色㿠白,喉中痰鸣,为脾虚生痰;患侧欠温,无寒热为气血不荣周身,经脉阻滞之征,因脾虚聚湿生痰,痰湿郁久化热。工作疲劳,不仅影响于脾,同时引起肝火夹痰热上扰,蒙蔽清窍,中于经络。苔白厚,脉滑为痰湿热征。综合脉症,偏于痰湿瘀阻的实证。

【证治】病为中风,证为风痰阻络,治以豁痰开窍,清热息风。

【处方模块】1. 半夏 12g　　陈皮 9g　　竹茹 12g　　胆南星 9g

　　　　　　　枳实 9g　　　茯苓 15g　炙甘草 6g

　　　　　　2. 地龙 30g　　钩藤(后)15g

　　　　　　3. 石菖蒲 10g　远志 10g

　　　　　　4. 水蛭(后)9g　鹿角片(先)18g　川牛膝 20g

　　　　　　5. 白术 20g

【处方思路】1. 针对肝郁痰火用温胆汤。

　　　　　　2. 针对肝阳化风用地龙、钩藤。

　　　　　　3. 针对痰饮阻滞用石菖蒲、远志。

4. 针对痰瘀阻络用水蛭、鹿角片、川牛膝。

5. 针对脾虚湿盛用白术。

【方剂结构】半夏、地龙、水蛭为君；茯苓、钩藤、川牛膝、白术、陈皮、胆南星为臣；竹茹、枳实、石菖蒲、远志、鹿角片为佐药；炙甘草为使。

主要参考文献

[1] 江苏省中医学校伤寒教研组. 伤寒论释义 [M]. 南京：江苏人民出版社，1958.

[2] 神农本草经 [M]. 北京：中医古籍出版社，1982.

[3] 李时珍. 本草纲目 [M]. 北京：人民卫生出版社，1982.

[4] 湖北科学技术出版社. 医论医案荟萃 [M]. 武汉：湖北科学技术出版社，1984.

[5] 许济群. 方剂学 [M]. 上海：上海科学技术出版社，1985.

[6] 金寿山. 温病释要 [M]. 上海：上海中医学院出版社，1986.

[7] 陶弘景. 名医别录 [M]. 尚志钧，辑校. 北京：人民卫生出版社，1986.

[8] 曹培琳. 中医难题百题解 [M]. 太原：山西科学技术出版社，1987.

[9] 张丰强，郑英. 首批国家级名老中医效验秘方精选 [M]. 北京：国际文化出版公司，1996.

[10] 米一鹗. 首批国家级名老中医效验秘方精选（续集）[M]. 北京：今日中国出版社，1999.

[11] 秦昌遇. 症因脉治 [M]. 张慧芳，杨建宇，点校. 北京：中医古籍出版社，2000.

[12] 黄帝内经 [M]. 北京：中医古籍出版社，2003.

[13] 邓中甲. 方剂学 [M]. 北京：中国中医药出版社，2003.

[14] 陈士铎. 石室秘录 [M]. 北京：人民卫生出版社，2006.

[15] 吴瑭. 温病条辨 [M]. 宋咏梅，臧守虎，张永臣，点校. 北京：中国中医药出版社，2006.

[16] 杜文燮. 药鉴 [M]. 北京：中国中医药出版社，2016.

[17] 王叔和. 脉经 [M]. 梁亚奇，校注. 北京：学苑出版社，2007.

[18] 刘鹗. 要药分剂补正 [M]. 北京：中医古籍出版社，2007.

[19] 鲍相璈，梅启照. 验方新编 [M]. 北京：人民卫生出版社，2007.

[20] 上海中医学院附属龙华医院. 黄文东医案 [M]. 2版. 上海：上海科学技术出版社，2008.

[21] 朱丹溪. 丹溪心法 [M]. 田思胜，校注. 北京：中国中医药出版社，2008.

[22] 傅山. 大小诸证方论 [M]. 北京：学苑出版社，2009.

[23] 朱富华，杨志春，樊平. 中医中药角药研究：名医名方验组药配伍技巧 [M]. 西安：陕西科学技术出版社，2009.

[24] 黄元御. 四圣心源 [M]. 孙洽熙，校注. 北京：中国中医药出版社，2009.

[25] 张民庆. 诸病源候论译注 [M]. 北京：中国人民大学出版社，2010.

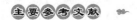

[26] 秦伯未. 清代名医医案精华 [M]. 上海：上海科学技术出版社, 2011.

[27] 刘梓衡. 刘梓衡临床经验回忆录 [M]. 北京：人民军医出版社, 2012.

[28] 王景. 精校本草新编 [M]. 北京：人民军医出版社, 2013.

[29] 孙思邈. 备急千金要方校释 [M]. 李景荣, 苏礼, 任娟莉, 等校释. 北京：人民卫生出版社, 2014.

[30] 朱光. 金匮要略正义 [M]. 北京：中国中医药出版社, 2015.

[31] 沈澍农. 肘后备急方校注 [M]. 北京：人民卫生出版社, 2016.

[32] 张锡纯. 医学衷中参西录 [M]. 北京：中医古籍出版社, 2016.

[33] 缪希雍. 神农本草经疏 [M]. 北京：中医古籍出版社, 2017.

[34] 常敏毅. 日华子本草辑注 [M]. 北京：中国医药科技出版社, 2016.

[35] 陈硕. 秦振华角药 [M]. 福州：福建科学技术出版社, 2017.

[36] 孙星衍, 孙冯翼. 神农本草经 [M]. 北京：中医古籍出版社, 2018.

[37] 张仲景. 伤寒杂病论 [M]. 北京：中医古籍出版社, 2018.

[38] 张树生. 临证指南医案译注 [M]. 北京：中国中医药出版社, 2018.

[39] 皇甫谧. 黄帝三部针灸甲乙经 [M]. 北京：线装书局, 2018.

[40] 王叔和. 脉经 [M]. 贾君, 郭君双, 整理. 北京：人民卫生出版社, 1982.

[41] 丹波元胤. 难经疏证 [M]. 杨其霖, 马梅青, 田思胜, 校注. 北京：中国医药科技出版社, 2019.

[42] 吕景山. 施今墨对药 [M]. 北京：人民卫生出版社, 2019.

[43] 黄元御. 医书全集 [M]. 北京：中医古籍出版社, 2020.

[44] 班固. 汉书 [M]. 颜师古, 注. 北京：中华书局, 2020.

[45] 张仲景. 金匮要略方论 [M]. 北京：中国中医药出版社, 2021.

[46] 葛洪. 肘后备急方 [M]. 北京：中国医药科技出版社, 2021.

28